全国中医药行业高等职业教育"十三五"规划教材

实用中药学

（供中药学、中药生产与加工专业用）

主　编　◎刘德军

中国中医药出版社
·北　京·

图书在版编目（CIP）数据

实用中药学 / 刘德军主编 . —北京：中国中医药出版社，2018.6（2021.1重印）

全国中医药行业高等职业教育"十三五"规划教材

ISBN 978 – 7 – 5132 – 4774 – 0

Ⅰ . ①实… Ⅱ . ①刘… Ⅲ . ①中药学—高等职业教育—教材 Ⅳ . ① R28

中国版本图书馆 CIP 数据核字（2018）第 023566 号

中国中医药出版社出版

北京经济技术开发区科创十三街 31 号院二区 8 号楼

邮政编码 100176

传真 010-64405721

山东百润本色印刷有限公司印刷

各地新华书店经销

开本 787×1092 1/16 印张 18 字数 366 千字

2018 年 6 月第 1 版 2021 年 1 月第 2 次印刷

书号 ISBN 978 – 7 – 5132 – 4774 – 0

定价 53.00 元

网址 www.cptcm.com

社 长 热 线 010-64405720

购 书 热 线 010-89535836

维 权 打 假 010-64405753

微信服务号 zgzyycbs

微商城网址 https://kdt.im/LIdUGr

官 方 微 博 http://e.weibo.com/cptcm

天猫旗舰店网址 https://zgzyycbs.tmall.com

如有印装质量问题请与本社出版部联系（010-64405510）

中医药职业教育是我国现代职业教育体系的重要组成部分，肩负着培养新时代中医药行业多样化人才、传承中医药技术技能、促进中医药服务健康中国建设的重要职责。为贯彻落实《国务院关于加快发展现代职业教育的决定》（国发〔2014〕19号）、《中医药健康服务发展规划（2015—2020年）》（国办发〔2015〕32号）和《中医药发展战略规划纲要（2016—2030年）》（国发〔2016〕15号）（简称《纲要》）等文件精神，尤其是实现《纲要》中"到2030年，基本形成一支由百名国医大师、万名中医名师、百万中医师、千万职业技能人员组成的中医药人才队伍"的发展目标，提升中医药职业教育对全民健康和地方经济的贡献度，提高职业技术院校学生的实际操作能力，实现职业教育与产业需求、岗位胜任能力严密对接，突出新时代中医药职业教育的特色，国家中医药管理局教材建设工作委员会办公室（以下简称"教材办"）、中国中医药出版社在国家中医药管理局领导下，在全国中医药职业教育教学指导委员会指导下，总结"全国中医药行业高等职业教育'十二五'规划教材"建设的经验，组织完成了"全国中医药行业高等职业教育'十三五'规划教材"建设工作。

中国中医药出版社是全国中医药行业规划教材唯一出版基地，为国家中医中西医结合执业（助理）医师资格考试大纲和细则、实践技能指导用书、全国中医药专业技术资格考试大纲和细则唯一授权出版单位，与国家中医药管理局中医师资格认证中心建立了良好的战略伙伴关系。

本套教材规划过程中，教材办认真听取了全国中医药职业教育教学指导委员会相关专家的意见，结合职业教育教学一线教师的反馈意见，加强顶层设计和组织管理，是全国唯一的中医药行业高等职业教育规划教材，于2016年启动了教材建设工作。通过广泛调研、全国范围遴选主编，又先后经过主编会议、编写会议、定稿会议等环节的质量管理和控制，在千余位编者的共同努力下，历时1年多时间，完成了83种规划教材的编写工作。

本套教材由50余所开展中医药高等职业教育院校的专家及相关医院、医药企业等单位联合编写，中国中医药出版社出版，供高等职业教育院校中医学、针灸推拿、中医骨伤、中药学、康复治疗技术、护理6个专业使用。

本套教材具有以下特点：

1. 以教学指导意见为纲领，贴近新时代实际

注重体现新时代中医药高等职业教育的特点，以教育部新的教学指导意

见为纲领，注重针对性、适用性以及实用性，贴近学生、贴近岗位、贴近社会，符合中医药高等职业教育教学实际。

2. 突出质量意识、精品意识，满足中医药人才培养的需求

注重强化质量意识、精品意识，从教材内容结构设计、知识点、规范化、标准化、编写技巧、语言文字等方面加以改革，具备"精品教材"特质，满足中医药事业发展对于技术技能型、应用型中医药人才的需求。

3. 以学生为中心，以促进就业为导向

坚持以学生为中心，强调以就业为导向、以能力为本位、以岗位需求为标准的原则，按照技术技能型、应用型中医药人才的培养目标进行编写，教材内容涵盖资格考试全部内容及所有考试要求的知识点，满足学生获得"双证书"及相关工作岗位需求，有利于促进学生就业。

4. 注重数字化融合创新，力求呈现形式多样化

努力按照融合教材编写的思路和要求，创新教材呈现形式，版式设计突出结构模块化，新颖、活泼，图文并茂，并注重配套多种数字化素材，以期在全国中医药行业院校教育平台"医开讲-医教在线"数字化平台上获取多种数字化教学资源，符合职业院校学生认知规律及特点，以利于增强学生的学习兴趣。

本套教材的建设，得到国家中医药管理局领导的指导与大力支持，凝聚了全国中医药行业职业教育工作者的集体智慧，体现了全国中医药行业齐心协力、求真务实的工作作风，代表了全国中医药行业为"十三五"期间中医药事业发展和人才培养所做的共同努力，谨此向有关单位和个人致以衷心的感谢！希望本套教材的出版，能够对全国中医药行业职业教育教学的发展和中医药人才的培养产生积极的推动作用。需要说明的是，尽管所有组织者与编写者竭尽心智，精益求精，本套教材仍有一定的提升空间，敬请各教学单位、教学人员及广大学生多提宝贵意见和建议，以便今后修订和提高。

国家中医药管理局教材建设工作委员会办公室

全国中医药职业教育教学指导委员会

2018 年 1 月

　　本教材是在国家中医药管理局教材建设工作委员会办公室、全国中医药职业教育教学指导委员会的指导下，根据全国中医药行业职业教育"十三五"规划教材主编工作会议精神，由相关职业院校联合编写完成，可作为高职（专）中药学、中药生产与加工及相关专业或相同层次各类中医药人员培养、培训教材，并可供广大一线中药专业人员自学提高之用。

　　实用中药学课程的教学目标是使学生具备高素质技术技能中药人才所必需的中药基本知识，初步形成解决实际问题的能力，为学生学习专业知识和职业技能、提高综合素质、增强适应职业变化能力和继续学习能力打下一定的基础；同时注意渗透思想教育，逐步培养学生的辩证思维，增强学生的职业道德观念。中药学及相关专业学生学习本课程是为了合理用好中药，同时为后续课程奠定基础，与中医学专业学生学习中药学是为了开方治病不同。本教材编写定位是以《中国药典》（2015年版）一部作为依据，综合考虑中药学及相关专业对应国家职业大典上的工种所开展的职业技能鉴定（中、高级）、全国中医药专业技术资格初级中药士考试大纲、执业中药师考试大纲中对中药知识及技能的要求，并涵盖"全国职业院校技能大赛"高职组中药技能赛项规程所规定的中药主要功效、调剂审方中配伍禁忌、毒性中药用量与用法等内容。为体现本教材的实用性，在每章正文后增设了考纲摘要栏目，主要介绍初级中药士考试大纲对本章内容的要求；另在每节后选设了知识链接栏目，主要介绍执业中药师考试大纲中相关中药应知的药理作用。

　　全书分上、下两篇。上篇总论，介绍中药的起源和发展，中药的产地、采集与炮制，中药的性能，中药的配伍与用药禁忌，中药的剂量与用法等内容。下篇各论，介绍441种常用中药，其中掌握中药160种、熟悉中药165种，分别介绍其来源、性味归经、功效、应用、用量用法、使用注意等，对掌握中药还分析了性能特点；了解中药116种，除14种附药外，均在正文后列表介绍。

　　本教材第一、二、三、六章由刘德军编写；第十二、十三、十四章由夏苗芬编写；第四、五、二十二章由葛乃贵编写；第七、八章由王湘妍编写；第九、十、十一章由陈爱梅编写；第十五、十六、十七章由李杏英编写；第十八、十九章由史洁编写；第二十、二十一章由熊厚溪编写；第二十三、二十四章由史国玉编写。初稿完成后，王湘妍、李杏英、熊厚溪参与了全书统稿审稿工作，最后由刘德军、王湘妍定稿。在编写过程中，各参编人员所在院校给予了大力支持和帮助，在此一并表示感谢！

由于编者水平有限，书中若有缺点和错误，衷心希望各校在使用过程中提出宝贵意见，以便再版时修订提高。

《实用中药学》编委会

2018 年 1 月

┃上篇　总论┃

第一章　中药的发展概况 ……………………………… 1

第一节　中药的概念 ……………………………………… 1

第二节　中药的起源和发展 ……………………………… 2

一、原始社会（远古～前 21 世纪） ……………………… 2

二、夏商周时期（前 21 世纪～前 221 年） ……………… 2

三、秦汉时期（前 221 ～ 220 年） ……………………… 2

四、两晋南北朝时期（265 ～ 581 年） ………………… 2

五、隋唐时期（581 ～ 907 年） ………………………… 3

六、宋金元时期（960 ～ 1368 年） ……………………… 3

七、明代（1368 ～ 1644 年） …………………………… 3

八、清代（1644 ～ 1911 年） …………………………… 4

九、民国时期（1911 ～ 1949 年） ……………………… 4

十、中华人民共和国成立后（1949 年以后） …………… 4

第二章　中药的产地、采集与炮制 ……………………… 6

第一节　中药的产地 ……………………………………… 6

第二节　中药的采集 ……………………………………… 7

一、植物类药物的采收 …………………………………… 7

二、动物类药物的采收 …………………………………… 8

三、矿物类药物的采收 …………………………………… 9

四、中药采收后的初加工 ………………………………… 9

第三节　中药的炮制 ……………………………………… 9

一、炮制的目的 …………………………………………… 9

二、炮制的方法 …………………………………………… 10

第三章　中药的性能 …………………………………… 13

第一节　四气 ……………………………………………… 13

一、四气的含义 …………………………………………… 13

二、四气的确定依据 ……………………………………… 13

三、四气的临床意义 ……………………………………… 14

第二节　五味 ……………………………………………… 14

一、五味的含义 …………………………………………… 14

二、五味的确定依据 ……………………………………… 14

三、五味的临床意义 ……………………………………………………… 14
第三节 升降浮沉 ………………………………………………………… 15
一、升降浮沉的含义 ……………………………………………………… 15
二、升降浮沉的确定依据 ………………………………………………… 15
三、升降浮沉的临床意义 ………………………………………………… 15
第四节 归经 ……………………………………………………………… 16
一、归经的含义 …………………………………………………………… 16
二、归经的确定依据 ……………………………………………………… 16
三、归经的临床意义 ……………………………………………………… 17
第五节 毒性 ……………………………………………………………… 17
一、毒性的含义 …………………………………………………………… 17
二、正确认识中药的毒性 ………………………………………………… 18

第四章 中药的配伍与用药禁忌 ………………………………………… **19**
第一节 中药的配伍 ……………………………………………………… 19
一、单行 …………………………………………………………………… 19
二、相须 …………………………………………………………………… 19
三、相使 …………………………………………………………………… 19
四、相畏 …………………………………………………………………… 19
五、相杀 …………………………………………………………………… 20
六、相恶 …………………………………………………………………… 20
七、相反 …………………………………………………………………… 20
第二节 中药的用药禁忌 ………………………………………………… 20
一、配伍禁忌 ……………………………………………………………… 20
二、妊娠用药禁忌 ………………………………………………………… 21
三、服药饮食禁忌 ………………………………………………………… 21

第五章 中药的剂量与用法 ……………………………………………… **23**
第一节 中药的剂量 ……………………………………………………… 23
一、药物性质 ……………………………………………………………… 23
二、应用方式 ……………………………………………………………… 23
三、患者情况 ……………………………………………………………… 23
第二节 中药的用法 ……………………………………………………… 24
一、煎药法 ………………………………………………………………… 24
二、服药法 ………………………………………………………………… 25

下篇 各论

第六章 解表药 …………………… 27

第一节 发散风寒药 ………… 28

麻黄 …………………………… 28

桂枝 …………………………… 29

紫苏叶 ………………………… 29

附：紫苏梗 ……………… 30

生姜 …………………………… 30

香薷 …………………………… 30

荆芥 …………………………… 31

附：荆芥穗 ……………… 31

防风 …………………………… 31

羌活 …………………………… 32

白芷 …………………………… 33

细辛 …………………………… 33

藁本 …………………………… 34

苍耳子 ………………………… 34

辛夷 …………………………… 35

第二节 发散风热药 ………… 35

薄荷 …………………………… 36

牛蒡子 ………………………… 36

蝉蜕 …………………………… 37

桑叶 …………………………… 37

菊花 …………………………… 38

蔓荆子 ………………………… 38

柴胡 …………………………… 39

葛根 …………………………… 39

升麻 …………………………… 40

附：其他解表药 ………… 41

第七章 清热药 …………………… 43

第一节 清热泻火药 ………… 44

石膏 …………………………… 44

知母 …………………………… 45

芦根 …………………………… 45

天花粉 ………………………… 46

栀子 …………………………… 46

夏枯草 ………………………… 47

淡竹叶 ………………………… 48

决明子 ………………………… 48

莲子心 ………………………… 49

第二节 清热燥湿药 ………… 49

黄芩 …………………………… 50

黄连 …………………………… 50

黄柏 …………………………… 51

龙胆 …………………………… 52

苦参 …………………………… 53

白鲜皮 ………………………… 53

第三节 清热解毒药 ………… 54

金银花 ………………………… 54

附：忍冬藤 ……………… 55

连翘 …………………………… 55

穿心莲 ………………………… 55

大青叶 ………………………… 56

板蓝根 ………………………… 56

青黛 …………………………… 57

绵马贯众 ……………………… 58

蒲公英 ………………………… 58

紫花地丁 ……………………… 59

野菊花 ………………………… 59

重楼 …………………………… 59

土茯苓 ………………………… 60

鱼腥草 ………………………… 60

大血藤 ·········· 61

射干 ·········· 61

败酱草 ·········· 62

山豆根 ·········· 62

马勃 ·········· 63

白头翁 ·········· 63

马齿苋 ·········· 64

鸦胆子 ·········· 64

半边莲 ·········· 64

白花蛇舌草 ·········· 64

熊胆 ·········· 65

白蔹 ·········· 65

第四节 清热凉血药 ·········· 66

地黄 ·········· 66

玄参 ·········· 67

牡丹皮 ·········· 68

赤芍 ·········· 69

紫草 ·········· 69

水牛角 ·········· 70

第五节 清虚热药 ·········· 70

青蒿 ·········· 71

白薇 ·········· 71

地骨皮 ·········· 72

银柴胡 ·········· 72

胡黄连 ·········· 72

附：其他清热药 ·········· 73

第八章 泻下药·········· 76

第一节 攻下药 ·········· 77

大黄 ·········· 77

芒硝 ·········· 78

　附：玄明粉 ·········· 79

芦荟 ·········· 79

番泻叶 ·········· 80

第二节 润下药 ·········· 80

火麻仁 ·········· 80

郁李仁 ·········· 81

松子仁 ·········· 81

第三节 峻下逐水药 ·········· 82

甘遂 ·········· 82

京大戟 ·········· 83

芫花 ·········· 83

牵牛子 ·········· 83

商陆 ·········· 84

巴豆 ·········· 84

附：其他泻下药 ·········· 85

第九章 祛风湿药·········· 87

第一节 祛风寒湿药 ·········· 88

独活 ·········· 88

威灵仙 ·········· 88

徐长卿 ·········· 89

川乌 ·········· 89

木瓜 ·········· 89

蕲蛇 ·········· 90

乌梢蛇 ·········· 90

第二节 祛风湿热药 ·········· 91

防己 ·········· 91

秦艽 ·········· 92

桑枝 ·········· 92

豨莶草 ·········· 92

络石藤 ·········· 93

雷公藤 ·········· 93

第三节 祛风湿强筋骨药 ·········· 94

桑寄生 ·········· 94

五加皮 ·········· 95

狗脊 …………………… 95
千年健 …………………… 95
附：其他祛风湿药 ………… 96

第十章 化湿药………………… **98**
广藿香 …………………… 98
佩兰 …………………… 99
苍术 …………………… 99
厚朴 …………………… 100
砂仁 …………………… 100
豆蔻 …………………… 101
草果 …………………… 101
附：其他化湿药 …………… 102

第十一章 利水渗湿药………… **103**
第一节 利水消肿药 ……… 103
茯苓 …………………… 104
薏苡仁 …………………… 104
泽泻 …………………… 105
猪苓 …………………… 105
香加皮 …………………… 105
第二节 利尿通淋药 ……… 106
车前子 …………………… 106
附：车前草 …………… 107
滑石 …………………… 107
木通 …………………… 107
通草 …………………… 108
瞿麦 …………………… 108
萹蓄 …………………… 108
海金沙 …………………… 109
石韦 …………………… 109
第三节 利湿退黄药 ……… 110
金钱草 …………………… 110

茵陈 …………………… 110
垂盆草 …………………… 111
虎杖 …………………… 111
附：其他利水渗湿药 ………… 112

第十二章 温里药 ……………… **114**
附子 …………………… 114
干姜 …………………… 115
肉桂 …………………… 116
吴茱萸 …………………… 116
小茴香 …………………… 117
丁香 …………………… 117
附：母丁香 …………… 118
花椒 …………………… 118
高良姜 …………………… 119
附：其他温里药 …………… 119

第十三章 理气药 ……………… **121**
陈皮 …………………… 122
附：橘核 …………… 122
青皮 …………………… 122
枳实 …………………… 123
附：枳壳 …………… 123
木香 …………………… 123
香附 …………………… 124
沉香 …………………… 124
川楝子 …………………… 125
乌药 …………………… 125
佛手 …………………… 126
香橼 …………………… 126
大腹皮 …………………… 126
薤白 …………………… 127
附：其他理气药 ……………… 128

第十四章 消食药 …………… **129**

    山楂 ………… 129

    麦芽 ………… 130

    谷芽 ………… 131

    神曲 ………… 131

    鸡内金 ………… 131

    莱菔子 ………… 132

第十五章 驱虫药 …………… **134**

    使君子 ………… 134

    槟榔 ………… 135

    苦楝皮 ………… 136

    南瓜子 ………… 136

    附：其他驱虫药 ………… 136

第十六章 止血药 …………… **138**

    小蓟 ………… 139

    大蓟 ………… 139

    地榆 ………… 139

    槐花 ………… 140

      附：槐角 ………… 140

    侧柏叶 ………… 140

    白茅根 ………… 141

    苎麻根 ………… 141

    三七 ………… 142

    茜草 ………… 142

    蒲黄 ………… 143

    白及 ………… 143

    仙鹤草 ………… 144

    艾叶 ………… 144

    炮姜 ………… 145

    附：其他止血药 ………… 145

第十七章 活血化瘀药 …………… **147**

    第一节 活血止痛药 ………… 148

    川芎 ………… 148

    延胡索 ………… 148

    郁金 ………… 149

    姜黄 ………… 150

    乳香 ………… 150

    没药 ………… 150

    五灵脂 ………… 151

    第二节 活血调经药 ………… 152

    丹参 ………… 152

    红花 ………… 152

    桃仁 ………… 153

    益母草 ………… 153

    泽兰 ………… 154

    牛膝 ………… 154

    鸡血藤 ………… 155

    王不留行 ………… 156

    西红花 ………… 156

    第三节 活血疗伤药 ………… 157

    土鳖虫 ………… 157

    马钱子 ………… 158

    苏木 ………… 158

    骨碎补 ………… 158

    血竭 ………… 159

    第四节 破血消癥药 ………… 159

    莪术 ………… 159

    三棱 ………… 160

    水蛭 ………… 160

    附：其他活血化瘀药 ………… 161

第十八章 化痰止咳平喘药 …………… **163**

    第一节 温化寒痰药 ………… 164

半夏 ·························· 164

天南星 ······················ 165

白附子 ······················ 166

芥子 ·························· 166

旋覆花 ······················ 167

白前 ·························· 167

第二节 清化热痰药 ·········· 168

川贝母 ······················ 168

浙贝母 ······················ 169

瓜蒌 ·························· 169

　附：瓜蒌皮、瓜蒌子 ······ 170

竹茹 ·························· 170

前胡 ·························· 171

桔梗 ·························· 171

竹沥 ·························· 172

胖大海 ······················ 172

海藻 ·························· 172

第三节 止咳平喘药 ·········· 173

苦杏仁 ······················ 173

紫苏子 ······················ 174

百部 ·························· 174

紫菀 ·························· 175

款冬花 ······················ 175

马兜铃 ······················ 176

枇杷叶 ······················ 176

葶苈子 ······················ 176

桑白皮 ······················ 177

白果 ·························· 177

　附：其他化痰止咳平喘药 ······ 178

第十九章 安神药 ·········· 181

第一节 重镇安神药 ·········· 182

朱砂 ·························· 182

磁石 ·························· 182

龙骨 ·························· 183

琥珀 ·························· 184

第二节 养心安神药 ·········· 184

酸枣仁 ······················ 184

柏子仁 ······················ 185

灵芝 ·························· 185

首乌藤 ······················ 186

远志 ·························· 186

合欢皮 ······················ 187

　附：合欢花 ·············· 187

第二十章 平肝息风药 ·········· 189

第一节 平抑肝阳药 ·········· 190

石决明 ······················ 190

牡蛎 ·························· 190

赭石 ·························· 191

蒺藜 ·························· 192

珍珠母 ······················ 192

罗布麻叶 ···················· 193

第二节 息风止痉药 ·········· 194

羚羊角 ······················ 194

牛黄 ·························· 195

钩藤 ·························· 195

天麻 ·························· 196

全蝎 ·························· 197

蜈蚣 ·························· 197

地龙 ·························· 198

僵蚕 ·························· 199

第二十一章 开窍药 ·········· 201

麝香 ·························· 201

冰片 ·························· 202

苏合香 …………………… 203
石菖蒲 …………………… 203
安息香 …………………… 204

第二十二章　补虚药 …………… 206
　第一节　补气药 ………… 207
　　人参 …………………… 207
　　　附：人参叶 ………… 208
　　西洋参 ………………… 208
　　党参 …………………… 209
　　太子参 ………………… 209
　　黄芪 …………………… 210
　　白术 …………………… 211
　　山药 …………………… 211
　　甘草 …………………… 212
　　大枣 …………………… 213
　第二节　补阳药 ………… 214
　　鹿茸 …………………… 214
　　　附：鹿角 …………… 215
　　肉苁蓉 ………………… 215
　　益智 …………………… 215
　　蛤蚧 …………………… 216
　　淫羊藿 ………………… 216
　　杜仲 …………………… 217
　　续断 …………………… 217
　　补骨脂 ………………… 218
　　菟丝子 ………………… 219
　　沙苑子 ………………… 219
　　锁阳 …………………… 220
　　紫河车 ………………… 220
　　冬虫夏草 ……………… 221
　　巴戟天 ………………… 221
　第三节　补血药 ………… 222

当归 …………………… 222
熟地黄 …………………… 223
阿胶 …………………… 223
白芍 …………………… 224
何首乌 …………………… 225
龙眼肉 …………………… 226
　第四节　补阴药 ………… 226
　　北沙参 ………………… 227
　　南沙参 ………………… 227
　　百合 …………………… 228
　　麦冬 …………………… 228
　　天冬 …………………… 229
　　石斛 …………………… 229
　　玉竹 …………………… 230
　　黄精 …………………… 230
　　枸杞子 ………………… 231
　　女贞子 ………………… 231
　　桑椹 …………………… 232
　　鳖甲 …………………… 232
　　龟甲 …………………… 233
　　附：其他补虚药 ……… 234

第二十三章　固涩药 …………… 237
　第一节　固表止汗药 …… 238
　　麻黄根 ………………… 238
　　浮小麦 ………………… 238
　第二节　敛肺涩肠药 …… 239
　　五味子 ………………… 239
　　乌梅 …………………… 240
　　诃子 …………………… 240
　　肉豆蔻 ………………… 241
　　赤石脂 ………………… 241
　　五倍子 ………………… 242

罂粟壳 ············ 242

第三节 固精缩尿止带药 ······ 243

山茱萸 ············ 243

覆盆子 ············ 244

桑螵蛸 ············ 244

海螵蛸 ············ 245

莲子 ············ 245

附：其他固涩药 ············ 246

第二十四章 其他类中药 ········ **248**

常山 ············ 248

瓜蒂 ············ 249

胆矾 ············ 249

雄黄 ············ 250

硫黄 ············ 250

白矾 ············ 250

蛇床子 ············ 251

木鳖子 ············ 251

蟾酥 ············ 252

土荆皮 ············ 252

藜芦 ············ 253

猫爪草 ············ 253

蜂房 ············ 253

大蒜 ············ 254

升药 ············ 254

砒石 ············ 255

轻粉 ············ 255

铅丹 ············ 256

炉甘石 ············ 256

硼砂 ············ 257

中药名拼音索引············ **258**

上篇 总 论

第一章

中药的发展概况

第一节 中药的概念

中药是指在中医药理论指导下，用于预防、诊断和治疗疾病及康复保健的物质总称。在漫长的历史时期及与疾病做斗争的实践中，我国人民以其聪明和智慧，掌握了许多防病治病的手段，其中用以治病的主要武器则是药物。在古代文献中，中药一直被称为"药"，或谓之"毒药"。中药的称谓则是近代以来，西方化学药品及其理论传入我国后，由于中西药理论体系之间有明显的差异，人们便逐渐把中国传统药物统称为"中药"。中药具有以下特点：首先中药的认识和使用是以中医理论为基础，具有独特的理论体系和应用形式，充分反映了我国历史、文化、自然资源等方面的若干特点。其次从产地来看，中药绝大多数产于我国，当然亦有不少外来之品（如番泻叶、安息香等），因此，不应将中药理解为单纯的地域概念。中药的来源主要是天然的植物、动物和矿物，但历来也使用部分加工品（如神曲、阿胶、血余炭等）和化学制品（如轻粉、铅丹等）。因中药以植物药占主要地位，使用也最为普遍，所以历代相沿把中药称作"本草"。

实用中药学是研究中药的基本理论和中药来源、产地、采集、炮制、性能、功效及临床应用等知识的一门学科，是祖国医药学的重要组成部分，是中医药各类从业人员必备的专业基础知识。

1

第二节 中药的起源和发展

一、原始社会（远古～前 21 世纪）

在原始社会，我们的祖先为了生存，不断地进行采集和渔猎活动。在寻找食物的过程中，逐步了解到某些植物和动物对人体产生的影响。最初由于缺少辨别能力，不可避免地会误食一些有毒甚至剧毒的物质，引起呕吐、腹泻、昏迷等中毒现象，造成痛苦甚至死亡，从而使人们懂得在寻觅食物时有所选择和避忌。同时也因偶然吃了某些物质，使原有的病痛得以缓解甚至消除，通过长期实践经验的积累，人们逐渐熟悉了这些自然产物的性能，并开始有意识地用来解除某些病证，初步形成了简单的药物知识。经过反复的实践和认识，不断总结和交流，于是逐渐形成了早期的药物疗法。

二、夏商周时期（前 21 世纪～前 221 年）

早期的药物知识出现以后，经历了由零星、分散，到逐渐集中和系统的积累过程。进入奴隶社会后，随着文字的出现和使用，以及医学文化的产生，药物知识也由最初口耳相传发展到文字记载，其传播速度得以大大加快。西周《周礼》中有关于"医师掌医之政令，聚毒药以供医事"的记载；《诗经》是西周时期的文学作品，其中有不少被诗人借以比喻吟咏的药物；《山海经》是记载先秦时期我国各地名山大川及物产的一部史地书，载有 100 余种植物和动物药，其中不少沿用至今。1975 年出土的帛书《五十二病方》，涉及药物达 240 余种。

三、秦汉时期（前 221 ～ 220 年）

成书于东汉的《神农本草经》，是我国现存最早的一部本草学专著。该书共三卷，将药物分为上、中、下三品，载药 365 种，是汉以前药学知识和经验的总结，对后世本草学的发展具有十分深远的影响，故被尊为药学经典之作。其所载各药的主治功效，如麻黄平喘、常山抗疟、黄连治痢、茵陈退黄疸、苦楝驱蛔虫等，大多朴实有效，历用不衰。书中还简要地记述了药物的性味、有毒无毒、配伍法度、服药方法及丸、散、膏、酒等多种剂型，为药学理论的发展奠定了基础。

四、两晋南北朝时期（265 ～ 581 年）

两晋南北朝时期，由于相关科学发展的影响，本草的内容更加丰富，学术水平显著提高。如南北朝梁代的陶弘景搜集和整理了魏晋以来使用药物的经验，著成《本草经集注》

七卷。该书载药 730 种，不仅对《神农本草经》原文逐一注释、发挥，而且补充了许多医药发展史料的内容，同时对药物产地、采制加工、真伪鉴别等做了较详细的论述，并首先指出药物的产地、采制加工与药物的疗效有密切关系。此外，又首创按药物自然属性（玉石、草木、虫兽、果、菜等）分类的方法和按药物用途分类的方法，它反映了魏晋南北朝时期的主要药物成就，是我国药学史上一部承上启下的划时代专著。

南朝刘宋时代雷敩著《炮炙论》，该书介绍了近 300 种药物的炮制方法，叙述各种药物通过适当的炮炙，可以提高疗效，减轻毒性或烈性。该书是我国第一部药物炮制学专著。

五、隋唐时期（581～907 年）

隋唐时期，由于政权统一，经济发达，社会繁荣及海外交流顺畅，推动了医药事业的迅速发展。在唐显庆四年（659 年）颁布了由苏敬等主持编纂的《新修本草》（又称《唐本草》）。该书收载国产和外来药物 844 种，增加了药物图谱，并附以文字说明，这种图文对照的方法，开创了世界药学著作的先例。不仅反映了唐代药学的巨大成就，而且对后世药学的发展也有深远影响。《新修本草》是我国药学史上第一部官修本草，也是世界上最早的一部药典性著作，比欧洲《纽伦堡药典》还要早 883 年，对世界医学的发展做出重要贡献。

唐开元年间（713～741 年），陈藏器深入实践，搜集《新修本草》所遗漏的许多民间药物，对《新修本草》进行了增补和辨误，编写成《本草拾遗》。此书扩展了用药的范围，仅矿物药就增加了 110 多种，且其辨识品类也极为审慎。他还将各种药物功用概括为十类，即宣、通、补、泻、轻、重、滑、涩、燥、湿十种，对后世方药分类产生了很大的影响。

六、宋金元时期（960～1368 年）

宋金元时期，中药的发展以唐慎微著《经史证类备急本草》（简称《证类本草》）为代表。该书共载药 1558 种，药后附列单方 3000 余首。尤其可贵的是本书转引了大批北宋以前的方药资料，使大多佚失的内容得以流传后世，故具有极高的文献价值。

元代忽思慧所著的《饮膳正要》是饮食疗法的专门著作，书中对养生避忌、妊娠食忌、营养疗法、食物卫生、食物中毒等都有论述，介绍了不少回、蒙民族的食疗方法，至今仍有较高的参考价值。

七、明代（1368～1644 年）

明代杰出的医药学家李时珍，以毕生精力，广搜博采，实地考察，亲自实践，采取多学科综合研究的方法，历时 27 年，三易其稿，终于在 1578 年完成了 200 多万字的中医药科学巨著——《本草纲目》。全书 52 卷，载药 1892 种，附方 11000 多首，附图 1110 多幅。全书按药物的自然属性和生态条件分为水、火、土、金石、草、谷、菜、果、木、器服、虫、鳞、介、禽、兽、人共 16 部，以下再分为 60 类。该书集我国 16 世纪以前药学成就之大成，在文献整理、品种考证、药性理论、功效应用等方面，均取得了巨大成功。它在 17 世纪末即传到国外，有拉丁文、日文、英文、德文、俄文、法文等译本，对世界药物学、生物学和自然科学的发展都有很大影响。

八、清代（1644～1911 年）

清代著名的本草学家赵学敏搜集了大量有效的民间药和外来药，辑成《本草纲目拾遗》，全书共载药 921 种，其中《本草纲目》未提及者达 716 种之多。同时对《本草纲目》做重要的补充和订正，有较大的实用和研究价值。

吴其浚的《植物名实图考》，收录植物 1714 种，该书记述了植物的文献出处、产地、生态环境、形态及性味功用等，对植物品种做大量考证，对植物形态的描述比较详细，并附有插图，为后世药用植物研究提供了宝贵的文献资料。

九、民国时期（1911～1949 年）

辛亥革命以后，包括医药在内的西方科学文化在我国更加广泛传播，因而出现了片面否定传统文化的思潮，中医药受到了严重冲击。但在一批志士仁人的努力下，中药以其深厚的群众基础和顽强的生命力，仍取得了一些进展。如 1935 年出版了由陈存仁主编的《中国药学大辞典》，其收录条目 4300 条，是现代第一部重要的大型中药辞书。

十、中华人民共和国成立后（1949 年以后）

中华人民共和国成立以来，由于党和政府十分重视中医药事业，制定了一系列有利于中医药发展的方针、政策和措施，使中医药事业获得了新生，并得到前所未有的迅速发展。

从 1954 年起，各地出版部门根据卫生部（现国家卫生健康委员会）的安排和建议，积极进行中医药书籍的整理刊行。在本草方面，陆续影印、重刊和校点评注了《神农本草经》、《新修本草》（残卷）、《证类本草》、《滇南本草》、《本草品汇精要》、《本草纲目》等数十种重要的古代本草专著。20 世纪 60 年代以来，对亡佚本草的辑复也取得突出成绩，其中有些已正式出版发行，对本草学研究、发展做出了较大贡献。

当前新的中药著作大量涌现，门类齐全，将中药各门分支学科从多角度全方位提高到崭新的水平。其中最能反映本草学术成就的，有《中国药典》《中药大辞典》《中药志》

《全国中草药汇编》《原色中国本草图谱》《中华本草》等。《中国药典》作为我国药品标准的法典，在一定程度上反映了我国药品的科技水平，从 1953 年至今已修订了 10 次，现行《中国药典》为 2015 年版。20 世纪 70 年代，由江苏新医学院编辑的《中药大辞典》，载药达 5767 味。20 世纪 90 年代，由国家中医药管理局主持、南京中医药大学总编审、全国 60 多个单位协作编写的《中华本草》，共收载药物 8980 味，插图 8534 幅，引用古今文献 1 万余种，在全面继承传统本草学成就的基础上，增加了化学成分、药理、制剂、药材鉴定和临床报道等内容，是一部系统总结本草学成果，又全面反映当代中药学科发展水平的综合性中药学巨著。《中华本草》卷帙浩繁，故又从中选择了 535 种临床常用药物，连同部分总论内容，汇辑成《中华本草》精选本出版。

中华人民共和国成立以来，政府先后数次组织各方面人员进行全国性的中药资源普查，在资源普查的基础上，编著出版了全国性的中药志及一大批药用植物志、药用动物志及地方性的中药志。20 世纪 90 年代的全国中药资源普查资料表明，我国目前的中药资源种类达 12807 种，其中药用植物 11146 种，药用动物 1581 种，药用矿物 80 种。一些进口药材国产资源的开发也取得了显著成就，如在普查中发现的国产沉香、马钱子、安息香、阿魏、萝芙木等，已经开发利用，并在相当程度上满足国内需求，而不需完全依赖进口。同时由于中药技术的发展，药材产量和质量亦都有了较大提高。为了解决药源短缺和依靠进口的问题，对有些天然药材进行了专门研究，在野生植物变家种，珍稀濒危动植物品种的人工种植、养殖和人工替代品研究，进口药材和国内异地引种等方面均取得了可喜的成绩。

进入 21 世纪后，世界各国愈来愈关注中医药在防病治病、养生保健中独具的特色和优势，卫生部于 2002 年发布《关于进一步规范保健食品原料管理的通知》（卫法监发〔2002〕51 号），公布了《可用于保健食品的物品名单》和《保健食品禁用物品名单》，其中既是食品又是药品的物品 87 种，可用于保健食品的物品 114 种，保健食品禁用物品 59 种。面对国际国内日益增长的中医药需求，中药研究一定会更迅速地发展，中药市场一定会更加繁荣和规范，中药也一定会实现现代化，并真正走向世界，为世界人民的医疗保健做出更大贡献。

复习思考

1. 解释中药的概念。

2. 简述中药的起源和发展。

第 二 章

中药的产地、采集与炮制

中药的来源，除部分人工制品外，绝大部分是天然的植物，其次是动物和矿物。中药的产地、采集与炮制是否适宜，直接影响药材的质量和疗效。不合理的采集，对野生动植物来说，还会破坏药材资源，降低药材产量。《神农本草经》中说："阴干曝干，采造时月，生熟，土地所出，真伪陈新，并各有法。"唐代著名医家孙思邈在《千金翼方》中专门论述了"采药时节"及"药出州土"，列举了233种中药的采收时节及519种中药的产地分布。现代研究发现，中药的产地、采集与炮制，与药物有效成分含量有很大关系，并在这一方面取得了较多的成果。

第一节　中药的产地

天然药材的分布和生产，离不开一定的自然条件。我国自然地理状况十分复杂，各地水土、气候、日照、生物分布等生态环境不完全相同，甚至差别很大，这就为多种药用植物的生长提供了有利条件。天然中药材的生长多有一定的地域性，且产地与其产量、质量有密切关系。古代医药学家经过长期使用、观察和比较，认识到即使是分布较广的药材，也由于自然条件的不同，各地所产药材的质量也不一样，并逐渐形成了"道地药材"的概念。

所谓道地药材，是指传统中药材中具有特定的种质、特定的产区或特定的生产技术和加工方法所生产的中药材，即具有质地优良、疗效突出和地方特色的特性。道地药材的确定，与药材产地、品种、质量等多种因素有关，而临床疗效则是其关键因素。如四川的黄连、川芎、附子，江苏的薄荷、苍术，广东的砂仁，东北的人参、细辛、五味子，云南的茯苓，河南的地黄，山东的阿胶等，都是著名的道地药材，受到人们的称道。道地药材是在长期的生产和用药实践中形成的，并不是一成不变的。自然环境条件的改变、过度采挖、栽培技术的进步、产区经济结构的变化等多种因素，皆可导致道地药材的变迁。

如三七原产广西，称广三七、田七；云南产者后来居上，称滇三七，成为三七的新道地产区。

长期的临床实践证明，重视中药产地与质量的关系，强调道地药材的开发和应用，对保证中药疗效起着十分重要的作用。随着医疗事业的发展，中药材需求量的日益增加，再加上很多药材的生产周期较长，产量有限，因此，单靠强调道地药材产区扩大生产，已经无法满足药材需求。在这种情况下，进行药材的引种栽培及药用动物的驯养，成为解决道地药材不足的重要途径。在现代技术条件下，我国已能对不少名贵或短缺药材进行异地引种及药用动物驯养，并不断取得成效。尤其是《中药材生产质量管理规范》（GAP）的实施，对促进中药资源的开发利用，提高中药材品质具有十分重要的意义。

第二节　中药的采集

中药材所含的有效成分是其具有防病治病作用的物质基础，而有效成分的含量与中药材的采收季节、时间和方法有着十分密切的关系。《千金翼方》中指出："夫药采取不知时节，不以阴干曝干，虽有药名，终无药实，故不依时采取，与朽木不殊，虚废人功，卒无裨益。"由此可见，中药材适时采集是确保药材质量的重要环节之一，也是影响药物性能和疗效的重要因素。

一、植物类药物的采收

不同的生长发育阶段，植物中化学成分的积累是不相同的，甚至会有很大区别。首先，植物生长年限的长短与药物中所含化学成分的量有着密切关系。据研究资料报道，甘草中的甘草酸为其主要有效成分，生长三四年者含量较之生长一年者几乎高出一倍；人参总皂苷的含量，以六七年采收者最高。其次，植物在生长过程中随月份的变化，有效成分的含量也各不相同。如丹参以有效成分含量最高的 7 月采收为宜；黄连中小檗碱含量大幅度增高的趋势可延续到第 6 年，而一年中又以 7 月份含量最高，因而黄连的最佳采收期是第 6 年的 7 月份。再者，时辰的变更与中药有效成分含量亦有密切关系。如金银花一天之内以早晨 9 时采摘最好，否则会因花蕾开放而降低质量；曼陀罗中生物碱的含量，早晨叶子含量高，晚上根中含量高。植物类药物的根、茎、叶、花、果实各器官的生长成熟期有明显的季节性，其采收时节和方法通常以入药部位的生长特性为依据，大致可按药用部位归纳为以下几种情况。

（一）全草类

大多数在植物充分生长、枝叶茂盛的花前期或刚开花时采收。有的割取植物的地上部分，如薄荷、荆芥、益母草、紫苏等。以带根全草入药的，则连根拔起全株，如车前草、蒲公英、紫花地丁等。茎叶同时入药的藤本植物，应在生长旺盛时割取，如夜交藤、忍冬藤等。

（二）叶类

叶类药材采集通常在花蕾将开放或正在盛开的时候进行。此时正当植物生长茂盛的阶段，药力雄厚，最适宜采收，如大青叶、荷叶、艾叶、枇杷叶等。有些特定的品种，如霜桑叶须在深秋或初冬经霜后采集。

（三）花和花粉类

花类药材，一般采收未开放的花蕾或刚开放的花朵；对花朵次第开放者，要分次采摘。花类采摘时间很重要，若采收过迟，则易致花瓣脱落和变色，气味散失，影响质量，如菊花、旋覆花；红花则宜于化冠由黄色变橙红色时采收。蒲黄等以花粉入药者，须在花朵盛开时采收。

（四）果实和种子类

多数果实类药材，应于果实成熟后或将成熟时采收，如瓜蒌、马兜铃。少数品种有特殊要求，应当采用未成熟的幼嫩果实，如乌梅、青皮、枳实等。以种子入药的，如果同一果序的果实成熟期相近，可以割取整个果序，悬挂在干燥通风处，以待果实全部成熟，然后进行脱粒。若同一果序的果实次第成熟，则应分次摘取成熟果实。有些干果成熟后会很快脱落，或果壳裂开，种子散失，如茴香、白豆蔻、牵牛子等，最好在开始成熟时适时采取。容易变质的浆果，如枸杞子、女贞子等，在略熟时于清晨或傍晚采收为宜。

（五）根和根茎类

一般认为以阴历二、八月为佳。早春二月，新芽未萌；深秋时节，多数植物的地上部分停止生长，其营养物质多贮存于地下部分，有效成分含量高，此时采收质量好，产量高，如天麻、苍术、葛根、桔梗、大黄、玉竹等。也有少数例外的，如半夏、延胡索等则以夏季采收为宜。

（六）树皮和根皮类

通常在清明至夏至间（即春、夏时节）剥取树皮。此时植物生长旺盛，不仅质量较佳，而且树木枝干内浆汁丰富，树皮易于剥离，如黄柏、厚朴、杜仲。木本植物生长周期长，应尽量避免伐树取皮或环剥树皮等简单方法，以保护药源。至于根皮，则与根和根茎相类似，应于秋后苗枯，或早春萌发前采集，如牡丹皮、地骨皮、苦楝皮等。

二、动物类药物的采收

动物类药材因品种不同，采收各异。其具体时间，以保证药效及容易获得为原则。如桑螵蛸应在三月中旬采收，过时则虫卵已孵化；鹿茸应在清明后 45～60 天截取，过时则角化；驴皮应在冬至后剥取，其皮厚质佳；小昆虫等，应于数量较多的活动期捕获，如斑螯于夏秋季清晨露水未干时捕捉。

三、矿物类药物的采收

矿物类药物大多可随时采收。

四、中药采收后的初加工

中药材除少数如鲜生地、鲜石斛、鲜芦根等鲜用外，大多数在产地经初加工后，再进行干燥，以便贮藏。常用的干燥方法有阴干法、晒干法及烘干法等数种，干燥温度则因各种不同药材而异。对于如延胡索、天麻、北沙参、百合、马齿苋等含淀粉黏液质较多的药材，多用开水煮烫或蒸煮后再干燥；对于质坚硬或粗大的药材，可趁鲜切片，然后干燥，如狼毒、商陆、乌药等。目前，对于中药材的趁鲜切片越来越受到重视和推广，在中药材采收后就地趁鲜切片加工，这样可避免药材因水润切片而造成成分流失。

第三节　中药的炮制

炮制，又称炮炙，是指药材在应用前或制成各种剂型之前的加工过程。由于中药大都是生药，有的因具有毒性或烈性而不能直接服用；有的因易于变质而不便久存；有的须除去非药用部分或异味才能入药；还有的须经过特定方法的处理才能符合临床治疗需要。因此，中药在应用前或制剂前，都须按照不同的药性和治疗要求，进行不同的整理加工或专门的技术处理，制成饮片以充分发挥药物效能，保证用药安全和符合医疗的需要。饮片是指药材经过炮制后可直接用于中医临床或制剂生产使用的处方药品。

一、炮制的目的

（一）纯净药材、矫味和矫臭

一般根茎类药材应洗去泥沙，有些植物药还需去皮、心、核、芦，矿物药需除去砂土杂质，动物药需除去头、翅、足等非药用部分，从而使药物清洁纯净，便于服用。有些动物类药物，需通过漂洗或经蜜、酒、醋、麸等炒制，以去除咸、腥、臭味，便于服用。

（二）便于制剂、煎服和储藏

一般植物类药材，用水浸润后易于切片。药材经过切片或粉碎后，既便于制剂，又易于煎出有效成分。矿物类、贝壳类药材质地坚硬，经煅、淬后则易于粉碎。有些生药采集后，必须经晒干、阴干、烘干及炒制等处理，以使其充分干燥，便于储藏。

（三）改变药物的性能

有些药物经炮制后可改变原有功效。如地黄生用性寒而凉血，制熟后性微温而补血；

大黄生用泻下力强，制熟后则泻下力缓；蒲黄生用能行血破瘀，炒炭后则可止血等。

（四）消除或减轻某些药物的毒性、刺激性和副作用

有些药物，如川乌、草乌，生用内服易引起中毒，通过炮制则可降低其毒性；半夏经生姜、明矾或甘草等制后，可降低毒性，不致刺激咽喉；巴豆泻下作用峻烈，经去油用霜则作用较缓；常山用酒炒后，可减轻其催吐的副作用等。

（五）增强药物的疗效

有些药物经炮制后，能增强其效能。如延胡索经醋制后，能增强其止痛作用；款冬花用蜜炙后，可增强其润肺止咳功能；白术土炒后，可提高其补脾止泻之效；柴胡醋炙后，能增强其疏肝解郁之效等。

二、炮制的方法

炮制方法是历代逐步发展和充实起来的，其内容丰富，方法多样。现代的炮制方法在古代炮制经验的基础上有了很大的发展和改进，根据目前的实际应用情况，可分为五大类型。

（一）修治

1. 纯净处理　采用挑、拣、簸、筛、刮、刷等方法，去掉灰屑、杂质及非药用部分，使药物清洁纯净。如刷除枇杷叶、石韦叶背面的绒毛，刮去厚朴、肉桂的粗皮等。

2. 粉碎处理　采用捣、碾、镑、锉等方法，使药物粉碎，以符合制剂和其他炮制法的要求，如牡蛎、龙骨捣碎便于煎煮，川贝母捣粉便于吞服，水牛角、羚羊角镑成薄片，或锉成粉末等，便于煎服。

3. 切制处理　采用切、铡的方法，把药物切制成片、段、丝、块等一定的规格，便于进行其他炮制，也利于干燥、贮藏和调剂时称量。

（二）水制

用水或其他液体辅料处理药物的方法。水制的目的主要是清洁药材、软化药材，以便于切制和调整药性。常用的有洗、淋、泡、浸、润、漂、水飞等。

1. 洗　将药材放入清水中，快速洗涤，除去上浮杂物及下沉脏物，及时捞出，晒干备用。除少数易溶，或不易干燥的花、叶、果及肉类药材外，大多需要淘洗。

2. 淋　将不宜浸泡的药材，用少量清水浇洒喷淋，使其清洁和软化。

3. 泡　将质地坚硬的药材，在保证其药效的原则下，放入水中浸泡一定时间，使其变软，便于切制。

4. 润　根据药材质地的软硬，加工时的气温、工具，用淋润、洗润、泡润、晾润、浸润、露润等多种方法，使清水或其他液体辅料徐徐入内，在不损失或少损失药效的前提下，使药材软化，便于切制饮片。

5.漂　将药物置宽水或长流水中浸渍一段时间，并反复换水，以去掉腥味、盐分及毒性成分。如将昆布、海藻、盐附子漂去盐分等。

6.水飞　系借药物在水中的沉降性质分取药材极细粉末的方法。将不溶于水的药材粉碎后置乳钵或碾槽内加水共研，大量生产时则用球磨机研磨，再加入多量的水搅拌，较粗的粉粒则下沉，细粉混悬于水中，倾出；粗粒再飞再研，倾出的混悬液沉淀后，分出，干燥，即成极细粉末。

（三）火制

用火加热处理药物的方法。本法是使用最为广泛的炮制方法，常用的火制法有炒、炙、煅、煨、烘焙等。

1.炒　炒有炒黄、炒焦、炒炭等程度不同的清炒法。用文火炒至药物表面微黄称炒黄；用武火炒至药材表面焦黄或焦褐色，内部颜色加深，并有焦香气者称炒焦；用武火炒至药材表面焦黑，部分炭化，内部焦黄，但仍保留有药材固有气味（即存性）者称炒炭。

2.炙　是将药材与液体辅料拌炒，使辅料逐渐渗入药材内部的炮制方法。通常使用的液体辅料有蜜、酒、醋、姜汁、盐水等。

3.煅　将药材用猛火直接或间接煅烧，使质地松脆，易于粉碎，充分发挥疗效。

4.煨　将药材包裹于湿面粉、湿纸中，放入热火灰中加热，或用草纸与饮片隔层分放加热。

5.烘焙　将药材用微火加热，使之干燥。

（四）水火共制

常见的水火共制法包括煮、蒸、焯、淬等。

1.煮　是用清水或液体辅料与药物共同加热的方法。

2.蒸　是利用水蒸气或隔水加热药物的方法。不加辅料者，称为清蒸；加辅料者，称为辅料蒸。

3.焯　是将药物快速放入沸水中短暂潦过，立即取出的方法。常用于种子类药物的去皮和肉质多汁药物的干燥处理，如焯杏仁等。

4.淬　是将药物煅烧红后，迅速投入冷水或液体辅料中，使其酥脆的方法。淬后不仅易于粉碎，且辅料被其吸收，可发挥预期疗效。

（五）其他制法

除上述四类以外的一些特殊制法，均概括于此类。常用的有制霜、发酵、发芽等。

1.制霜　种子类药材压榨去油或矿物药材重结晶后的制品，称霜。其相应的炮制方法称为制霜。前者如巴豆霜，后者如西瓜霜。

2.发酵　将药材与辅料拌和，置一定的温度和湿度下，利用霉菌使其发酵，并改变原药的药性。如神曲、淡豆豉等。

3. **发芽** 将具有发芽能力的种子药材用水浸泡后，保持一定的温度和湿度，使其萌发幼芽，称发芽。如谷芽、麦芽等。

复习思考

1. 什么是道地药材？举例说明。
2. 简述植物类药物不同药用部位的采集方法。
3. 中药炮制的目的是什么？

第 三 章

中药的性能

　　疾病的发生和发展，必然会出现人体的邪正消长、阴阳失调、脏腑功能失常等病理变化，反映出阴阳偏盛偏衰的病理状态。中药之所以能针对病情，发挥祛邪、扶正或协调脏腑功能，纠正人体阴阳偏盛偏衰的病理现象，乃是因为各种药物具有若干作用特点，前人将其称为药物的偏性，就是说以药物的各种偏性纠正疾病所表现的阴阳盛衰。药物的这些作用特点或偏性，习惯上统称为中药的性能。可见中药的性能是中药作用的基本性质和特征的高度概括，包括药物发挥疗效的物质基础和治疗过程中所表现出来的作用，它以人体为观察对象。至于中药的性状，是指药物形状、颜色、气味、质地等，它以药物为观察对象。

　　中药性能的内容较多，主要有四气、五味、升降浮沉、归经、毒性等几个方面。认识了中药的性能，就掌握了各种药物的若干共性或个性，就可以应用中医理论来选择药物。

第一节　四　气

一、四气的含义

　　四气又称四性，即药物的寒、热、温、凉四种药性。四气中温、热和寒、凉属于两类不同的性质，而温与热、寒与凉则分别具有共同性，温次于热，凉次于寒，二者在共性中又有程度上的差异。此外还有一些平性药，是指药物寒、热之性不甚显著，作用比较缓和的药物。而这些药物实质上仍有偏温或偏凉的不同，并未超出四气的范围。

二、四气的确定依据

　　四气是从药物作用于机体所发生的反应概括出来的，是与所治疾病的寒热性质相对而言的。一般说来，凡能够减轻或消除热证的药物，属于寒性或凉性，如黄连、黄芩对于发热口渴、烦躁等热证有清热作用，表明这两种药物具有寒凉之性；反之，能够减轻或消除寒证的药物，一般属于温性或热性，如羌活能治风寒表证、风寒痹证；干姜能治胃寒冷痛、肺寒咳嗽等寒证，表明这两种药物具有温热之性。

三、四气的临床意义

一般来讲，寒凉药多具有清热泻火、凉血解毒、滋阴降火、疏散风热等功效，常用于热证，如石膏、大青叶、石决明等。温热药多具有温中散寒、补火助阳、发散风寒等功效，常用于寒证，如附子、干姜、麻黄等。对寒热错杂之证，当寒药与热药并用，以寒热并除。对真寒假热之证，当以热药治本，必要时反佐以寒药；若真热假寒之证，当以寒药治本，必要时佐以热药。"寒者热之，热者寒之"是临床用药的基本规律，只有掌握了药物的四气，才能在这一原则的指导下，准确地使用药物，以达到预期的治病目的。

第二节 五 味

一、五味的含义

五味，是指中药所具有的辛、甘、酸、苦、咸五种味。有些药物具有淡味或涩味，但通常将淡附于甘，将涩附于酸，故习惯上仍用五味来概括。

二、五味的确定依据

中药的五味，最初是由口尝得来的，因此五味与药物的实际滋味有一定关系，但五味更主要的是以药物功效来确定其味。

三、五味的临床意义

五味理论认为，不同的味有不同的作用，味相同的药物，其作用有若干相近或相同之处。根据前人的论述，目前一般认为：

辛味：能散、能行，有发散、行气、活血、开窍、化湿等功效。适用于表证、气滞、血瘀、窍闭神昏、湿阻等证，如麻黄、木香、香附、红花、藿香等辛味药。

甘味：能补、能缓、能和，有补益、和中、缓急止痛等功效。适用于虚证、脾胃不和、拘急疼痛等证，如党参、熟地黄、饴糖、甘草等甘味药。

酸味：能收、能涩，有收敛、固涩的功效。适用于虚汗、久泻、遗精、遗尿、出血等证，如五味子、五倍子、赤石脂、乌梅等酸味药。

苦味：能泄、能燥，有泄和燥的功效。泄主要包括清热泻火、泻下通便、降泄肺气。

适用于里热证、热结便秘、肺气上逆喘咳等证，如栀子、大黄、杏仁等。燥指燥湿，苦而温的药物，能燥寒湿，如苍术、草果等；苦而寒的药物，能清热燥湿，如黄连、黄芩等。

咸味：能软、能下，有软坚散结、泻下的功效。适用于瘰疬、痞块、燥热便秘等证，如昆布、瓦楞子、芒硝等。

此外，淡味有渗湿、利尿的功效。常用于水肿、小便不利等证，如茯苓、猪苓等。

性和味是辨识药物功效的重要依据。由于每一种药物都具有性和味，因此，两者必须综合起来全面地加以理解。如同样是寒性药，由于味不同，其功效亦不同：黄连苦寒，能清热燥湿；浮萍辛寒，能发散风热；芒硝咸寒，能软坚泻下。同样是甘味药，若性不同，其功效也不同：黄芪甘温，能益气升阳；玉竹甘寒，能养阴生津。性和味虽然要密切结合起来，但二者在决定药物功效上也有主次之分。对具体药物来说，有的药物侧重用性，如附子辛热，能温中回阳；有的药物侧重用味，如厚朴苦辛温，能燥湿、行气、降逆平喘。此外，还有许多一药兼有数味，往往其功效亦多。还必须注意的是，性味一般只能表示药物的大体功效和某些类似药物的共性，故即使性味相同的药物，其功效也各有所异，如苦寒的板蓝根能清热解毒，而苦寒的龙胆却能清热燥湿、泻火等。总之，只有认识和掌握每一药物的全部性能，以及性味相同药物之间同中有异的特性，才能全面而准确地了解和使用药物。

第三节　升降浮沉

一、升降浮沉的含义

升降浮沉是用以表示药物作用趋向的一种性能。升是上升，表示作用趋向于上；降是下降，表示作用趋向于下；浮是发散，表示作用趋向于外；沉是收敛闭藏，表示作用趋向于内。

二、升降浮沉的确定依据

药物的升降浮沉，是和各种疾病在病机和证候上所表现出来的趋向（病势）相对而言的。疾病如表现为腹泻、脱肛、崩漏或表证不解等，说明其病势趋向是向下或向内的；如表现为呕吐、喘咳、肝阳上亢、自汗或盗汗等，说明其病势趋向是向上或向外的。能改善或消除这些病证的药物，相对来说它们就分别具有升浮或沉降的作用趋向。

三、升降浮沉的临床意义

一般来说，升浮药大多具有升阳、解表、催吐、开窍等功效，常用于腹泻、脱肛、表证、痰涎壅盛、宿食及窍闭神昏等证。沉降药大多具有清热泻火、泻下通便、降逆止呕、止咳平喘、潜阳息风、利水渗湿等功效，常用于里热证、实热便秘、呕吐呃逆、喘咳、肝阳上亢、肝风内动、水肿、小便不利等。

大部分药物升降浮沉的作用趋势是明显的，但有少部分药物升降浮沉的作用趋势不明显，或存在二向性，如麻黄既能发汗，又能平喘、利水。川芎既能上行巅顶止头痛，又能下行血海通月经。

药物升降浮沉的作用趋势，与药物本身的性味和质地有着密切的关系。具有升浮作用的药物，大多有辛、甘味和温热性；具有沉降作用的药物，大多有酸、苦、咸、涩味和寒凉性。所以，李时珍曾经指出："酸咸无升，辛甘无降，寒无浮，热无沉。"凡质轻的花、叶类药物，如薄荷、辛夷、桑叶等大都具有升浮作用；质重的根茎、果实种子、矿物及介壳类药物，如大黄、苏子、代赭石、石决明等大都具有沉降作用。以上所述仅为升降浮沉的一般规律，但也有不少例外情况，如"诸花皆升，旋覆独降""诸子皆降，蔓荆独升""芫花沉降，苍耳子升浮"等。

此外，药物升降浮沉的作用趋势，还常受到加工炮制和配伍的影响，如药物经酒炒则性升、姜汁炒则性散、醋炒则能收敛、盐水炒则能下行。药物在复方配伍中，升浮的药物，在同较多较强的沉降药物配伍时，其升浮之性可受到一定的制约。反之，沉降的药物同较多较强的升浮药物配伍时，则其沉降之性亦能受到一定程度的制约。这说明各种药物所具有的升降浮沉性质，不是一成不变的，而是在一定条件下，可以被人为控制和调整。

第四节 归 经

一、归经的含义

归经是用以表示药物作用部位的一种性能。归有归属的意思；经是人体脏腑经络及所属部位的总称。所谓某药归某经或某几经，主要表明该药对某经（脏腑或经络）或某几经病变发生明显的作用，而对其他经作用较小，或没有作用。药物在人体所发生的作用，皆有一定的适应范围，如同属寒性药，虽然都具有清热作用，但有的偏于清肺热，有的偏于清肝热。再如同一补药，则有补肺、补脾或补肾等不同。因此，将各种药物对机体各部分的治疗作用进一步归纳，使之系统化，这样便形成了归经理论。

二、归经的确定依据

归经是以脏腑、经络理论为基础，以药物所治病证为依据而确定的。因为经络能沟通人体内外表里，在病变时，体表的疾病可以影响到内脏，内脏的病变也可以反映到体表。

因此，人体各部分发生病变时所出现的证候，可以通过经络而获得系统的认识。如肺经病变，常出现喘、咳等症；肝经病变，则常出现胁痛、抽搐等症；心经病变，常出现神昏、心悸等症。根据药物的功效，与病机和脏腑、经络密切结合起来，就可以说明某药对某脏腑经络的病变起着主要作用，因而得出某药归某经或某几经的结论来。如贝母、杏仁能治喘咳胸闷，故归肺经；青皮、香附能治胁痛，天麻、钩藤能止抽搐，故归肝经。这说明归经的理论是具体指出药效的所在，是长期从疗效观察中总结出来的。

三、归经的临床意义

掌握归经理论，对于性味功效相同，而主治不尽一致的药物，可以增强用药的准确性，提高临床疗效。如同为甘寒的补阴药，沙参归肺胃经、百合归肺心经、龟甲归肝肾经，必须准确选用。由于脏腑经络的病变可以相互影响，因此，在临床用药时，并不单纯地使用某一经的药物，如肺病而见脾虚者，常兼用补脾的药物，使肺有所养而逐渐痊愈。总之，既要了解每一药物的归经，又要掌握脏腑经络之间的相互联系，这样才能更好地指导临床用药。

此外，归经只是药物性能的一个方面，在应用药物的时候，如果只掌握药物的归经，而忽略了四气、五味、升降浮沉等性能，是不够全面的。因此，必须把几方面结合起来，以指导临床应用。

第五节 毒 性

一、毒性的含义

毒性是药物对机体的伤害性，是用以反映药物安全程度的性能。对毒性的认识，历来存在两种观点。一种观点认为，药物的毒性即是药物的偏性，凡药皆有偏性，因此具有普遍性。如金元时期张子和说："凡药皆有毒也，非指大毒、小毒谓之毒。"明代张景岳云："药以治病，因毒为能，所谓毒者，以气味之有偏也。"另一种观点认为，毒药只是有毒之药对人体的伤害性，而大多数药物是无毒的，因此毒性具有特殊性，是少数毒药特有的性能。从古到今，持这种观点的为数众多。习惯上将前一种观点所言毒性称为广义的毒性，后者称为狭义的毒性。在中药学中强调狭义的毒性，标明少数药物为有毒之品，这对确保用药安全极为重要。

中药的副作用和过敏反应，有别于毒性作用。副作用是指在使用常用剂量时所出现的与治疗需要无关的不适反应，一般比较轻微，对机体危害不大，停药后可自行消失。如常山既可截疟，又可催吐，若用治疟疾，则引起的呕吐即是副作用。过敏反应属个体反应，往往与过敏体质有关，与药物正常药理作用无关，轻者可见瘙痒、皮疹、胸闷、气急等症，重者可引起过敏性休克，应该引起足够重视。

二、正确认识中药的毒性

目前对于有毒性的药物，常根据其毒性强弱的程度，标明有毒（如天南星、轻粉等），或小毒（如鸦胆子、吴茱萸等）；具有明显毒性作用的药物，常标以大毒（如马钱子、川乌等）。应用具有毒性的药物时，必须加以注意，要根据患者的体质强弱和病情轻重，适当选用和确定剂量。应用大毒药物时，更要特别慎重，严格控制剂量。临床用药时应防止两种片面性：一是使用所谓无毒性药时，盲目加大用量，忽视安全，以致引起中毒反应；二是使用所谓有毒药时，为了确保用药安全而过分小心，随意将用量降低到有效剂量之下，以致影响疗效。

从中药中毒的临床报道来看，产生中药中毒的主要原因有以下几个方面：一是剂量过大，如砒霜、胆矾、斑蝥、蟾酥、马钱子、附子、乌头等毒性较大的药物用量过大，或时间过长，可导致中毒；二是误服伪品，如误以华山参、商陆代替人参，独角莲代替天麻使用；三是炮制不当，如使用未经炮制的生附子、生川乌、生草乌等；四是煎服方法不当，如乌头、附子中毒，多因煎煮时间太短，或服后受寒、进食生冷；五是配伍不当，如甘遂与甘草同用，乌头与瓜蒌同用而致中毒。此外，还有药不对证、自行服药、乳母用药及个体差异等，也是引起中毒的原因。因此，使用中药时应从上述各个环节进行控制，做到采制严格，用量适当，用药合理，识别体质，避免中毒发生。同时掌握中药的毒性及其中毒的临床表现，便于诊断中毒原因，及时采取合理、有效的抢救治疗手段，这对做好中药中毒的抢救工作具有重要意义。

复习思考

1. 何谓中药的性能？其主要包括哪几个方面？
2. 什么是四气？简述四气的临床意义。
3. 什么是五味？简述五味的临床意义。
4. 什么是升降浮沉？简述升降浮沉的临床意义。
5. 何谓毒性？如何正确认识中药的毒性？

第 四 章

中药的配伍与用药禁忌

第一节　中药的配伍

根据病情需要和用药法度，有目的地将两种以上的药物配合应用，称为配伍。它是中医用药的主要形式，是组成方剂的基础。通过配伍，可以提高疗效，扩大治疗范围，降低毒副作用，以适应复杂多变的病情。前人经过长期医疗实践，把单味药的应用和药与药之间的配伍关系总结为七个方面，称为药物"七情"。其中除"单行"外，其余六个方面都是指配伍关系。现将七情扼要介绍如下：

一、单行

一般认为，单行是指用单味药物治病。如独参汤，单用人参大补元气，挽救虚脱；清金散，单用黄芩，清泄肺热，治肺热咳嗽。其他如马齿苋治疗痢疾、鹤草芽驱除绦虫。此类药物多可单用。

二、相须

相须即性能功效相类似的药物配合应用，使其相互协助，提高治疗效果。如大黄与芒硝配伍，能明显地增强泻下通便的效果；乳香与没药配伍，能明显地增强活血止痛的效果。

三、相使

相使即在性能功效方面有某种共性的药物配伍应用，而以一味药为主，另一味药为辅，辅药能提高主药的疗效。如补气药黄芪与利水渗湿药茯苓都能益气健脾利水，二药配伍治疗气虚水肿时，以黄芪为主，茯苓能提高黄芪补气利水的治疗效果。

四、相畏

相畏即一味药的毒性反应或副作用，能被另一味药降低或消除。如生半夏和生天南星的毒性能被生姜降低或消除，所以说生半夏和生天南星畏生姜。

五、相杀

相杀即一味药能降低或消除另一味药的毒性或副作用。如生姜能降低或消除生半夏和生天南星的毒性或副作用，所以说生姜杀生半夏和生天南星的毒。由此可见，相畏、相杀实际上是一种配伍的两种关系。

六、相恶

相恶即两味药合用后，一味药的某种或某几种治疗效应会被另一味药削弱或消除。如莱菔子能削弱人参的补气作用，即人参恶莱菔子。

七、相反

相反即两味药合用后，能产生毒性反应或副作用。如"十八反"中的若干药物。

在临床上，相须、相使的配伍关系，能使药物产生协同作用而增强疗效，是临床用药时需要充分利用的一种方法；相畏、相杀的配伍关系，能降低或消除药物的毒性或副作用，在应用毒性药物或烈性药物时，是常须选用的一种方法；相恶的配伍关系，能削弱或消除原有药物功效，是用药时应注意的一种方法；相反的配伍关系，能使药物产生毒性反应或副作用，属于配伍禁忌，是原则上要避免应用的一种方法。

第二节　中药的用药禁忌

中药的用药禁忌主要包括配伍禁忌、妊娠用药禁忌和服药饮食禁忌三个方面。

一、配伍禁忌

配伍禁忌是指药物之间有相反的关系，不能相互配伍，否则就会降低药效或产生毒性反应，这就是七情中的"相恶"和"相反"。历代古籍中关于配伍禁忌的认识并不一致。金元以来，配伍禁忌被医家概括为"十八反"和"十九畏"。

十八反：乌头（川乌、草乌、附子）反半夏、瓜蒌（全瓜蒌、瓜蒌皮、瓜蒌仁、天花粉）、贝母（川贝、浙贝）、白蔹、白及。甘草反海藻、京大戟、甘遂、芫花。藜芦反人参、沙参、丹参、玄参、苦参、细辛、芍药（赤芍、白芍）。歌诀：本草明言十八反，半蒌贝蔹及攻乌，藻戟遂芫俱战草，诸参辛芍叛藜芦（《珍珠囊补遗药性赋》）。

十九畏：硫黄畏朴硝，水银畏砒霜，狼毒畏密陀僧，巴豆畏牵牛子，丁香畏郁金，牙硝畏三棱，川乌、草乌畏犀角，人参畏五灵脂，官桂畏赤石脂。歌诀：硫黄原是火中精，朴硝一见便相争，水银莫与砒霜见，狼毒最怕密陀僧，巴豆性烈最为上，偏于牵牛不顺情，丁香莫与郁金见，牙硝难合荆三棱，川乌草乌不顺犀，人参最怕五灵脂，官桂善能调冷气，若逢石脂便相欺，大凡修合看顺逆，炮爁炙煿莫相依（《珍珠囊补遗药性赋》）。

"十八反"和"十九畏"诸药，相沿皆为配伍禁忌，但其中部分药物同实际应用有些出入，古代也有不少反药同用的文献记载。如古方感应丸中的巴豆与牵牛同用；甘遂半夏汤以甘草与甘遂合用；散肿溃坚汤、海藻玉壶汤均以甘草与海藻同用；十香返魂丹以丁香、郁金同用；大活络丹是以乌头与犀角同用等。现代对此亦有一些初步实验研究，如甘草、甘遂二药合用，毒性的大小主要取决于甘草的用量，甘草的用量若等于或大于甘遂，则毒性大；又如贝母和半夏分别与乌头配伍，未见明显毒性；而细辛配伍黎芦，则可导致实验动物中毒死亡等。

总之，"十八反""十九畏"从古至今，尚无一致结论，还有待于做较深入的实验和观察。在未得出明确结论之前，对此应采取慎重态度。一般说来，对于其中一些药物，若无充分根据和应用经验，仍须避免盲目配用，以免发生意外。

二、妊娠用药禁忌

妇女在妊娠期间，除为了中止妊娠外，禁止使用某些药物，称为妊娠用药禁忌，主要包括对妊娠期的母亲和胎儿不安全及不利于优生优育的药物。根据药物作用强度的不同，一般可分为禁用和慎用两类。禁用的大多是毒性较强或药性峻猛的药物，如斑蝥、麝香、水蛭、虻虫、巴豆、牵牛子、甘遂、芫花、三棱、莪术等；慎用的包括通经祛瘀、行气破滞及攻下等药物，如桃仁、红花、枳实、大黄、附子、干姜、肉桂等。

凡禁用的药物，绝对不能使用。慎用的药物，可根据孕妇患病情况，酌情使用，但应掌握好剂量与疗程，并通过恰当的炮制和配伍，尽量减轻药物对妊娠的危害，以防发生事故。

三、服药饮食禁忌

服药期间禁忌进食某些食物，称为服药饮食禁忌，简称服药食忌，俗称忌口。服药食忌是药后调护的重要方面，其一般原则为：一是忌食可能妨碍脾胃消化吸收功能，影响药物吸收的食物，如油炸黏腻、寒冷坚硬、不易消化的食物；二是忌食对某些病证不利的食物，如水肿病宜忌盐、消渴病宜忌糖、下利慎油腻、寒证忌生冷等；三是忌食与所服药物之间存在类似相恶或相反配伍关系的食物。

古代文献上有常山忌葱，地黄、何首乌忌葱、蒜、萝卜，薄荷忌鳖肉，茯苓忌醋，鳖甲忌苋菜，以及蜜反生葱、柿反蟹等记载，可作服药禁忌的参考。

复习思考

1. 何谓配伍? 其包括哪几个方面?

2. 如何正确处理药物之间的配伍关系?

3. 用药禁忌主要包括哪几个方面? 写出十八反歌诀并解释其内容。

4. 服药饮食禁忌的一般原则是什么?

第 五 章

中药的剂量与用法

第一节　中药的剂量

中药的剂量主要是指一味药在汤剂中成人的一日用量。用药治病，应注意用药剂量的大小，因为这与疗效有直接关系。如病重药轻，药力不够，则难以奏效；病轻药重，则易于伤正，并浪费药材。剂量的确定，应根据药物性质、应用方式及患者情况等综合考虑。

一、药物性质

1. 有毒无毒　凡有毒药物，剂量宜小，应严格控制在安全范围内；无毒药物的用量可有较大幅度的变化。

2. 质量　质优药材，药力较强，用量不必过大；质次药材，药力不足，可酌情增加用量以保证疗效。

3. 质地　质地较轻，成分易于溶出的花、叶类等用量宜小；质地较重，成分难于溶出的矿物、贝壳类等，用量宜重。

4. 滋味　苦味等浓烈之药，用量宜小；滋味淡薄者，用量可大。

5. 药性　药性剧烈之药，用量宜小；药性平和之药，用量宜大。

二、应用方式

1. 配伍　一般来说，使用单味药治病时，用量较入复方为重。在不同复方中，处方用药少时，用药量可稍大；同一药物作君药时，用量常大于作佐使药之用量。

2. 剂型　药物入汤剂，比入丸、散剂用量宜大；作酒剂、浸膏剂用量可稍大。

三、患者情况

患者情况主要应考虑患者病情、体质、年龄、性别、职业特点及生活习惯等。

1. **病情** 一般重病、急性病剂量宜大；病轻、慢性病剂量宜小。新病患者正气损伤较小，用量可稍重；久病多伤正气，用量宜轻。

2. **体质** 体质壮实剂量宜大；年老体弱剂量宜小。以补虚为主时，脾胃强健者，用量宜稍大；脾胃虚弱者，用量宜小。

3. **年龄** 对不同年龄者，药物用量尚无严格规律可循。大体是：小儿 1 岁以下，用成人量的 1/6；1～5 岁，用成人量的 1/4；6～15 岁，用成人量的 1/2；16 岁以上，可用成人量。

4. **性别** 一般说男女用量差别不大，但在妇女月经期、妊娠期，活血化瘀药宜慎用。

5. **职业特点及生活习惯** 如以辛热药治疗疾病，平时不喜辛辣热物或常处高温下作业者，用量宜轻，反之则用量宜重。

此外，确定药物具体用量时，还应注意季节、气候、居住环境等自然条件，做到"因时制宜""因地制宜"。

明清以来，中药用量的计量单位普遍采用 16 进位制，即 1 斤 = 16 两 = 160 钱。目前我国对中药用量的计量采用公制，即 1kg = 1000g。为了处方和配药，特别是配用古方时需要换算方便，故按规定以如下近似值进行换算：1 斤（16 进位制）= 500g；1 两 = 30g；1 钱 = 3g；1 分 = 0.3g；1 厘 = 0.03g。

单味中药的成人内服常用剂量，除毒性药、峻烈药和某些贵重药外，一般中药的常用内服剂量（即有效剂量）为 5～10g；部分药物的常用量较大，为 15～30g；新鲜药物的常用剂量为 30～60g。

第二节 中药的用法

中药的用法主要是指煎药法与服药法。

一、煎药法

汤剂是临床最常用的剂型，根据药物性质及病情的差异，应采取不同的煎药方法。煎法是否适宜，对疗效有一定的影响。因此，中药调配人员应将汤剂的正确煎煮方法向病家交待清楚。

1. **煎药器具** 一般以砂罐、砂锅等陶瓷器皿为好，搪瓷器具或不锈钢制品亦可。忌用铁、铜等金属器具，因为有些药物与铁、铜等一起加热之后，会起化学变化，可使疗效降低，甚至产生毒副作用。煎具的容量宜大些，以利于药物的翻动，并可避免外溢损耗药液。

2. **煎药用水** 宜用洁净澄清，无异味，含杂质及矿物质少的水，如自来水、井水、蒸馏水等均可。用水量可视药量、药物质地及煎药时间而定，一般以浸没药物 3 ～ 5cm 为宜。目前，每剂药多煎煮 2 次，有的煎煮 3 次，第一煎水量可适当多些，第二、三煎则可略少。每次以煎得药液 100 ～ 150mL 为宜。

3. 煎药火候 前人将急火煎者，称"武火"；慢火煎者，称"文火"。一般先用武火煎沸，沸后改用文火。同时，要根据药物性质以确定适当的煎煮时间。

4. 煎药方法 煎药前，先将药物浸泡 20 ～ 30 分钟后再煎煮（一般以水浸至药物透心为度），使其有效成分易于煎出。对某些特殊性质的药物，应区别对待，分别处理。

（1）先煎 介壳与矿物类药物，因质地坚实，药物成分难于煎出，应打碎先煎，煮沸后 30 分钟左右，再下其他浸泡好的药物。有些药物可通过煎煮降低毒性，亦应先煎，如川乌、草乌等。

（2）后下 气味芳香的药物，以其挥发性成分取效的，只煎 5 ～ 10 分钟左右即可。药物有效成分不耐热的，一般煎 10 ～ 15 分钟即可。对所有后下药物，都应先进行浸泡再加入锅内与其他药物同煎。

（3）包煎 某些煎后药液混浊，或含绒毛对咽喉有刺激作用及易于粘锅的药物，如赤石脂、旋覆花、车前子等，要用纱布包好，再放入锅内与其他药同煎。

（4）另煎 某些贵重药物，如羚羊角、西洋参等，为了避免其有效成分被其他药渣吸附，造成贵重药材的浪费，可切片另煎取汁，再与其他药液和服，亦可单独服用。

（5）烊化 胶类如阿胶、龟甲胶等，应单独将其放入热水中溶化，趁热与煎好的药液混合均匀，顿服或分服；或直接加入已煎好的药液中加热溶化服用。

（6）冲服 入水即化的药（如芒硝等）、液体类药（如蜂蜜、饴糖等）及某些芳香或贵重药物（如麝香、牛黄、琥珀等）不需入煎，可直接用热水或药汁冲服。

此外，汤剂煎取药液后，应对药渣进行适当压榨，避免药渣吸附药液，造成浪费。

二、服药法

服药方法是否恰当，对疗效亦有一定的影响。其包括服药时间、服用方法及药后调护三个方面。

1. 服药时间 一般说来，病在上焦，宜饭后服；病在下焦，宜饭前服；补益药与泻下药，宜空腹服；安神药宜临睡前服；对胃肠有刺激的，应饭后服。急性重病则不拘时服，慢性病应按时服，治疟药宜在发作前 2 小时服。

2. 服用方法 服用汤剂，一般一日 1 剂，分 2 ～ 3 次温服。根据病情需要，有的一日只服 1 次，有的可以一日数服，有的又可煎汤代茶服，甚至一日连服 2 剂。对于服药呕吐者，宜加入少量姜汁，或先服少许姜汁，然后服药，亦可采取冷服、频饮少进的方法。对于昏迷及吞咽困难者，可用鼻饲法给药。使用峻烈药与毒性药时，宜从小量开始，逐渐加量，取效即止，慎勿过量，以免发生中毒和损伤正气。此外，尚有热服、冷服之分。通常是治疗热证可以寒药冷服，治疗寒证可以热药热服，这样可以辅助药力。总之，应根据病情、病位、病性和药物的特点来决定不同的服用方法。

3. 药后调护　服药后的调养与护理是用法的内容之一，它不仅直接影响药效，而且关系到病体的康复。一般服解表药时，应取微汗，既不可大汗，亦不能汗出不彻。服泻下剂后，应注意饮食，不宜进生冷难消化的食物，以免影响脾胃的健运；同时，应注意服药期间的饮食禁忌。

复习思考

1. 中药剂量的确定原则是什么？
2. 简述中药汤剂的煎煮方法。
3. 中药如何服用？

下篇 各论

第 六 章

解表药

【学习目标】

　　掌握解表药的含义、功效、适应范围与使用注意事项；各类解表药的性能特点、功效与适应范围；功效相似药物应用的异同点；麻黄、桂枝、紫苏叶、生姜、荆芥、防风、羌活、白芷、细辛、薄荷、牛蒡子、蝉蜕、桑叶、菊花、柴胡、葛根的功效、应用、用量用法。

　　熟悉香薷、藁本、苍耳子、辛夷、蔓荆子、升麻的功效、应用、用量用法。

　　了解紫苏梗、荆芥穗、西河柳、淡豆豉、浮萍、木贼的功效、应用、用量用法。

　　凡以发散表邪，解除表证为主要功效的药物，称为解表药。

　　解表药大多味辛，性能发散，能促进肌体发汗，使肌表之邪从汗而解。主要适用于恶寒发热，头身疼痛，无汗或汗出不畅，脉浮之外感表证。部分解表药还可用于咳喘、水肿、疹发不畅、风湿痹痛、疮疡初起等兼有上述表证者。

　　由于表证有风寒和风热之分，故解表药根据其药性及功效主治的不同，可分为发散风寒药与发散风热药，又称辛温解表药与辛凉解表药。

　　使用解表药时，常根据具体情况进行配伍。如对表证而体虚患者，可视其阳虚、气虚、阴虚之不同，分别配伍必要的助阳、益气、养阴等扶正之品，以扶正祛邪；温病初起，邪在卫分，除选用发散风热药外，应同时配伍清热解毒药。

使用发汗力较强的解表药时，应注意掌握用量，中病即止，以免出汗过多，损伤阳气和津液；解表药忌用于表虚自汗、阴虚盗汗及热病后期的津液亏耗者；对久患疮痈、淋病及失血患者，虽有外感表证，亦应慎重使用。

解表药多为辛散轻扬之品，入汤剂不宜久煎，以免有效成分挥发而降低药效。

第一节　发散风寒药

发散风寒药性味多辛温，其性发散，发汗力强，以发散风寒为主要作用。适用于风寒表证，症见恶寒发热、无汗或汗出不畅、头身疼痛、鼻塞流涕、口不渴、舌苔薄白、脉浮紧等。部分发散风寒药分别兼有祛风止痒、止痛、止咳平喘、利水消肿等功效，治风疹瘙痒、风湿痹证、咳喘及水肿等兼有风寒表证者。

麻　黄

本品为麻黄科植物草麻黄 *Ephedra sinica* Stapf、中麻黄 *Ephedra intermedia* Schrenk et C.A.Mey. 或木贼麻黄 *Ephedra equisetina* Bge. 的干燥草质茎。主产于河北、山西、内蒙古、甘肃等地。秋季采割绿色草质茎晒干，除去木质茎、残根及杂质，切段。生用、蜜炙或捣绒用。

【性味归经】辛、微苦，温。归肺、膀胱经。

【功效】发汗散寒，宣肺平喘，利水消肿。

【应用】

1.用于风寒感冒，见恶寒发热、头身疼痛、无汗等症。常与桂枝相须为用，以增强发汗之力，如麻黄汤。

2.用于胸闷喘咳。为治邪气壅肺，肺气不宣所致咳喘的要药，常与杏仁同用。

3.用于风水浮肿。治风寒袭表，肺失宣降所致水肿、小便不利而兼有表证者，常与甘草等同用。

【性能特点】本品质地轻扬，性温辛散，入肺、膀胱经。其重在宣肺，外能开腠理，透毛窍，散风寒，以发汗解表，其辛散、发汗力较强，被称为"发汗解表第一药"。既能开宣肺气，通畅气机而平喘；又能在其宣肺作用基础上，通调水道，下输膀胱而利水消肿，以治风水浮肿。

【用量用法】2～10g，煎服。本品有生用和蜜炙用之分。蜜炙后发汗力减弱，略有润肺止咳之功。发汗解表多生用，平喘多蜜炙用。

【使用注意】本品发汗力较强，故表虚自汗、阴虚盗汗及肾虚喘咳者慎用。

桂　枝

本品为樟科植物肉桂 *Cinnamomum cassia* Presl 的干燥嫩枝。主产于广东、广西及云南等地。春、夏二季采收，除去叶，晒干，或切片晒干。生用。

【性味归经】辛、甘，温。归心、肺、膀胱经。

【功效】发汗解肌，温通经脉，助阳化气，平冲降气。

【应用】

1. 用于风寒感冒。无论有汗、无汗皆可应用。有汗表虚者，常与白芍同用，如桂枝汤；无汗表实者，常与麻黄同用，如麻黄汤。

2. 用于寒凝血滞诸证。治脘腹冷痛，血寒经闭、痛经，关节痹痛。

3. 用于痰饮，水肿。为治心脾阳虚，阳气不行，水湿内停而致痰饮证和膀胱蓄水证的常用药。

4. 用于心悸，奔豚。治心阳不振所致心悸动，脉结代；阴寒内盛，引动下焦冲气，上凌心胸所致奔豚。

【性能特点】本品辛温发散，但因味甘而力缓，发汗解表不如麻黄力强，故无论表虚有汗或表实无汗皆宜；其辛温行散，善能散寒行血、温通经脉，故能治寒凝血滞诸证；又具有助阳化气、平冲降气之功，故可用治痰饮、水肿、心悸、奔豚等。

【用量用法】3 ～ 10g，煎服。

【使用注意】本品辛温助热，易伤阴动血，凡外感热病、阴虚火旺、血热妄行等证均当忌用。孕妇及月经过多者慎用。

紫苏叶

本品为唇形科植物紫苏 *Perilla frutescens* (L.) Britt. 的干燥叶（或带嫩枝）。我国南北均产。夏季枝叶茂盛时采收，除去杂质，晒干。生用。

【性味归经】辛，温。归肺、脾经。

【功效】解表散寒，行气和胃，解鱼蟹毒。

【应用】

1. 用于风寒感冒。本品发汗解表散寒之力较为缓和，若风寒表证兼气喘咳嗽者，常与前胡、杏仁等同用，如杏苏散；若风寒表证兼气滞胸闷不舒者，常与香附、陈皮等同用，如香苏散。

2. 用于脾胃气滞，胸闷呕吐。治脾胃气滞所致脘腹胀满，食欲减退，恶心呕吐等。亦用于妊娠呕吐。

3. 用于进食鱼蟹而引起的腹痛、吐泻等。

【性能特点】本品辛温行散，既能发散表寒，又能行气宽中、和胃止呕，尤其适用于治疗外感风寒兼脾胃气滞者。此外，尚可解鱼蟹毒，治因进食鱼蟹中毒而引起的腹痛吐泻。

【用量用法】5～10g，煎服，不宜久煎。

附：紫苏梗

本品为紫苏的干燥茎。性味辛，温。归肺、脾经。功能理气宽中，止痛，安胎。用于胸膈痞闷，胃脘疼痛，暧气呕吐，胎动不安。用量5～10g，煎服。

生 姜

本品为姜科植物姜 *Zingiber officinale* Rosc. 的新鲜根茎。全国各地均产。秋、冬二季采挖，除去须根及泥沙。生用。

【性味归经】辛，微温。归肺、脾、胃经。

【功效】解表散寒，温中止呕，化痰止咳，解鱼蟹毒。

【应用】

1. 用于风寒感冒。本品能发汗解表，但作用较弱，多用于风寒感冒轻证，可单味煎汤服，或配红糖、葱白煎服；重者，则入发散风寒剂，以增强发汗解表之力。

2. 用于胃寒呕吐。本品善温胃散寒、和中降逆止呕，为止呕良药，适用于多种呕吐，尤宜于胃寒呕吐。

3. 用于寒痰咳嗽。不论有无外感风寒，或痰多痰少，皆可选用。

此外，生姜对生半夏、生南星等药物之毒，以及食鱼蟹中毒吐泻者，均有一定的解毒作用。

【性能特点】本品发散表寒力弱，多用于伤风感冒之轻证。尤善和胃降逆，素有"呕家圣药"之称，可用于多种呕吐，以胃寒呕吐最宜。入肺经，能温肺止咳，凡肺寒咳嗽，无论有无外感，或有痰无痰皆可应用，此外尚能解生半夏、生南星及食鱼蟹中毒吐泻者。

【用量用法】3～10g，煎服或捣汁冲服。

香 薷

本品为唇形科植物石香薷 *Mosla chinensis* Maxim. 或江香薷 *Mosla chinensis* 'Jiangxiangru' 的干燥地上部分。前者习称"青香薷"，后者习称"江香薷"。主产于江西、安徽、河北、河南等地。夏季茎叶茂盛，花盛时择晴天采割，除去杂质，阴干。切段，生用。

【性味归经】辛，微温。归肺、胃经。

【功效】发汗解表，化湿和中。

【应用】

1.用于暑湿感冒。治夏季乘凉、饮冷,外伤于寒、内伤于湿而致的发热恶寒、头痛无汗、腹痛吐泻等,常与厚朴、扁豆等同用。

2.用于水肿,小便不利。本品多用于水肿而有表证者,治水肿、小便不利及脚气浮肿,可单用或与健脾利水的白术同用。

【用量用法】3～10g,煎服。用于发汗解表,量不宜过大,且不宜久煎;用于利水消肿,量宜稍大,且需浓煎。

【使用注意】本品发汗力较强,表虚有汗者忌用。

荆 芥

本品为唇形科植物荆芥 *Schizonepeta tenuifolia* Briq. 的干燥地上部分。主产于江苏、浙江、江西、河北、河南等地。夏、秋二季花开到顶,穗绿时采割,除去杂质,晒干。

【性味归经】辛,微温。归肺、肝经。

【功效】解表散风,透疹,消疮。

【应用】

1.用于外感表证,见恶寒发热、无汗头痛等。因本品性较平和,故风寒、风热表证均可应用。

2.用于麻疹透发不畅,风疹瘙痒。治表邪外束,麻疹初起,疹出不畅,常与蝉蜕、薄荷、紫草等同用;治风疹瘙痒,常与苦参、防风、白蒺藜等同用。

3.用于疮疡初起兼有表证。偏于风寒者,常与羌活、川芎、独活等同用;偏于风热者,常与金银花、连翘、柴胡等同用。

4.炒炭用于吐血、衄血、便血、崩漏、产后血晕等。

【性能特点】本品性微温而不燥,味辛而不烈,轻扬疏散,药性平和,作用重在祛散风邪,经配伍可用治风寒、风热表证。本品祛风之中,又可透疹消疮,用于麻疹透发不畅、风疹瘙痒及疮疡初起兼有表证者。炒炭后,性变收敛而止血。

【用量用法】5～10g,煎服,不宜久煎。用于止血,须炒炭用。

附:荆芥穗

本品为荆芥的干燥花穗。性味辛,微温。归肺、肝经。功能解表散风,透疹,消疮。用于感冒,头痛,麻疹,风疹,疮疡初起。用量5～10g,煎服。

防 风

本品为伞形科植物防风 *Saposhnikovia divaricata*(Turcz.)Schischk. 的干燥根。主产于

东北及内蒙古东部。春、秋二季采挖未抽花茎植株的根，除去须根及泥沙，晒干。

【性味归经】辛、甘，微温。归膀胱、肝、脾经。

【功效】祛风解表，胜湿止痛，止痉。

【应用】

1. 用于外感表证。本品性微温而不燥，甘缓而不峻，外感表证不论寒热虚实均可配伍应用。

2. 用于风疹瘙痒。本品以祛风见长，药性平和，风寒、风热所致瘾疹瘙痒均可配伍使用。

3. 用于风湿痹痛。为常用祛风湿、止痹痛药。治风寒湿痹、肢节疼痛、筋脉挛急者，常与羌活、独活、桂枝等祛风湿、止痹痛药同用。

4. 用于破伤风。治风毒侵犯经络，引动内风而致角弓反张、牙关紧闭、痉挛抽搐等。

【性能特点】本品辛散微温，甘缓不峻，既走膀胱，又入肝脾，功善祛风胜湿而发表、止痛、解痉。性虽辛温而不燥烈，祛风之力较强，为"风药之润剂""治风之通用药"。

【用量用法】5～10g，煎服。

羌　活

本品为伞形科植物羌活 *Notopterygium incisum* Ting ex H.T.Chang 或宽叶羌活 *Notopterygium forbesii* Boiss. 的干燥根茎及根。羌活主产于四川、云南、青海、甘肃等地；宽叶羌活主产于四川、青海、陕西、河南等地。春、秋二季采挖，除去须根及泥沙，晒干。切片，生用。

【性味归经】辛、苦，温。归膀胱、肾经。

【功效】解表散寒，祛风除湿，止痛。

【应用】

1. 用于风寒感冒。以外感风寒夹湿所致恶寒发热、肌表无汗、头痛项痛、肌体酸痛较甚者尤宜，常与防风、细辛、川芎等祛风解表止痛药同用，如九味羌活汤。

2. 用于风寒湿痹。以祛头项肩背之痛见长，故上半身风寒湿痹、肩背肢节疼痛者尤为适宜。

【性能特点】本品辛散苦燥温通，气味雄烈，入膀胱、肾经。其性升散通行，既善发散表邪，为祛风散寒发表常用药，以治风寒感冒夹湿见头痛、身痛者疗效最佳。又长于祛风湿、散寒邪、通利关节而止痛，善治腰以上风寒湿痹，尤以肩背肢节疼痛者为佳。

【用量用法】3～10g，煎服。

【使用注意】本品辛香温燥之性较烈，阴虚、燥热、脾胃虚弱者忌服。用量过大，易致呕吐。

白 芷

本品为伞形科植物白芷 *Angelica dahurica*（Fisch.ex Hoffm.）Benth.et Hook.f. 或杭白芷 *Angelica dahurica*（Fisch.ex Hoffm.）Benth.Et Hook.f.var.*formosana*（Boiss.）Shan et Yuan 的干燥根。主产于四川、浙江、河南、河北、安徽等地。夏、秋间叶黄时采挖，除去须根及泥沙，晒干或低温干燥。

【性味归经】辛，温。归胃、大肠、肺经。

【功效】解表散寒，祛风止痛，宣通鼻窍，燥湿止带，消肿排脓。

【应用】

1. 用于风寒感冒，头痛。尤宜治外感风寒或表证夹湿兼见头痛、鼻塞者，常与羌活、防风等同用，如九味羌活汤。

2. 用于眉棱骨痛、鼻塞、鼻渊及牙痛。属外感风寒者，常与防风、细辛、川芎等祛风止痛药同用，如川芎茶调散；属外感风热者，常与薄荷、菊花、蔓荆子等同用。

3. 用于带下病。善除阳明经湿邪而能燥湿止带。

4. 用于疮疡肿痛。治疮疡初起、红肿热痛者，常与金银花、当归等同用；若脓成难溃者，常与人参、黄芪、当归等益气补血药同用。

此外，本品还有祛风止痒、祛斑等作用，外用可治多种皮肤病，如瘾疹、湿疹、面部色斑等。

【性能特点】本品辛温燥散，芳香走窜，善祛肺胃二经之邪。外散风寒而解表，上通鼻窍而止痛，为治鼻渊之常用药。走肌肤消肿排脓而疗疮，又能燥湿散寒而止带。

【用量用法】3～10g，煎服。外用适量。

【使用注意】本品辛香温燥，阴虚血热者忌服。

细 辛

本品为马兜铃科植物北细辛 *Asarum heterotropoides* Fr.Schmldt var.*mandshuricum*（Maxim.）Kitag.、汉城细辛 *Asarum sieboldii* Miq.var.*seoulense* Nakai 或华细辛 *Asarum sieboldii* Miq. 的根及根茎。前二种习称"辽细辛"，主产于东北地区；华细辛主产于陕西、河南、山东、浙江等地。夏季果熟期或初秋采挖，除净地上部分和泥沙，阴干。切段，生用。

【性味归经】辛，温。归心、肺、肾经。

【功效】祛风散寒，祛风止痛，通窍，温肺化饮。

【应用】

1. 用于风寒感冒，见发热恶寒、头身疼痛较甚者尤宜。常与羌活、防风、白芷等祛风止痛药同用。

2. 用于头痛、牙痛、风湿痹痛。尤宜治风寒所致多种寒痛证。

3. 用于鼻塞鼻渊。为治鼻渊常用药，常与白芷、苍耳子、辛夷等散风寒，通鼻窍药同用。

4. 用于肺寒咳喘。常与散寒宣肺、温化痰饮药同用，以治风寒咳喘证或寒饮咳喘证。

【性能特点】本品为治风寒、风湿之多种痛证及鼻渊鼻塞头痛之良药；又为治寒饮伏肺之要药。

【用量用法】1 ～ 3g，煎服。散剂每次服 0.5 ～ 1g，煎服。外用适量。

【使用注意】不宜与藜芦同用。阴虚阳亢头痛，肺燥伤阴干咳者忌用。"辛不过钱"，细辛用量过大或煎煮时间过短，易引起中毒。中毒症状有头痛、呕吐等；严重者牙关紧闭、抽搐等，最后可因呼吸麻痹而死亡。

藁　本

本品为伞形科植物藁本 *Ligusticum sinense* Oliv. 或辽藁本 *Ligusticum jeholense* Nakai et Kitag. 的干燥根茎及根。藁本主产于陕西、甘肃、河南、四川、湖南、湖北等地；辽藁本主产于辽宁、吉林、河北等地。秋季茎叶枯萎或次春出苗时采挖，除去泥沙，晒干或烘干。切片，生用。

【性味归经】辛，温。归膀胱经。

【功效】祛风，散寒，除湿，止痛。

【应用】

1. 用于风寒感冒，巅顶疼痛。以发散太阳经风寒湿邪见长，并有较好的止痛作用，常与白芷、川芎等祛风止痛药同用。

2. 用于风寒湿痹，肢节痹痛。常与羌活、防风等祛风湿药同用。

【用量用法】3 ～ 10g，煎服。

【使用注意】阴虚血亏、肝阳上亢、火热内盛之头痛者忌用。

苍耳子

本品为菊科植物苍耳 *Xanthium sibiricum* Patr. 的干燥成熟带总苞的果实。产于全国各地。秋季果实成熟时采收，干燥，除去梗、叶等杂质。炒去硬刺，生用。

【性味归经】辛、苦，温；有毒。归肺经。

【功效】散风寒，通鼻窍，祛风湿。

【应用】

1. 用于风寒头痛，鼻渊流涕。常与防风、白芷、羌活等发散风寒药同用。因其发汗解表之力较弱，故一般风寒感冒少用。

2.用于风湿痹痛，四肢拘挛。可单用，或与羌活、威灵仙、木瓜等同用。

3.用于风疹瘙痒。常与地肤子、白鲜皮、白蒺藜等同用。

【用量用法】3～10g，煎服。或入丸、散剂。

【使用注意】血虚头痛不宜用。过量易致中毒，引起呕吐、腹痛、腹泻等。

辛　夷

本品为木兰科植物望春花 *Magnolia biondii* Pamp.、玉兰 *Magnolia denudata* Desr. 或武当玉兰 *Magnolia sprengeri* Pamp. 的干燥花蕾。主产于河南、安徽、四川、湖北等地。冬末春初花未开放时采收，除去枝梗，阴干。

【性味归经】辛，温。归肺、胃经。

【功效】散风寒，通鼻窍。

【应用】

1.用于风寒感冒，头痛鼻塞。常与防风、白芷、细辛等发散风寒药同用。

2.用于鼻渊。为治鼻渊头痛、鼻塞流涕等要药。偏风寒者，常与白芷、苍耳子、细辛等散风寒，通鼻窍药同用；偏风热者，常与薄荷、连翘、黄芩等疏风热，清肺热药同用。

【用量用法】3～10g，煎服。本品有毛，易刺激咽喉，入汤剂时宜用纱布包煎。外用适量。

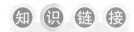

1.麻黄有促进发汗、平喘、镇咳、解热、镇痛、抗炎、抗菌、抗过敏、利尿、强心、升高血压及兴奋中枢等多种药理作用。

2.桂枝有促进发汗、解热、镇痛、镇静、扩张皮肤血管、抗病原微生物、抗炎、抗惊厥、增加冠脉血流量、促进胃肠蠕动及抑制肿瘤等多种药理作用。

3.细辛有解热、镇静、镇痛、抗炎、抑菌、抗组胺、抗变态反应、增加心肌收缩力、松弛支气管平滑肌等多种药理作用。

第二节　发散风热药

发散风热药性味多为辛凉，其发散作用较发散风寒药缓和，以发散风热为主要作用，适用于风热表证及温病初起，症见发热、微恶风寒、咽干口渴、头痛目赤、舌尖红、苔薄黄、脉浮数等。部分发散风热药分别兼有清头目、利咽喉、透疹、止痒、止咳等功效，治风热所致目赤多泪、咽喉肿痛、麻疹不透、风疹瘙痒及风热咳嗽等证。

薄荷

本品为唇形科植物薄荷 *Mentha haplocalyx* Briq. 的干燥地上部分。全国各地均有种植，尤以江苏产者质量为佳。夏、秋二季茎叶茂盛或花开至三轮时，选晴天，分次采割，晒干或阴干。切段，生用。

【性味归经】辛，凉。归肺、肝经。

【功效】疏散风热，清利头目，利咽，透疹，疏肝行气。

【应用】

1. 用于风热感冒，温病初起，见头痛、发热、微恶风寒者。常与金银花、牛蒡子、连翘等同用，如银翘散。

2. 用于风热头痛，目赤多泪，咽喉肿痛。治风热上攻所致者，常与菊花、牛蒡子等明目利咽药同用。

3. 用于麻疹不透，风疹瘙痒。治风热束表，麻疹不透，常与蝉蜕、牛蒡子等同用；治风疹瘙痒，常与荆芥、防风、僵蚕等祛风止痒药同用。

4. 用于肝气郁滞，胸胁胀闷。常与柴胡、白芍、当归等疏肝理气调经之品同用，如逍遥散。

【性能特点】本品辛凉，气味芳香，质轻上浮，性能疏泄，善散上焦风热之邪而清利头目、利咽喉、透疹毒。本品又入肝经，辛凉疏泄，有疏肝解郁之功。

【用量用法】3～6g，煎服，后下。

【使用注意】体虚多汗者不宜。

牛蒡子

本品为菊科植物牛蒡 *Arctium lappa* L. 的干燥成熟果实。全国各地均产。秋季果实成熟时采收果序，晒干，打下果实，除去杂质，再晒干。生用或炒用，用时捣碎。

【性味归经】辛、苦，寒。归肺、胃经。

【功效】疏散风热，宣肺透疹，解毒利咽。

【应用】

1. 用于风热感冒，温病初起。咽喉红肿疼痛、咳嗽痰多不利者尤宜，常与金银花、桔梗等同用，如银翘散。

2. 用于麻疹不透，风疹瘙痒。常与薄荷、蝉蜕等同用。

3. 用于喉痹，痄腮，丹毒，痈肿疮毒。

【性能特点】本品辛苦寒，能散能泄，能升能降，可疏散风热、宣肺透疹、利咽散结、解毒消肿，治风热表证、肺热咳嗽、咽喉肿痛、麻疹不透及痈疮肿毒等。因其性滑利，兼能滑肠通便，故上述诸证兼大便秘结者，用之尤宜。

【用量用法】6～12g，煎服。炒用可使其苦寒及滑肠之性略减。

【使用注意】本品能滑肠，脾虚腹泻者慎用。

蝉　蜕

本品为蝉科昆虫黑蚱 *Cryptotympana pustulata* Fabricius 的若虫羽化时脱落的皮壳。主产于山东、河北、河南、江苏等地，全国大部分地区亦产。夏、秋二季收集，除去泥沙，晒干。生用。

【性味归经】甘，寒。归肺、肝经。

【功效】疏散风热，利咽，透疹，明目退翳，解痉。

【应用】

1. 用于风热感冒，温病初起，咽痛音哑。治风热感冒，温病初起所致发热、头痛等，常与薄荷、连翘等同用；治咽痛音哑，常与胖大海等同用。

2. 用于麻疹不透，风疹瘙痒。治风热外束，麻疹不透，常与荆芥、牛蒡子等同用；治风湿热浸淫肌肤所致风疹湿疹、皮肤瘙痒，常与防风、苦参、荆芥等同用。

3. 用于目赤翳障。常与菊花、决明子等同用。

4. 用于惊风抽搐，破伤风。治小儿急惊风，常与天竺黄、栀子、僵蚕等同用；用于小儿慢惊风，常与全蝎、天南星等同用。

【性能特点】本品甘寒质轻，疏散清透解痉，功在肺、肝二经。发汗不如薄荷，清热不如牛蒡，长于祛风解痉与明目开音。

【用量用法】3～6g，煎服或作丸、散服。一般病证用量宜小，止痉则需大剂量。

桑　叶

本品为桑科植物桑 *Morus alba* L. 的干燥叶。我国大部分地区均产，以江南居多。初霜后采收，除去杂质，晒干。生用或蜜炙用。

【性味归经】甘、苦，寒。归肺、肝经。

【功效】疏散风热，清肺润燥，清肝明目。

【应用】

1. 用于风热感冒，温病初起。见发热、咳嗽、头痛，常与菊花相须为用，如桑菊饮。

2. 用于肺热燥咳。见咳嗽痰少，色黄而黏稠，或干咳、咽痒等症。轻者常与杏仁、沙参、贝母等同用，如桑杏汤；重者常与生石膏、麦冬、阿胶等同用，如清燥救肺汤。

3. 用于头晕头痛，目赤昏花。治肝阳上亢、肝经实热或风热所致者，常与菊花、蝉蜕、石决明等同用。

【性能特点】本品轻清宣散，甘寒清润。入肺经，能透毛窍、散风热、宣肺气、清肺热、润肺燥、止咳嗽，常治风热、肺热、燥热所致诸症；入肝经，能清肝热、平肝阳、凉血明目，治肝阳上亢及肝经实热之头晕目眩、目赤涩痛等。

【用量用法】5～10g，煎服或入丸、散剂。外用煎水洗眼。桑叶蜜制能增强润肺止咳的作用，故肺燥咳嗽时常用蜜制桑叶。

菊　花

本品为菊科植物菊 *Chrysanthemun morifolium* Ramat. 的干燥头状花序。主产于安徽、浙江、河南等地，四川、山东、河北等地亦产。9～11月花盛开时分批采收，阴干或焙干，或熏、蒸后晒干。药材按产地和加工方法不同，分为"亳菊""滁菊""贡菊""杭菊""怀菊"。

【性味归经】甘、苦，微寒。归肺、肝经。

【功效】散风清热，平肝明目，清热解毒。

【应用】

1. 用于风热感冒，温病初起。见发热、头痛、咳嗽等，常与桑叶、杏仁、连翘等同用，如桑菊饮。

2. 用于肝阳上亢，头痛眩晕。常与石决明、白芍、钩藤等同用。

3. 用于目赤肿痛，两目昏花。治肝经风热或肝火上攻所致目赤肿痛，常与桑叶、夏枯草等清肝热药同用；治肝肾精血不足所致两目昏花、视物不清，常与枸杞子、熟地黄、山茱萸等同用，如杞菊地黄丸。

【性能特点】本品辛香轻散，甘寒清润，苦寒清解，能升能降，泻中有补。入肺经，疏散风热而清利头目。入肝经，既能泻热益阴而清肝明目，又善平抑肝阳，治肝阳上亢、头痛眩晕。

【用量用法】5～10g，煎服或入丸、散剂。

蔓荆子

本品为马鞭草科植物单叶蔓荆 *Vitex trifolia* L.var.*simplicifolia* Cham. 或蔓荆 *Vitex trifolia* L. 的干燥成熟果实。主产于山东、浙江、江西、福建等地。秋季果实成熟时采收，除去杂质，晒干。生用或炒用。

【性味归经】辛、苦，微寒。归膀胱、肝、胃经。

【功效】疏散风热，清利头目。

【应用】

1. 用于风热感冒，头昏头痛，齿龈肿痛。治外感风热，头昏头痛，常与菊花、薄荷等同用；治偏头痛，常与菊花、防风、川芎等同用。

2. 用于目赤多泪，目暗不明，头晕目眩。治风热上扰所致者，常与菊花、蝉蜕、白蒺藜等同用。

【用量用法】5～10g，煎服。

柴 胡

本品为伞形科植物柴胡 *Bupleurum chinense* DC. 或狭叶柴胡 *Bupleurum scorzonerifolium* Willd. 的干燥根。按性状不同，分别习称"北柴胡"及"南柴胡"。北柴胡主产于河北、河南、辽宁、陕西等地；南柴胡主产于湖北、四川、安徽等地。春、秋二季采挖，除去茎叶及泥沙，干燥。切段，生用或醋炙用。

【性味归经】苦、辛，微寒。归肝、胆、肺经。

【功效】疏散退热，疏肝解郁，升举阳气。

【应用】

1. 用于感冒发热，寒热往来。本品善于疏散少阳半表半里之邪，为治邪在少阳、寒热往来、胸胁苦满、口苦、咽干、目眩之少阳证要药。常与黄芩等同用，如小柴胡汤。

2. 用于肝郁气滞，胸胁胀痛，月经不调。常与香附、川芎、白芍等同用。

3. 用于脱肛，子宫脱垂。治中气不足，气虚下陷所致者，常与人参、黄芪、升麻等同用，如补中益气汤。

【性能特点】本品苦辛微寒，芳香疏泄升散，主入肝、胆经，善散少阳半表半里之邪，和解退热，疏泄肝气郁结；同时，本品又能升发清阳之气而有升阳举陷之功。

【用量用法】3～10g，煎服。疏散退热宜生用，且用量宜稍重；疏肝解郁宜醋炙；升举阳气可生用或酒炙，用量均宜稍轻。

【使用注意】本品性升散，古人有"柴胡劫肝阴"之说，故肝阳上亢、肝风内动、阴虚火旺及气机上逆者忌用或慎用。

葛 根

本品为豆科植物野葛 *Pueraria lobata* (willd.) Ohwi 的干燥根。习称野葛。主产于浙江、四川、湖南、河南等地。秋、冬二季采挖，趁鲜切片或小块，干燥。生用或煨用。

【性味归经】甘、辛，凉。归脾、胃、肺经。

【功效】解肌退热，生津止渴，透疹，升阳止泻，通经活络，解酒毒。

【应用】

1. 用于外感发热头痛，项背强痛。无论风寒与风热，均可选用本品。

2. 用于热病口渴，阴虚消渴。治热病津伤口渴，常与芦根、天花粉、知母等清热生津止渴药同用；治消渴证属阴津不足者，常与天花粉、鲜地黄、麦冬等养阴清热生津药同用。

3. 用于麻疹不透。治麻疹初期，疹出不畅，常与升麻、蝉蜕等同用。

4. 用于热泄热痢，脾虚泄泻。治湿热泻痢，常与黄连、黄芩等清热燥湿解毒药同用，如葛根黄芩黄连汤；治脾虚泄泻，常与党参、白术、茯苓等补气健脾药同用。

此外，葛根能直接扩张血管，使外周阻力下降而有明显降压作用，能较好地缓解高血压患者的"项紧"症状，故临床常用治高血压病见颈项强痛者。另可解酒毒。

【性能特点】本品辛甘而凉，性善升散，功在脾胃。既长于疏散肌腠经络之邪气而解肌发表退热，为治项背强痛之要药；又善鼓舞脾胃清阳之气上行，具生津止渴、升阳止泻及透发疹毒之功。

【用量用法】10～15g，煎服或入丸、散剂。退热、生津、透疹宜生用，止泻宜煨用。

升 麻

本品为毛茛科植物大三叶升麻 Cimicifuga heracleifolia Kom.、兴安升麻 Cimicifuga dahurica（Turcz.）Maxim. 或升麻 Cimicifuga foetida L. 的干燥根茎。主产于辽宁、吉林、黑龙江，四川、青海、陕西等地亦产。秋季采挖，洗净泥土，晒至须根干时，燎去或除去须根，晒干。切片，生用或蜜炙用。

【性味归经】辛、微甘，微寒。归肺、脾、胃、大肠经。

【功效】发表透疹，清热解毒，升举阳气。

【应用】

1. 用于风热头痛，麻疹不透。治风热感冒、发热、头痛等，常与桑叶、菊花、薄荷等同用；治麻疹初期、疹发不畅时，常与葛根、甘草等同用。

2. 用于齿痛，口疮，咽喉肿痛，温毒发斑。本品为清热解毒之良药，可用治热毒所致多种病证。

3. 用于脱肛，子宫下垂，胃下垂，为升阳举陷要药。治气虚下陷所致者，常与黄芪、人参、柴胡等同用，如补中益气汤。

【用量用法】3～10g，煎服。发表透疹、清热解毒宜生用，升举阳气宜蜜炙用。

【使用注意】本品具升浮之性，凡阴虚火旺、肝阳上亢、气逆不降及麻疹已透者，均当忌用。

知 识 链 接

1. 葛根有解热、扩张皮肤血管、镇静、抗过敏、扩张冠状动脉、改善心脏功能、改善脑循环、抗缺氧及降血压等多种药理作用。

2.柴胡有解热、镇痛、镇静、镇咳、抗炎、抗菌、抗病毒、保肝利胆、降血脂及抗消化道溃疡等多种药理作用。

附：其他解表药（表6-1）

表6-1 其他解表药

分类	药名	性味归经	功效与应用	用量用法
发散风寒	西河柳	甘、辛，平 归心、肺、胃经	发表透疹，祛风除湿 用于麻疹不透，风湿痹痛	3～6g，煎服 外用适量，煎汤擦洗
发散风热	淡豆豉	苦、辛，凉 归肺、胃经	解表，除烦，宣发郁热 用于感冒，寒热头痛，烦躁胸闷，虚烦不眠	6～12g，煎服
	浮萍	辛，寒 归肺经	宣散风热，透疹，利尿 用于麻疹不透，风疹瘙痒，水肿尿少	3～9g，煎服 外用适量，煎汤浸洗
	木贼	甘、苦，平 归肺、肝经	疏散风热，明目退翳 用于风热目赤，迎风流泪，目生云翳	3～9g，煎服

📝 **考纲摘要**

1.解表药的含义、功效、适应范围与使用注意事项。

2.各类解表药的性能特点、功效与适应范围。

3.发散风寒药：麻黄、桂枝、紫苏叶、荆芥、防风、羌活、白芷、细辛的功效、应用、用法用量。

4.发散风热药：薄荷、牛蒡子、蝉蜕、桑叶、菊花、柴胡、葛根的功效、应用、用法用量。

复习思考

1.解表药的含义、功效、适应范围各是什么？

2.解表药分为哪几类？各适用于何种病证？

3. 鉴别下列各组药物功用的异同点：

麻黄与桂枝　荆芥、防风与白芷　薄荷与蝉蜕　柴胡与葛根

4. 叙述麻黄、薄荷的用量用法。

5. 治疗项背强痛的要药是什么？被称为"治风通用药"的药物是什么？

第七章

清热药

【学习目标】

掌握清热药的含义、功效、适应范围与使用注意事项；各类清热药的性能特点、功效与适应范围；功效相似药物应用的异同点；石膏、知母、天花粉、栀子、夏枯草、黄芩、黄连、黄柏、龙胆、金银花、连翘、大青叶、板蓝根、绵马贯众、蒲公英、鱼腥草、射干、败酱草、白头翁、地黄、玄参、牡丹皮、赤芍、青蒿、地骨皮的功效、应用、用量用法。

熟悉芦根、淡竹叶、决明子、莲子心、苦参、白鲜皮、穿心莲、青黛、紫花地丁、野菊花、重楼、土茯苓、大血藤、山豆根、马勃、马齿苋、鸦胆子、半边莲、白花蛇舌草、熊胆、白蔹、紫草、水牛角、白薇、银柴胡、胡黄连的功效、应用、用量用法。

了解忍冬藤、谷精草、密蒙花、青葙子、秦皮、拳参、漏芦、金果榄、锦灯笼、金荞麦、北豆根、木蝴蝶、山慈菇的功效、应用、用量用法。

凡以清解里热为主要功效的药物，称为清热药。

清热药性多寒凉，具有清热泻火、燥湿、凉血、解毒及清虚热等功效。主要适用于里热证，如外感热病，高热烦渴，痈肿疮毒，温病发斑及阴虚发热等。

由于里热证发病原因不同、病变阶段不同、体质强弱不同、邪正盛衰不同，故常表现有多种证型。针对里热证不同证型，并根据清热药的功效，可将其分为以下五类：清热泻火药、清热燥湿药、清热凉血药、清热解毒药、清虚热药。

使用清热药首先要辨明热证虚实。实热证有热在气分、热入营血、热极为毒及湿热之分，应分别予以清热泻火、清热凉血、清热解毒、清热燥湿；虚热证又有邪热伤阴、阴虚发热之异，则须清热养阴透热或滋阴退热除蒸。其次，还应根据兼证不同，灵活配伍相应药物。若兼表证者，治宜先解表后治里，或与解表药同用；气血两燔者，宜清热泻火药与清热凉血药同用；热盛者，则以泻火药与解毒药同用；如兼积滞者，则应配伍泻下药。

本类药物，其性寒凉，易伤脾胃，故脾胃虚弱，食少便溏者慎用；苦寒药易化燥伤阴，故热证伤阴及阴虚患者亦须慎用。对于阴盛格阳、真寒假热之证，禁用清热药。此外，使用本类药物应中病即止，不可过剂，以免克伐太过，损伤正气。

第一节　清热泻火药

凡以清泄气分热邪为主要功效，用以治疗各种气分实热病证的药物，称为清热泻火药。本类药物性味多属苦寒或甘寒，清热作用较强，以清解气分热邪为主要作用，适用于热病邪入气分所致的高热、汗出、烦渴、舌红苔黄、脉洪大有力者。此外，由于各种药物归经不同，还可分别用于肺热、胃热、心火、肝火等脏腑火热证。对于里热炽盛而正气亏虚者，宜适当配伍补虚药，以扶正祛邪。

石　膏

本品为硫酸盐类矿物硬石膏族石膏，主含含水硫酸钙（$CaSO_4 \cdot 2H_2O$）。分布极广，几乎全国各省区均有蕴藏。主产于湖北、甘肃、四川、安徽等地，以湖北应城产者最佳。全年可采。采挖后，除去泥沙及杂石，研细生用或煅用。

【性味归经】甘、辛，大寒。归肺、胃经。

【功效】生用：清热泻火，除烦止渴；煅用：收湿，生肌，敛疮，止血。

【应用】

1.用于温热病气分实热。见高热、烦渴、汗出、脉洪大有力。本品味辛甘而性大寒，性寒可清热泻火，辛寒可解肌透热，甘寒可清胃热、生津液、除烦渴，为清泻肺胃气分实热之要药。常与知母相须为用，以增强清热除烦之力，如白虎汤。

2.用于热邪犯肺所致的肺热咳喘证。见咳喘气逆、发热口渴、脉数。常与麻黄、杏仁等同用，如麻黄杏仁甘草石膏汤。

3.用于胃火牙痛，实热消渴。本品善清胃火，治胃火上攻之牙龈肿痛，常与黄连、升麻等同用，如清胃散；治胃热上蒸，津液耗伤之消渴，常与知母、生地黄、麦冬等同用，如玉女煎。

4.煅石膏可用于疮溃不敛，湿疹瘙痒，水火烫伤，外伤出血等证。本品火煅外用，有敛疮生肌、收湿、止血等功效。对于上述病证，既可单用，也常与青黛、黄连等同用。

【性能特点】本品生用味辛甘而性大寒。归肺、胃二经。辛能散能透，以解肌透热；寒能清能泻，以清热泻火；甘能生津止渴。故能外解肌肤之热，内清肺胃之火，且善生津止渴。可使邪热退而烦躁除，津液复而口渴止，为清泄肺胃气分实热之要药。主要用于温病气分热盛证及肺热咳喘、胃火牙痛等证。石膏煅用清热之力锐减而性善收敛，研末外敷，有收湿生肌敛疮之效，故为外科所常用。

【用量用法】15～60g，生石膏煎服，宜打碎先煎。煅石膏外用适量，研末撒敷患处。

【使用注意】脾胃虚寒及阴虚内热者忌用。

知 母

本品为百合科植物知母 *Anemarrhena asphodeloides* Bge. 的干燥根茎。主产于河北、山西及东北等地。春、秋二季采挖，除去须根与泥沙，晒干，习称"毛知母"。剥去外皮，晒干者，习称"知母肉"。切片，干燥，去毛屑入药，生用或盐水炙用。

【性味归经】苦、甘，寒。归肺、胃、肾经。

【功效】清热泄火，滋阴润燥。

【应用】

1. 用于温热病高热烦渴。本品甘寒质润，善清肺胃气分实热而生津止渴除烦，常与石膏相须为用，如白虎汤。

2. 用于肺热咳嗽及阴虚燥咳。本品主入肺经而长于泄肺热、润肺燥。用于肺热咳嗽、痰黄黏稠者，常与瓜蒌、贝母、黄芩等同用；用于阴虚燥咳、干咳少痰者，常与贝母同用。

3. 用于阴虚火旺所致骨蒸潮热、盗汗、心烦等证。本品滋肾阴，泻肾火而退骨蒸，故有滋阴降火之功。常与黄柏相须为用，并配入养阴药中，如知柏地黄丸。

4. 用于阴虚内热所致消渴证，常与天花粉、葛根等同用。

5. 用于阴虚肠燥便秘证，常与生地黄、玄参、麦冬等同用。

【性能特点】本品苦甘寒而质柔润，入肺、胃、肾三经。能上清肺热而滋阴，下滋肾阴而降火，中泻胃火而除烦渴。既能清热泻火以治实火，又能滋阴润燥以治虚火，尤以"清润"见长。可用治热病烦渴，肺热咳嗽，阴虚燥咳，骨蒸潮热，内热消渴等证。然寒润之性尤善润燥滑肠，故对阴虚便秘之证甚为适宜。

【用量用法】6～12g，煎服。

【使用注意】本品性寒质润，有滑肠之弊，故脾虚便溏者不宜。

芦 根

本品为禾本科植物芦苇 *Phragmites communis* Trin. 的新鲜或干燥根茎。全国各地均有分布。全年均可采挖，除去芽、须根及膜状叶。鲜用或晒干。

【性味归经】甘，寒。归肺、胃经。

【功效】清热泻火，生津止渴，除烦，止呕，利尿。

【应用】

1. 用于热病烦渴。本品甘寒质轻，既能清透肺胃气分实热，又能生津止渴除烦，且无恋邪之弊。治热病伤津，烦热口渴，舌燥少津者，常与麦冬、天花粉等同用。

2. 用于胃热呕逆。本品能清胃热而止呕逆，常与竹茹、姜汁等同用。

3. 用于肺热或风热咳嗽，肺痈吐脓。本品善清透肺热，祛痰排脓。用于肺热咳嗽，常与瓜蒌、贝母、黄芩等同用；用于风热咳嗽，常与桑叶、菊花、桔梗等同用，如桑菊饮；用于肺痈吐脓，常与薏苡仁、冬瓜仁等同用，如苇茎汤。

4. 用于热淋涩痛，小便短赤。常与白茅根、车前子等同用。

【用量用法】15～30g；鲜品用量加倍，或捣汁用。

【使用注意】脾胃虚寒者忌服。

天花粉

本品为葫芦科植物栝楼 *Trichosanthes kirilowii* Maxim. 或双边栝楼 *Trichosanthes rosthornii* Herms 的干燥根。全国南北各地均产。秋、冬二季采挖，洗净，除去外皮，切片。鲜用或干燥用。

【性味归经】甘、微苦，微寒。归肺、胃经。

【功效】清热泻火，生津止渴，消肿排脓。

【应用】

1. 用于热病伤津，心烦口渴及消渴证。本品既能清肺胃之热，又能生津止渴。治热病口渴，常与芦根、麦冬等同用；治阴虚内热，消渴多饮，常与葛根、山药等同用。

2. 用于燥热伤肺，干咳少痰，痰中带血等肺热燥咳证。本品能泻火以清肺热，生津以润肺燥，治肺热燥咳证，常与天冬、麦冬、生地黄等同用。

3. 用于疮疡肿毒。治疮疡初起，热毒炽盛，脓未成者，可使其消散；脓已成者，可溃疮排脓。常与金银花、白芷、穿山甲等同用，如仙方活命饮。

【性能特点】本品既能清肺胃之炽热，又善于滋阴生津，还可入血分，散结热，能清能补，是滋阴生津的要品。

【用量用法】10～15g，煎服。

【使用注意】孕妇慎用，不宜与川乌、制川乌、草乌、制草乌、附子药材同用。

栀　子

本品为茜草科植物栀子 *Gardenia jasminoides* Ellis 的干燥成熟果实。产于我国长江以南各省。9～11月果实成熟呈红黄色时采收。生用、炒焦或炒炭用。

【性味归经】苦，寒。归心、肺、三焦经。

【功效】泻火除烦，清热利湿，凉血解毒；外用消肿止痛，凉血止血（焦栀子）。

【应用】

1. 用于热病心烦。本品苦寒清降，能泻心火而除烦躁，为治热病心烦、躁扰不宁之要药，常与淡豆豉同用。

2. 用于肝胆湿热所致黄疸证。常与茵陈、大黄等同用，如茵陈蒿汤。

3. 用于湿热下注所致热淋或血淋证。常与木通、车前子、滑石等同用，如八正散。

4. 用于血热妄行所致吐血、衄血、尿血等。常与白茅根、生地黄、黄芩等同用。

5. 用于火毒疮疡，红肿热痛。常与金银花、连翘、蒲公英等同用。

6. 用于肝胆火热上攻所致目赤肿痛。

【性能特点】本品苦寒清降，入心、肺、三焦经。本品既能上清心肺之火而除烦躁，又能下泻三焦之火而利小便，故有泻火除烦、清利湿热之功，为治疗热病心烦、湿热黄疸、淋证之佳品；还能入心经，走血分，有凉血解毒之效，常用于血热吐衄及热毒疮疡等证。

【用量用法】6～10g，煎服。外用生品适量，研末调敷。栀子皮（果皮）偏于达表而去肌肤之热；栀子仁（种子）偏于走里而清内热。生栀子走气分而清热泻火；焦栀子入血分而凉血止血。

【使用注意】本品苦寒伤胃，脾虚便溏者不宜用。

夏枯草

本品为唇形科植物夏枯草 *Prunella vulgaris* L. 的干燥果穗。我国各地均产，主产于江苏、浙江、安徽、河南等地。夏季果穗呈棕红色时采收，除去杂质，晒干。生用。

【性味归经】辛、苦，寒。归肝、胆经。

【功效】清热泻火，明目，散结消肿。

【应用】

1. 用于肝火上炎所致目赤肿痛，头痛眩晕等证。常与菊花、决明子等同用。本品清肝明目之中略兼养肝之效，对于肝阴不足之目珠疼痛，至夜尤甚者，常与当归、枸杞子同用。

2. 用于痰火郁结所致瘰疬、瘿瘤。治瘰疬，常与浙贝母、玄参、牡蛎等同用；治瘿瘤，常与昆布、海蛤壳、海藻等同用。

此外，本品有清肝降压作用，现代常用于高血压病属肝热、阳亢之证者。

【性能特点】本品苦辛而寒，专入肝胆，主清泄散郁，略益血养肝。既善清肝火而明目，又善散郁结而消肿，为治肝阳眩晕、目珠夜痛及瘰疬肿结之要药。

【用量用法】9～15g，煎服。

【使用注意】脾胃虚弱者慎用。

淡竹叶

本品为禾本科植物淡竹叶 *Lophatherum gracile* Brongn. 的干燥茎叶。夏季未抽花穗前采割，晒干。

【性味归经】甘、淡，寒。归心、胃、小肠经。

【功效】清热泻火，除烦止渴，利尿通淋。

【应用】

1. 用于热病烦渴，口舌生疮，小便短赤，湿热黄疸等。上能清心火而除烦，下能利小便而渗湿。

2. 用于清心，可与黄连、生地黄、木通、甘草等配伍。

3. 用于渗利湿热，可与滑石、茵陈、通草等同用。

【用量用法】6～10g，煎服。

决明子

本品为豆科植物决明 *Cassia obtusifolia* L. 或小决明 *Cassia tora* L. 的干燥成熟种子。全国各地均有栽培，主产于安徽、广西、四川、浙江、广东等地，秋季采收成熟果实，晒干，打下种子。生用或炒用。

【性味归经】甘、苦、咸，微寒。归肝、大肠经。

【功效】清热明目，润肠通便。

【应用】

1. 用于肝热或风热所致目赤肿痛，羞明多泪。属肝热者，常与夏枯草、栀子等同用；属风热者，常与桑叶、菊花等同用。本品有益肝阴之功，配山茱萸、生地黄等药，可用治肝肾阴虚，视物昏花，目暗不明等。

2. 用于肝阳上亢所致头痛、眩晕。本品兼能平抑肝阳，常与菊花、钩藤、夏枯草等同用。

3. 用于肠燥便秘，常与火麻仁、瓜蒌仁等同用。

此外，本品有降低血清胆固醇与降血压功效，对于防治血管硬化与高血压病有一定疗效。

【用量用法】9～15g，煎服。

【使用注意】气虚便溏者不宜使用。

莲子心

本品为睡莲科植物莲 *Nelumbo nucifera* Gaertn. 的成熟种子中的干燥幼叶及胚根。取出，晒干。

【性味归经】苦，寒。归心、肾经。

【功效】清心安神，交通心肾，涩精止血。

【应用】

1. 用于热入心包，神昏谵语，心肾不交，失眠遗精，血热吐血。

2. 本品苦寒，有清心泻火之功，故对温热病的高热、神昏谵语及心火亢盛、烦躁不安等症，常与元参、麦冬等配合应用。

【用量用法】2～5g，煎服。

知识链接

1. 知母有解热、抗菌、抗炎、镇静、抗肿瘤、降血糖、抑制钠－钾－ATP酶、降低交感－肾上腺系统机能、抑制血小板聚集等多种药理作用。

2. 栀子有解热、抗菌、抗病毒、抗炎、镇静、镇痛、抑制中枢、降血压、保肝利胆、促进胰腺分泌、利尿、减少胃液分泌、泻下、止血、防治动脉粥样硬化等多种药理作用。

第二节　清热燥湿药

凡以清热燥湿为主要功效，用以治疗湿热证的药物，称为清热燥湿药。本类药物性味苦寒。苦能燥湿，寒能清热，故以清热燥湿为主要功效，并能泻火解毒。主要适用于湿热证及火毒证。由于湿热侵犯人体部位不同，临床表现各有所异。如湿热蕴结脾胃，则脘腹胀满、呕吐、泻痢；湿热蕴结肝胆，则见黄疸尿赤、胁肋胀痛、耳肿流脓；湿热壅滞大肠，可见泄泻痢疾、痔瘘肿痛；湿热下注，则见带下色黄，或热淋灼痛；湿热流注关节，则见关节红肿热痛；湿热浸淫肌肤，则见湿疹湿疮。

本类药物苦寒之力较甚，易伐胃伤阴，故用量一般不宜过大。凡脾胃虚弱和津伤阴亏者当慎用。必要时常与健脾或养阴药同用。用于治疗脏腑火毒证及疮疡肿毒时，常与清热泻火、清热解毒药配伍使用。

黄 芩

本品为唇形科植物黄芩 *Scutellaria baicalensis* Georgi 的干燥根。主产于河北、山西、内蒙古、河南、陕西等地。春、秋两季采挖，去除须根及泥沙，晒后撞去粗皮，蒸透或开水润透切片，晒干。生用、酒炙或炒炭用。

【性味归经】苦，寒。归肺、胆、脾、胃、大肠、小肠经。

【功效】清热燥湿，泻火解毒，止血，安胎。

【应用】

1. 用于湿热所致多种病证。治湿温发热、胸脘痞闷，常与滑石、白豆蔻、通草等同用；治湿热泻痢，常与葛根、黄连等同用，如葛根黄芩黄连汤；治湿热黄疸，常与茵陈、栀子等同用。

2. 用于肺热咳嗽，高热烦渴。常与桑白皮、知母、麦冬等同用。本品兼入少阳经，与柴胡同用，有和解少阳之功，善治少阳证，如小柴胡汤。

3. 用于火毒炽盛，迫血妄行所致吐血、衄血、便血、血崩等。常与生地黄、白茅根、三七等同用。

4. 用于火毒炽盛所致疮疡肿毒、咽喉肿痛。常与金银花、连翘、牛蒡子、板蓝根等同用。

5. 用于胎动不安。本品有清热安胎之功，治血热胎动不安，常与生地黄同用；治气虚血热胎动不安，常与白术同用；治肾虚有热胎动不安，常与熟地黄、续断、人参等同用。

【性能特点】本品性味苦寒，入肺、胆、脾、胃、大肠、小肠经。苦以燥湿，寒以清热，故以清热燥湿为专长，能祛肺、大肠、胆、胃等诸经之湿热。尤善清上焦之火而泄肺热，且有泻火解毒之效，常用于湿热、火毒所致多种病证。本品虽以清肺为主，但经巧妙配伍，又能清诸经之热。若得柴胡，清少阳以退寒热；得芍药，清大肠以治泻痢；得木通，导小肠以通热淋；得黄连，泻火毒以消痈疮；得桑白皮，清肺热以止咳嗽；得生地黄，清血热以安胎等。

【用量用法】3～10g，煎服。清热多生用，安胎多炒用，止血多炒炭用。清上焦热多酒炙用。黄芩又分枯芩与子芩。枯芩为生长年久的宿根，中空而枯，体轻主浮，善清上焦肺火；子芩为生长年少的子根，体实而坚，质重主降，善泻大肠湿热，治湿热泻痢腹痛。

【使用注意】本品苦寒伐胃，脾胃虚弱者不宜使用。

黄 连

本品为毛茛科植物黄连 *Coptis chinensis* Franch.、三角叶黄连 *Coptis deltoidea* C.Y.Cheng et Hsiao 或云连 *Coptis teeta* Wall. 的干燥根茎。以上三种分别可称为"味连""雅连""云

连"。多系栽培，主产于四川、云南、湖北。秋季采挖，除去须根及泥沙，干燥，撞去残留须根。生用或清炒、姜汁炙、酒炙、吴茱萸水炙用。

【性味归经】苦，寒。归心、脾、胃、肝、胆、大肠经。

【功效】清热燥湿，泻火解毒。

【应用】

1. 用于肠胃湿热所致泻痢腹痛。本品大苦大寒，清热燥湿之力胜于黄芩，尤长于清脾胃大肠湿热，为治疗湿热泻痢之要药。若湿热泻痢，腹痛里急，常与木香同用，如香连丸；若湿热痢疾，下痢脓血，常与当归、肉桂、白芍、木香等同用，如芍药汤。

2. 用于脏腑火毒证。本品泻火解毒，尤善泻心胃火毒。治心火亢盛，烦躁不眠，常与朱砂、生地黄、当归等同用，如朱砂安神丸；治热毒炽盛，神昏谵语，常与黄芩、黄柏、栀子同用，如黄连解毒汤；治胃火炽盛，消谷善饥之消渴，常与麦冬同用，如消渴丸；治胃火上攻，牙痛龈肿，常与生地黄、升麻、牡丹皮等同用，如清胃散；治肝火犯胃，胁肋胀痛，呕吐吞酸，常与吴茱萸同用，如左金丸。

3. 用于痈疽疔毒，皮肤湿疹、湿疮，耳道流脓。常与黄芩、栀子、连翘等泻火解毒药同用。

【性能特点】本品大苦大寒。苦能燥湿，寒能清热，故以清热燥湿、泻火解毒为主要功效，为祛湿热、泻火毒之要药。尤以除中焦湿热，泻心胃火毒见长，为治疗中焦湿热、心胃火盛所致多种病证的必备佳品。本品既善泻心火，又善解热毒，亦为治疗火毒蕴结肌肤之痈疽疔毒的常用药物。

【用量用法】2～5g，煎服。外用适量。本品除生用外，还有酒炙、姜汁炙、吴茱萸水炙等不同炮制品，功效各有区别。酒黄连善清上焦火热；姜黄连善清胃止呕；萸黄连善疏肝和胃止呕。

【使用注意】本品大苦大寒，过服久服易伤脾胃，脾胃虚寒者忌用；苦燥易伤阴津，阴虚津伤者慎用。

黄 柏

本品为芸香科植物黄皮树 *Phellodendron chinense* Schneid. 的干燥树皮。习称"川黄柏"。主产于四川、贵州、湖北、云南等地。清明之后剥取树皮，刮去粗皮，晒干压平，润透，切片或切丝。生用或盐水炙、炒炭用。

【性味归经】苦，寒。归肾、膀胱经。

【功效】清热燥湿，泻火除蒸，解毒疗疮。

【应用】

1. 用于湿热所致多种病证。本品苦寒沉降，清热燥湿，善祛下焦湿热。治湿热泻痢，常与白头翁、黄连、秦皮同用，如白头翁汤；治湿热黄疸，常与栀子同用，如栀子柏皮汤；治湿热带下，常与山药、芡实、车前子等同用；治湿热淋证，常与车前子、木通、滑石等同用；治湿热下注之脚气肿痛、痿证，常与苍术、牛膝同用，如三妙丸。

2. 用于阴虚发热，骨蒸盗汗，遗精。常与知母、熟地黄、山茱萸等滋阴降火药同用，如知柏地黄丸。

3. 用于热毒疮疡，湿疹湿疮。

【性能特点】本品苦寒清降，入肾、膀胱、大肠经。长于清下焦湿热，泻肾中虚火。故为治疗湿热所致泻痢、黄疸、带下、热淋、脚气等下焦疾患，以及肾阴亏虚，骨蒸劳热之要药。此外，本品既能清湿热，又能泻火毒而善疗疮，故亦是治热毒疮疡、湿疹湿疮的常用之品。

【用量用法】3～12g，煎服。外用适量。清热燥湿解毒多生用；泻火除蒸退热多盐水炙用。

【使用注意】本品苦寒伐胃，脾胃虚寒者忌用。

龙　胆

本品为龙胆科植物条叶龙胆 *Gentiana manshurica* Kitag.、龙胆 *Gentiana scabra* Bge.、三花龙胆 *Gentiana triflora* Pall. 或坚龙胆 *Gentiana rigescens* Franch. 的干燥根及根茎。前三种习称"龙胆"，后一种习称"坚龙胆"。全国各地均有分布。以东北产量最大，故习称"关龙胆"。春、秋二季采挖，洗净，晒干，切段。生用。

【性味归经】苦，寒。归肝、胆经。

【功效】清热燥湿，泻肝胆火。

【应用】

1. 用于湿热黄疸，带下，阴肿阴痒及湿疹。本品大苦大寒，清热燥湿之中，尤善祛下焦湿热。治湿热黄疸，常与茵陈、栀子、黄柏等同用；治湿热下注之阴肿阴痒、女子带下黄稠、男子阴囊肿痛、湿疹瘙痒等，常与黄柏、苦参、车前子等同用。

2. 用于肝火头痛，目赤耳聋，胁痛，口苦。常与柴胡、黄芩、栀子等同用，如龙胆泻肝汤。

3. 用于肝经热盛、热极动风所致高热惊风抽搐证。常与牛黄、钩藤、黄连等同用。

【性能特点】本品大苦大寒，性善沉降，主泻肝胆之实火，又能清利肝胆及下焦湿热。

【用量用法】3～6g，煎服。

【使用注意】脾胃虚寒者忌用，阴虚津伤者慎用。

苦 参

本品为豆科植物苦参 *Sophora flavescens* Ait. 的干燥根。我国各地均产。春、秋二季采挖，除去根头及小支根，洗净，干燥，或趁鲜切片，干燥。生用。

【性味归经】苦，寒。归心、肝、胃、大肠、膀胱经。

【功效】清热燥湿，杀虫，利尿。

【应用】

1.用于湿热所致黄疸、泻痢、带下、阴痒湿疹。治湿热黄疸，常与茵陈、栀子等同用；治湿热泻痢，可单用，也常与木香等同用；治湿热带下、阴肿阴痒及湿疹，常与黄柏、蛇床子等同用，内服外用均可。

2.用于皮肤瘙痒，脓疱疮，疥癣麻风。内服外洗均可。

3.用于湿热蕴结，小便不利，灼热涩痛之证。常与石韦、车前子、栀子等同用。

【用量用法】4.5～9g，煎服。外用适量。

【使用注意】脾胃虚寒者忌用。反藜芦。

白鲜皮

本品为芸香科植物白鲜 *Dictamnus dasycarpus* Turcz. 的干燥根皮。主产于辽宁、河北、四川、江苏等地。春、秋二季采挖根部，除去泥沙及粗皮，剥取根皮，干燥。

【性味归经】苦，寒。归脾、胃、膀胱经。

【功效】清热燥湿，祛风解毒。

【应用】

1.用于湿热疮毒、风疹疥癣、皮肤瘙痒。常与苦参、蝉蜕、荆芥、防风、地肤子同用，也可与苦参、黄柏、蛇床子、川椒煎汤熏洗。

2.用于湿热黄疸及湿热痹痛。

【用量用法】5～10g，煎服。外用适量，煎汤洗或研粉敷。

知识链接

1.黄芩有解热、抗菌、抗病毒、抗炎、促进细胞免疫、抗过敏、降血脂、护肝、利胆、利尿、镇静、降血压、抗凝血、抗血栓形成、抗氧化、抗肿瘤等多种药理作用。

2.黄连有解热、抗菌、抗病毒、抗原虫、抗炎、抗过敏、促进免疫功能、抗肿瘤、抗心律失常和心肌缺血、降血压、抑制胃肠平滑肌、抗溃疡、利胆、降血

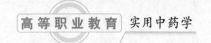

糖、抑制血小板聚集、抑制中枢等多种药理作用。

第三节 清热解毒药

凡以清热解毒为主要功效，用以治疗热毒病证的药物，称为清热解毒药。本类药物其性寒凉，清热之中更善解毒，以清解火热邪毒见长。主要适用于疮疡肿毒、丹毒、瘟毒发斑、痄腮、咽喉肿痛、热毒下痢、虫蛇咬伤、癌肿及其他热毒病证等。在临床应用时，既要根据各种证候及兼证不同，有针对性地选择药物，还要进行合理配伍。如热毒深陷血分，应配伍清热凉血药；火热炽盛者，应配伍清热泻火药；夹有湿邪者，应配伍利湿、化湿、燥湿药；疮痈肿毒、咽喉肿痛者，应配伍活血消肿及软坚散结药；热毒血痢、里急后重者，应配伍活血行气药等。

本类药物性寒凉，易伤脾胃，宜中病即止，不可过服。

金银花

本品为忍冬科植物忍冬 *Lonicera japonica* Thunb. 的干燥花蕾或初开的花。我国南北各地均有分布。夏初花开放前采收，阴干。生用，炒用或制成露剂使用。

【性味归经】甘，寒。归肺、心、胃经。

【功效】清热解毒，疏散风热。

【应用】

1.用于热毒所致痈肿疔疮。本品甘寒，清热解毒，散痈消肿，为治疗一切阳证痈肿疔疮之要药。治疗痈疮初起，红肿热痛者，可单用本品煎服，并用药渣外敷患处，亦常与皂角刺、穿山甲、白芷等同用，如仙方活命饮；治疗疔疮肿毒，红肿热痛，坚硬根深，常与紫花地丁、蒲公英、野菊花同用，如五味消毒饮；治疗肠痈腹痛，常与当归、地榆、黄芩同用；治疗肺痈咳吐脓血，常与鱼腥草、芦根、桃仁同用。

2.用于外感风热，温病初起，见发热、微恶风寒、头痛、口渴、咳嗽、咽喉肿痛、脉浮数。本品甘寒，芳香疏散，解毒之中有透热达表之效，常与连翘、薄荷、牛蒡子等同用，以清热解毒，疏散风热，如银翘散。

3.用于热毒血痢。常与黄芩、黄连、白头翁等同用。

【性能特点】本品性味甘寒，芳香疏散，既能清里热而解热毒，又能透肌表而散邪热。对于各种阳证痈肿疔疮及温病初起，邪在卫分，或邪热内陷营血者，皆为常用之药。炒炭则入血分，有凉血止痢之能，亦为治疗热毒血痢之佳品。

【用量用法】6～15g，煎服。疏散风热、清热解毒宜生用；凉血止痢宜炒炭用。

【使用注意】脾胃虚寒及气虚疮疡脓清者忌用。

附：忍冬藤

本品为忍冬的干燥茎枝。性味甘，寒。归肺、胃经。功能清热解毒，疏风通络。用于温病发热，热毒血痢，疮痈肿毒，风湿热痹，关节红肿热痛。用量 9～30g，煎服。

连　翘

本品为木犀科植物连翘 *Forsythia suspensa*（Thunb.）Vahl 的干燥果实。产于我国东北、华北、长江流域至云南。野生家种均有。秋季果实初熟尚带绿色时采收，除去杂质，蒸熟，晒干，习称"青翘"；果实熟透时采收，晒干，除去杂质，习称"老翘"。青翘采收后即蒸熟晒干，筛取籽实作"连翘心"用。生用。

【性味归经】苦，微寒。归肺、心、小肠经。

【功效】清热解毒，消肿散结，疏散风热。

【应用】

1.用于痈肿疮毒，瘰疬痰核。本品苦寒，主入心经，既能清心火，解疮毒，又能消肿散结。治痈肿疮毒，常与金银花、蒲公英、野菊花等同用；治瘰疬痰核，常与夏枯草、浙贝母、玄参、牡蛎等同用。

2.用于温病初起。见头痛发热、口渴咽痛等，常与金银花、薄荷、牛蒡子等同用，如银翘散。本品又能透热转气，对于温病热入营分，常与水牛角、生地黄、金银花、竹叶等同用，如清营汤。

此外，本品苦寒通降，兼有清心利尿之功。用于热淋涩痛，常与竹叶、木通、白茅根等利水通淋药同用。

【性能特点】本品苦寒，主入心经。苦能泻火，寒能清热，故能清心火，解疮毒；又能散气血，疏凝聚，更有消痈散结之功，故有"疮家圣药"之称，为阳证疮痈之首选。本品又气寒质轻，其性升浮，内以清热解毒，外以疏散风热，故有"内清外透"之妙。为治疗温病初起，头痛发热，口渴咽痛所常用。

【用量用法】6～15g，煎服。

【使用注意】脾胃虚寒及气虚疮疡脓清者不宜用。

穿心莲

本品为爵床科植物穿心莲 *Andrographis paniculata*（Burm.f.）Nees 的干燥地上部分。主产于华南、华东及西南等地。秋初茎叶茂盛时采割，除去杂质，洗净，切段，晒干生用或鲜用。

【性味归经】苦，寒。归心、肺、大肠、膀胱经。

【功效】清热解毒，凉血，消肿。

【应用】

1. 用于温病初起，发热头痛。常与金银花、连翘、薄荷等同用。

2. 用于肺经火热诸证。本品苦寒降泄，主入肺经，善清肺经火热邪毒，故凡肺经火热诸证皆可应用。治肺热咳喘，常与黄芩、桑白皮、地骨皮等同用；治肺痈咳吐脓痰，常与鱼腥草、桔梗、冬瓜仁等同用；治咽喉肿痛，常与玄参、牛蒡子、板蓝根等同用。

3. 用于湿热所致泻痢、热淋、湿疹。治湿热泻痢，可单用或与马齿苋、黄连等同用；治湿热淋证，常与车前子、白茅根、黄柏等同用；治湿疹瘙痒，可以本品为末，甘油调涂患处。

4. 用于痈肿疮毒，蛇虫咬伤。可单用或与金银花、野菊花、蚤休等同用，并用鲜品捣烂外敷。

【用量用法】6～9g，煎服。煎剂易致呕吐，故多作丸、散、片剂。外用适量。

【使用注意】脾胃虚寒者不宜。

大青叶

本品为十字花科植物菘蓝 *Isatis indigotica* Fort. 的干燥叶。主产于江苏、安徽、河北、河南、浙江等地。冬季栽培，夏、秋二季分2～3次采收，除去杂质，鲜用或晒干，生用。

【性味归经】苦，寒。归心、胃经。

【功效】清热解毒，凉血消斑。

【应用】

1. 用于温热病热入营血。见发斑、神昏、壮热、烦躁等，常与水牛角、玄参、栀子等同用。本品还可治温病初起，发热头痛，口渴咽痛，常与金银花、连翘、牛蒡子等同用。

2. 用于热毒所致丹毒、痄腮、痈肿、口疮、咽喉肿痛。本品苦寒，既能清心胃实火，又善解瘟疫时毒，有解毒利咽之效。可单独应用，或与其他清热解毒药同用。

【性能特点】本品能清热凉血，兼行肌表，为解毒凉血散热要药，用于外感热病及心胃火毒炽盛者，内服外敷皆可。

【用量用法】9～15g，鲜品30～60g，煎服。外用适量。

【使用注意】脾胃虚寒者忌用。

板蓝根

本品为十字花科植物菘蓝 *Isatis indigotica* Fort. 的干燥根。主产于江苏、安徽、河北、河南、浙江等地。秋季采挖，除去泥沙，晒干。切片，生用。

【性味归经】苦，寒。归心、胃经。

【功效】清热解毒，凉血利咽。

【应用】

1. 用于温病初起，咽喉肿痛。可单味使用，或与金银花、连翘、荆芥等同用。

2. 用于多种瘟疫热毒之证。治温毒发斑，舌绛紫暗，常与生地黄、紫草、黄芩等同用；治丹毒、痄腮、大头瘟疫、头面红肿、咽喉不利，常与玄参、连翘、牛蒡子等同用，如普济消毒饮。

【性能特点】本品苦寒，归心、胃二经。善于清解实热火毒，更以利咽散结，凉血消肿见长，故为治疗温病初起、咽喉肿痛及温毒发斑、痄腮、丹毒、痈肿疮毒、大头瘟疫等多种瘟疫热毒之佳品。

【用量用法】9～15g，煎服。

【使用注意】脾胃虚寒者忌用。

青　黛

本品为爵床科植物马蓝 *Baphicacanthus cusia*（Nees）Bremek.、蓼科植物蓼蓝 *Polygonum tinctorium* Ait. 或十字花科植物菘蓝 *Isatis indigotica* Fort. 的叶或茎叶经加工制得的干燥粉末、团块或颗粒。主产于浙江、江苏、安徽、河北等地。秋季采收以上植物的落叶，加水浸泡，至叶腐烂，叶落脱皮时，捞去落叶，加适量石灰乳，充分搅拌至浸液由乌绿色转为深红色时，捞取液面泡沫，晒干而成。研细用。

【性味归经】咸，寒。归肝经。

【功效】清热解毒，凉血消斑，泻火定惊。

【应用】

1. 用于温毒发斑，血热吐衄。本品寒能清热，咸以入血，故有清热解毒、凉血消斑之效。治温毒发斑，常与生地黄、石膏、栀子等同用；治血热吐衄，常与生地黄、牡丹皮、白茅根等同用。

2. 用于痄腮喉痹，火毒疮疡。治痄腮喉痹，可单用本品或配冰片调敷，或与黄芩、板蓝根、玄参同用；治火毒疮疡，常与蒲公英、紫花地丁、金银花等解毒消疮药同用。

3. 用于肝火犯肺所致咳嗽胸痛、痰中带血。常与瓜蒌仁、栀子等同用，如咳血方。

4. 用于小儿惊风抽搐。常与钩藤、牛黄等同用。

【用量用法】1～3g，宜入丸、散剂用。外用适量。

【使用注意】胃寒者慎用。

绵马贯众

本品为鳞毛蕨科植物粗茎鳞毛蕨 *Dryopteris crassirhizoma* Nakai 的干燥根茎及叶柄残基。主产于黑龙江、吉林、辽宁等地。秋季采挖，削去叶柄、须根，除去泥沙，晒干。切片生用或炒炭用。

【性味归经】苦，微寒；有小毒。归肝、胃经。

【功效】清热解毒，驱虫。

【应用】

1. 用于风热感冒，温毒发斑。本品既能清气分之实热，又能解血分之热毒，凡温热火毒所致之证皆可用之。用于防治风热感冒，常与桑叶、金银花等同用；治温毒发斑、痄腮、麻疹等，常与板蓝根、大青叶、紫草等同用。

2. 用于血热出血。治血热衄血者，可单味药研末调服；治血热吐血、便血，常与侧柏叶、白茅根等同用；治血热崩漏，常与五灵脂同用。

3. 用于绦虫、钩虫、蛲虫、蛔虫等多种寄生虫病。常与驱虫药配伍使用。

【性能特点】本品苦，微寒，善长解毒，除蕴热湿秽之疾。又能止血，用于血热出血。并可用于杀虫。

【用量用法】4.5～9g，煎服。杀虫及清热解毒宜生用；止血宜炒炭用。外用适量。

【使用注意】本品有毒，用量不宜过大。脾胃虚寒者及孕妇慎用。

蒲公英

本品为菊科植物蒲公英 *Taraxacum mongolicum* Hand.–Mazz.、碱地蒲公英 *Taraxacum sinicum* Kitag. 或同属数种植物的干燥全草。全国各地均有分布。春至秋季花初开时采挖，除去杂质，洗净，晒干。鲜用或生用。

【性味归经】苦、甘，寒。归肝、胃经。

【功效】清热解毒，消肿散结，利湿通淋。

【应用】

1. 用于热毒所致内外痈疡诸证。本品苦寒降泄，清热解毒之中兼散滞气，有清热解毒、消痈散结之效，又为治疗乳痈之要药。治乳痈肿痛者，既可单用本品浓煎内服；又可用鲜品捣汁内服，渣敷患处；还常与全瓜蒌、金银花、牛蒡子等同用。治痈肿疔毒，常与野菊花、紫花地丁、金银花等同用，如五味消毒饮；治肠痈腹痛，常与大黄、牡丹皮、桃仁等同用；治肺痈吐脓，常与鱼腥草、冬瓜仁、芦根等同用。

2. 用于湿热所致热淋及黄疸。治热淋涩痛，常与白茅根、金钱草、车前子等同用；治湿热黄疸，常与茵陈、栀子、大黄等同用。

此外，本品还有清肝明目的作用，治肝火上炎所致目赤肿痛。可单用取汁点眼，或浓煎内服；亦常与菊花、夏枯草、黄芩等配伍应用。

【性能特点】本品味苦、甘而性寒，归肺、胃经。苦散滞气，甘以解毒，寒能清热，故为清热解毒、消痈散结之佳品，主治内外热毒疮痈诸证。并能解毒消痈，为治疗乳痈之要药。还能清利湿热，利尿通淋，亦为"通淋妙品"。

【用量用法】10～15g，煎服。外用鲜品适量，捣敷或煎汤熏洗患处。

【使用注意】用量过大，可致缓泻。

紫花地丁

本品为堇菜科植物紫花地丁 *Viola yedoensis* Makino 的干燥全草。主产于我国长江下游南部各省。春、秋二季采收，除去杂质，晒干。

【性味归经】苦、辛，寒。归心、肝经。

【功效】清热解毒，凉血消肿。

【应用】

1. 用于各种痈疮肿毒及目赤肿痛等，尤宜于疗疮与丹毒。常与金银花、蒲公英、野菊花等清热解毒药同用。

2. 用于毒蛇咬伤。可用鲜品与雄黄少许，捣烂外敷。

【用量用法】15～30g，煎服。外用鲜品适量，捣汁敷患处。

野菊花

本品为菊科植物野菊 *Chrysanthemum indicum* L. 的干燥头状花序。全国各地均有分布，主产于江苏、四川、安徽、广东、山东等地。秋、冬二季花初开放时采摘，晒干或蒸后干燥。

【性味归经】苦、辛，微寒。归肝、心经。

【功效】清热解毒，泻火平肝。

【应用】

1. 用于热毒蕴结所致痈疽疔疖，咽喉肿痛。本品泻火解毒、利咽消肿力盛，为治外科疔痈之良药。常与蒲公英、紫花地丁、金银花等同用，如五味消毒饮。

2. 用于风火上攻所致目赤肿痛。常与金银花、密蒙花、夏枯草等同用。

此外，本品内服并煎汤外洗也可治湿疹、湿疮、风疹瘙痒等。

【用量用法】9～15g，煎服。外用适量，煎汤外洗或制膏外涂。

重　楼

本品为百合科植物云南重楼 *Paris polyphylla* Smith var. *yunnanensis*（Franch.）Hand.-

Mazz. 或七叶一枝花 *Paris polyphylla* Smith var. *chinensis*（Franch.）Hara 的干燥根茎。主产于云南、四川、广西、陕西等地。秋季采挖，除去须根，洗净，晒干。

【性味归经】苦，微寒；有小毒。归肝经。

【功效】清热解毒，消肿止痛，凉肝定惊。

【应用】

1. 用于痈肿疔疮，咽喉肿痛，毒蛇咬伤。用治痈肿疔毒，可单用为末，醋调外敷，亦可与黄连、赤芍、金银花等同用；用治咽喉肿痛，痄腮，喉痹，常与牛蒡子、连翘、板蓝根等同用。

2. 用于惊风抽搐。可单用本品研末冲服，或与钩藤、菊花、蝉蜕等同用。

3. 用于跌打损伤。可单用研末冲服，治疗外伤出血，跌打损伤，瘀血肿痛，也可与三七、血竭、自然铜等同用。

【用量用法】3～9g，煎服。外用适量，研末调敷。

土茯苓

本品为百合科植物光叶菝葜 *Smilax glabra* Roxb. 的干燥根茎。长江流域及南部各省均有分布。夏、秋二季采挖，除去须根，洗净，干燥；或趁鲜切成薄片，干燥。生用。

【性味归经】甘、淡，平。归肝、胃经。

【功效】解毒，除湿，通利关节。

【应用】

1. 用于湿热所致杨梅毒疮，肢体拘挛。本品能解毒利湿，通利关节，又解汞毒，故对梅毒或因梅毒服汞剂中毒而致肢体拘挛、筋骨疼痛者疗效尤佳，为治梅毒之要药。治梅毒，可单味用水煎服，也常与金银花、白鲜皮、威灵仙、甘草同用；若治汞中毒而致肢体拘挛，常与薏苡仁、防风、木瓜等同用。

2. 用于湿热所致热淋，带下，湿疹瘙痒。治热淋，常与木通、萹蓄、蒲公英、车前子同用；治阴痒带下，常与苍术、黄柏、苦参同用；治湿疹瘙痒，常与生地黄、赤芍、地肤子、白鲜皮、茵陈等同用。

【用量用法】15～60g，煎服。

鱼腥草

本品为三白草科植物蕺菜 *Houttuynia cordata* Thunb. 的新鲜全草或干燥地上部分。分布于长江流域以南各省。鲜品全年均可采割；干品夏季茎叶茂盛花穗多时采割，除去杂质，洗净，晒干。生用。

【性味归经】辛，微寒。归肺经。

【功效】清热解毒，消痈排脓，利尿通淋。

【应用】

1. 用于肺痈吐脓，肺热咳嗽。本品有清热解毒、消痈排脓之效，为治疗肺痈之要药。治痰热壅肺，胸痛，咳吐脓血，常与桔梗、芦根、瓜蒌等同用；治肺热咳嗽，痰黄气急，常与黄芩、知母、贝母等同用。

2. 用于热毒疮痈。为外痈疮毒常用之品，既可单用鲜品捣烂外敷，也常与野菊花、蒲公英、金银花相伍，煎汤内服。

3. 用于湿热下注所致淋证。常与车前子、白茅根、海金沙等同用。

此外，本品还能清热止痢，用治湿热泻痢。

【性能特点】本品味辛性寒，寒能泄降，辛以散结，主入肺经，以清解肺热见长，有清热解毒，消痈排脓之效，既为肺痈之要药，亦为外痈疮毒之佳品。本品还有清热除湿、利水通淋之效，可用于湿热淋证。

【用量用法】15～25g，煎服，不宜久煎。鲜品用量加倍，水煎或捣汁服。外用适量，捣敷或煎汤熏洗患处。

大血藤

本品为木通科植物大血藤 *Sargentodoxa cuneata*（Oliv.）Rehd.et Wils. 的干燥藤茎。秋、冬二季采收，除去侧枝，截段，干燥。

【性味归经】苦，平。归大肠、肝经。

【功效】清热解毒，活血，祛风止痛。

【应用】用于肠痈腹痛，热毒疮疡，经闭，痛经，跌扑肿痛，风湿痹痛。

【用量用法】9～15g，煎服。

射 干

本品为鸢尾科植物射干 *Belamcanda chinensis*（L.）DC. 的干燥根茎。主产于湖北、河南、江苏、安徽等地。春初刚发芽或秋末茎叶枯萎时采挖。除去须根及泥沙，洗净，晒干。切片，生用。

【性味归经】苦，寒。归肺经。

【功效】清热解毒，消痰，利咽。

【应用】

1. 用于咽喉肿痛。对于热毒痰火郁结所致咽喉肿痛者尤为适宜，常与黄芩、桔梗、甘草等同用。若治外感风热，咽痛音哑，常与荆芥、连翘、牛蒡子等同用。

2. 用于痰盛咳喘。无论寒热痰喘均可应用。肺热咳喘，痰多色黄者，常与桑白皮、马兜铃、桔梗等清热化痰药同用；寒痰咳喘，痰多清稀者，常与麻黄、细辛、生姜、半夏等温肺化痰药同用，如射干麻黄汤。

【性能特点】本品苦寒降泄，清热解毒，专入肺经，以清肺泻火见长。且善利咽消肿，为治咽喉肿痛之要药，尤以热毒痰火郁结所致咽喉肿痛更为适宜。本品又能降气消痰，止咳平喘，为治痰盛咳喘之佳品，且无论寒热痰喘均可应用。

【用量用法】3～10g，煎服。

【使用注意】脾虚便溏者不宜使用。孕妇禁用或慎用。

败酱草

本品为败酱草科植物黄花败酱 *Patrinia scabiosaefolia* Fisch. 、白花败酱 *Patrinia villosa* Juss. 的干燥全草。主产于长江下游各省。夏、秋二季采挖，洗净，晒干，切碎用。

【性味归经】辛、苦，微寒。归胃、大肠、肝经。

【功效】清热解毒，消痈排脓，祛瘀止痛。

【应用】

1. 用于肠痈，肺痈吐脓，痈肿疮毒。为治肠痈的要药。

2. 用于血瘀所致胸腹疼痛，产后瘀阻腹痛。

【性能特点】本品辛苦微寒，清解行散，既入胃与大肠经，又入肝经血分。主清热解毒、消痈排脓，兼祛瘀止痛。主治肠痈腹痛，兼治血瘀胸腹疼痛。

【用量用法】6～15g，或入丸、散，煎服。外用适量。

【使用注意】本品易伤脾胃，故脾虚食少便溏者忌服。

山豆根

本品为豆科植物越南槐 *Sophora tonkinensis* Gapnep. 的干燥根及根茎。主产于广西、广东、江西、贵州等地。秋季采挖。除去杂质，洗净，干燥。切片生用。

【性味归经】苦，寒；有毒。归肺、胃经。

【功效】清热解毒，利咽消肿。

【应用】

1. 用于热毒蕴结，咽喉肿痛。本品大苦大寒，功能清热解毒，利咽消肿，为治咽喉肿痛之要药。凡热毒蕴结之咽喉肿痛均可用之。轻者可单用本品水煎服或含漱；重者常与玄参、射干、板蓝根等同用。

2. 用于胃火上炎所致牙龈肿痛、口舌生疮。可单用煎汤漱口，或与石膏、黄连、升麻、牡丹皮等同用。

此外，本品还可用于湿热黄疸，肺热咳嗽，痈肿疮毒等。

【用量用法】3～6g，煎服。外用适量。

【使用注意】本品苦寒有毒，过量服用易引起呕吐、腹泻、胸闷、心悸等，故用量不宜过大。脾胃虚寒者慎用。

马 勃

本品为灰包科真菌脱皮马勃 *Lasiosphaera fenzlii* Reich.、大马勃 *Calvatia gigantea*（Batsch ex Pers.）Lloyd 或紫色马勃 *Calvatia lilacina*（Mont. et Berk.）Lloyd 的干燥子实体。脱皮马勃主产于辽宁、江苏、安徽等地；大马勃主产于青海、内蒙古、河北等地；紫色马勃主产于广西、广东、湖北、江苏等地。夏、秋二季子实体成熟时及时采收，除去泥沙，干燥。

【性味归经】辛，平。归肺经。

【功效】清肺利咽，止血。

【应用】

1.用于风热郁肺咽痛，咳嗽，音哑。

2.用于外治鼻衄，创伤出血。

【用量用法】2～6g，煎服。外用适量，敷患处。

白头翁

本品为毛茛科植物白头翁 *Pulsatilla chinensis*（Bge.）Regel 的干燥根。主产于我国东北、内蒙古及华北等地。春、秋二季采挖，除去叶及残留的花茎和须根，保留根头白绒毛，晒干。切薄片，生用。

【性味归经】苦，寒。归胃、大肠经。

【功效】清热解毒，凉血止痢。

【应用】

1.用于热毒血痢。为治热毒血痢之良药，可单用；或与黄连、黄柏、秦皮同用，如白头翁汤。

2.用于热毒所致疮痈肿毒、痄腮、瘰疬等。常与蒲公英、连翘等同用，以清热解毒，消痈散结。

此外，本品与秦皮等同用，煎汤外洗，可治疗阴痒（滴虫性阴道炎）。

【性能特点】本品苦寒降泄，入胃、大肠二经。能清热解毒，凉血止痢，尤善清胃肠湿热及血分热毒，故为治热毒血痢之良药。现代常用于细菌性痢疾和阿米巴痢疾，尤以治疗后者为擅长。

【用量用法】9～15g，鲜品15～30g，煎服。外用适量。

【使用注意】虚寒泻痢者忌服。

马齿苋

本品为马齿苋科植物马齿苋 *Portulaca oleracea* L. 的干燥地上部分。我国南北各地均产。夏、秋二季采收，除去残根及杂质，洗净，略蒸或烫后晒干。

【性味归经】酸，寒。归肝、大肠经。

【功效】清热解毒，凉血止血，止痢。

【应用】用于热毒血痢，痈肿疔疮，湿疹，丹毒，蛇虫咬伤，便血，痔血，崩漏下血。

【用量用法】9～15g，鲜品30～60g，煎服。外用适量捣敷患处。

鸦胆子

本品为苦木科植物鸦胆子 *Brucea javanica*（L.）Merr. 的干燥成熟果实。秋季果实成熟时采收，除去杂质，晒干。

【性味归经】苦，寒；有小毒。归大肠、肝经。

【功效】清热解毒，截疟，止痢；外用腐蚀赘疣。

【应用】用于痢疾，疟疾；外治赘疣，鸡眼。

【用量用法】0.5～2g，用龙眼肉包裹或装入胶囊吞服。外用适量。

半边莲

本品为桔梗科植物半边莲 *Lobelia chinensis* Lour. 的干燥全草。夏季采收，除去泥沙，洗净，晒干。

【性味归经】辛，平。归心、小肠、肺经。

【功效】清热解毒，利尿消肿。

【应用】用于痈肿疔疮，蛇虫咬伤，鼓胀水肿，湿热黄疸，湿疹湿疮。

【用量用法】9～15g，煎服。

白花蛇舌草

本品为茜草科植物白花蛇舌草 *Oldenlandia diffusa*（Willd.）Roxb 的全草。产于福建、广西、广东、云南、浙江、江苏、安徽等地。夏、秋二季采收，洗净，晒干，切段，生用。

【性味归经】微苦、甘，寒。归胃、大肠、小肠经。

【功效】清热解毒，利湿通淋。

【应用】

1. 用于痈肿疮毒，咽喉肿痛，毒蛇咬伤。治痈肿疮毒，常与金银花、连翘、野菊花等同用；治咽喉肿痛，常与黄芩、玄参、板蓝根等同用；治毒蛇咬伤，常与半枝莲、紫花地丁、蚤休等同用。

2. 用于热淋涩痛。常与白茅根、车前子、石韦等同用。

【用量用法】15～60g，煎服。外用适量。

【使用注意】阴疽及脾胃虚寒者忌用。

熊 胆

本品为脊椎动物熊科棕熊 *Ursus arctos* Linnaeus、黑熊 *Selenarctos thibetanus* Cuvier 的干燥胆汁。棕熊胆主产于东北、华北地区，陕西、四川、云南、青海、新疆、甘肃等地亦有分布；黑熊胆主产于东北及华北地区。夏秋季猎取为宜，迅速取出胆囊，干燥。去净胆囊皮膜，研细用。现多以活熊导管引流的熊胆汁干燥后入药，称为"熊胆粉"，用法相同。

【性味归经】苦，寒。归肝、胆、心经。

【功效】清热解毒，息风止痉，清肝明目。

【应用】

1. 用于肝经热盛，热极动风所致高热惊痫、手足抽搐。

2. 用于热毒蕴结所致疮疡痈疽、痔疮肿痛。本品能清热解毒，消散痈肿，可用水调化涂于患部；或加入少许冰片，涂于患处。

3. 用于肝热所致目赤肿痛、目生翳障。可外用滴眼或内服。

此外，本品还可用于热毒壅结之咽喉肿痛。

【用量用法】0.25～0.5g，内服多入丸、散剂，不入汤剂。外用适量。

【使用注意】脾胃虚寒者忌用。

白 蔹

本品为葡萄科植物白蔹 *Ampelopsis japonica*（Thunb.）Makino 的干燥块根。春、秋二季采挖，除去泥沙和细根，切成纵瓣或斜片，晒干。

【性味归经】苦，微寒。归心、胃经。

【功效】清热解毒，消痈散结，敛疮生肌。

【应用】用于痈疽发背，疔疮，瘰疬，烧烫伤。

【用量用法】5～10g，煎服。外用适量，煎汤洗或研成极细粉敷患处。

【使用注意】不宜与川乌、制川乌、草乌、制草乌、附子同用。

知 识 链 接

1. 金银花有抗菌、抗病毒、抗早孕、抗艾滋病毒、抗肿瘤等多种药理作用。

2. 大青叶有抗菌、抗病毒、抗炎、解热、促进免疫功能、抑制血小板聚集、扩张血管及抑制心肌收缩等多种药理作用。

3. 牛黄有抗病毒、抗炎、抗惊厥、镇静、镇痛、强心、抗实验性心律失常、降血压、解毒、调节胆汁排泄、保肝等多种药理作用。

第四节 清热凉血药

凡以清热凉血为主要功效，用以治疗热入营血病证的药物，称为清热凉血药。本类药物多为甘苦咸寒之品。咸能入血，寒能清热。多归心、肝二经。因心主血，营气通于心，肝藏血，故本类药物具有清解营分、血分热毒的功效。主要用于热入营血证。如温病热入营分，热灼营阴，症见身热夜甚、心烦不寐，或斑疹隐隐、舌绛而干、脉细数；热入血分，症见神昏谵语、斑疹紫黑、舌绛起刺，以及热盛动血之吐血、衄血、便血、尿血等。亦可用于其他疾病所致的血热出血证。

应用本类药物时，应根据病证不同灵活配伍相应药物。如热入营血，耗伤阴液者，可选用既能清热凉血，又能滋阴养液的生地黄、玄参等药，以标本兼顾；气血两燔者，可配伍清热泻火药，以气血两清；血热而火毒炽盛者，可配伍清热解毒药，以凉血解毒等。

地 黄

本品为玄参科植物地黄 *Rehmannia glutinosa* Libosch. 的新鲜或干燥块根。主产于河南、河北、内蒙古及东北。全国大部分地区有栽培。秋季采挖，除去芦头、须根及泥沙，鲜用；或将地黄缓缓烘焙至约八成干。前者习称"鲜地黄"，后者习称"生地黄"。切片，生用或鲜用。

【性味归经】鲜地黄：甘、苦，寒。归心、肝、肾经。生地黄：甘，寒。归心、肝、肾经。

【功效】鲜地黄：清热生津，凉血，止血。生地黄：清热凉血，养阴生津。

【应用】

1. 用于温病热入营血证。为清热凉血、养阴生津之要药。治温病热入营分之身热夜甚、时有谵语，或斑疹隐隐、舌绛而干，常与玄参、金银花、丹参等同用，如清营汤；治温病热入血分之神昏谵语、斑疹紫黑、舌绛起刺，以及血热妄行之吐血、衄血、便血、尿血等，常与赤芍、牡丹皮、水牛角等同用；治温病后期，余热未尽，阴液大伤，邪伏阴分之夜热早凉、热退无汗、舌红脉细数，常与青蒿、鳖甲、知母同用，如青蒿鳖甲汤。

2. 用于阴虚内热，骨蒸劳热。本品甘寒养阴，苦寒泄热，入肾经而滋阴降火，常与知母、地骨皮等同用。

3. 用于津伤口渴，内热消渴，肠燥便秘。治热病伤阴，烦渴多饮，常与麦冬、沙参、玉竹等同用，如益胃汤；治阴虚内热消渴，常与山药、黄芪、山茱萸等同用；治肠燥便秘，常与玄参、麦冬同用，如增液汤。

【性能特点】本品甘寒质润，入肾经，能滋肾阴而润燥；苦寒入心肝，走营血，能清营血而泄热，故为清热凉血、养阴生津之要药。凡温热病，热入营血、热伤阴津、血热妄行及阴虚劳热所致的各种病证皆可用之。然生地黄有鲜生地黄与干生地黄两种，均以清热、凉血、养阴见长。但鲜生地黄苦重于甘，其气大寒，清热凉血效尤；干生地黄甘重于苦，滋阴凉血功良。故凡急性热病以鲜者为佳；慢性阴虚劳热者以干者为佳。

【用量用法】鲜地黄 12～30g，生地黄 10～15g，煎服。或以鲜品捣汁入药。

【使用注意】本品性寒滋腻，故脾虚湿滞、腹满便溏者不宜使用。

玄 参

本品为玄参科植物玄参 *Scrophularia ningpoensis* Hemsl. 的干燥根。产于我国长江流域及陕西、福建等地，野生、家种均有。冬季茎叶枯萎时采挖。除去根茎、幼芽、须根及泥沙，晒或烘至半干，堆放 3～6 天，反复数次至干燥。生用。

【性味归经】甘、苦、咸，微寒。归肺、胃、肾经。

【功效】清热凉血，滋阴降火，解毒散结。

【应用】

1. 用于温病热入营分，内陷心包，温毒发斑。治温病热入营分，身热夜甚、心烦口渴、舌绛脉数，常与生地黄、丹参、麦冬等同用，如清营汤；治温病邪陷心包，神昏谵语，常与麦冬、连翘心等同用；治温热病气血两燔，发斑发疹，常与石膏、知母等同用。

2. 用于热病伤阴，津伤便秘，骨蒸劳嗽。治热病伤阴，津伤便秘，常与生地黄、麦冬同用，如增液汤；治肺肾阴虚，骨蒸劳嗽，痰中带血，常与百合、生地黄、贝母等同用，如百合固金汤。

3. 用于多种热毒病证。本品咸寒，能凉血解毒，消肿散结。治外感瘟毒，上攻头面所致头面红肿焮痛、咽喉肿痛之大头瘟疫，常与薄荷、连翘、板蓝根等同用，如普济消毒饮；治痰火蕴结之瘰疬，常与浙贝母、牡蛎等同用，如消瘰丸；治热毒蕴结之痈肿疮毒，常与金银花、连翘、蒲公英等同用；治热毒炽盛之脱疽，常与金银花、当归、甘草同用，如四妙勇安汤。

【性能特点】本品苦甘咸寒而质润。咸寒能入营血，以清热凉血，软坚散结；苦寒以泻火解毒；甘寒质润，主入肾经，以滋阴降火。既能解热毒以泻营血之实火，又能滋肾阴以降浮游之虚火，以达清热凉血、泻火解毒、滋阴降火之效，并能软坚散结，故凡温病热入营血、热毒疮痈、热病伤阴、骨蒸劳嗽等皆可应用。尤以邪热内盛，耗伤阴液，更为适宜。

【用量用法】9～15g，煎服。

【使用注意】本品性寒而滞，故脾胃虚寒、食少便溏者不宜使用。反藜芦。

牡丹皮

本品为毛茛科植物牡丹 *Paeonia suffruticosa* Andr. 的干燥根皮。主产于安徽、山东等地。秋季采挖根部，除去细根和泥沙，剥取根皮，晒干或刮去粗皮，除去木心，晒干。前者习称连丹皮，后者习称刮丹皮。生用或酒炙。

【性味归经】苦、辛，微寒。归心、肝、肾经。

【功效】清热凉血，活血化瘀。

【应用】

1.用于温病热入营血，迫血妄行所致发斑发疹、吐血衄血。常与生地黄、赤芍等同用。

2.用于温病后期，阴津大伤，邪伏阴分，夜热早凉，热退无汗之证。本品辛寒，入血分而善于清透阴分伏热，常与鳖甲、知母、生地黄同用，如青蒿鳖甲汤。

3.用于血滞经闭，痛经癥瘕。常与桃仁、赤芍、桂枝等同用，如桂枝茯苓丸。亦可用于跌打损伤，常与桃仁、乳香、当归等活血止痛药同用。

4.用于痈肿疮毒。本品苦寒，清热凉血之中善于散瘀消痈。治火毒炽盛之痈肿疮毒，常与金银花、连翘、蒲公英等同用；治瘀热互结之肠痈初起，常与大黄、桃仁、芒硝等同用，如大黄牡丹皮汤。

【性能特点】本品味苦辛而性微寒，善入营血。寒以清热，辛以散瘀。功能清热凉血，活血化瘀，更具凉血而不滞血、散瘀而不妄行的特点，凡血热及血瘀之证均可应用，而对血热兼血瘀者尤为适宜。常用治温病热入营血之斑疹，血热妄行之吐衄，血滞经闭或痛经等。本品又善透阴分之伏热，退虚热而除骨蒸，亦常用治温病后期，邪伏阴分，夜热早凉或阴虚骨蒸潮热等。

【用量用法】6～12g，煎服。清热凉血宜生用；活血化瘀宜酒炙用。

【使用注意】血虚有寒、月经过多及孕妇慎用。

赤 芍

本品为毛茛科植物赤芍 *Paeonia lactiflora* Pall. 或川赤芍 *Paeonia veitchii* Lynch 的干燥根。全国大部分地区均产。春、秋二季采挖，除去根茎、须根及泥沙，晒干，切片。生用或炒用。

【性味归经】苦，微寒。归肝经。

【功效】清热凉血，散瘀止痛。

【应用】

1.用于温病热入营血，斑疹紫暗，以及血热吐衄。常与生地黄、牡丹皮等清热凉血药同用。

2.用于经闭癥瘕，跌打损伤，痈肿疮毒。治血热瘀滞，闭经痛经，常与益母草、丹参、泽兰同用；治血瘀癥瘕，常与牡丹皮、桃仁、桂枝等同用，如桂枝茯苓丸；治跌打损伤，瘀肿疼痛，常与桃仁、红花、当归等同用；治热毒壅盛，痈肿疮毒，常与金银花、连翘、栀子等同用。

3.用于肝火上炎之目赤肿痛。常与菊花、夏枯草、石决明等同用。

【性能特点】本品苦寒，入肝经，走血分。能清血分之实热，泻肝经之郁火，散滞留之瘀血，为凉血、散瘀、清肝之要药。可用治温病热入营血，斑疹吐衄；经闭癥瘕，跌打损伤，痈肿疮毒，以及肝火上炎之目赤肿痛。总之，凡血热、血瘀、肝火诸证，皆可应用。

【用量用法】6～12g，煎服。

【使用注意】血寒经闭不宜用。不宜与藜芦同用。

紫 草

本品为紫草科植物新疆紫草 *Arnebia euchroma*（Royle）Johnst. 或内蒙紫草 *Arnebia guttata* Bunge 的干燥根。主产于辽宁、湖北、河北、新疆等地。春、秋二季采挖，除去泥沙，干燥。生用。

【性味归经】甘、咸，寒。归心、肝经。

【功效】清热凉血，活血解毒，解毒透疹。

【应用】

1.用于温毒发斑或麻疹不透。治温毒发斑，血热毒盛，斑疹紫黑，常与赤芍、蝉蜕、甘草等同用；治麻疹不透，疹色紫暗，兼咽喉肿痛，常与牛蒡子、山豆根、连翘等同用。

2.用于痈疽疮疡，湿疹，水火烫伤。可单用或与白芷、当归、血竭等同用，熬膏外敷。

【用量用法】5～10g，煎服。外用适量，或用植物油浸泡擦涂。

【使用注意】本品性寒而滑利，脾虚便溏者忌用。

水牛角

本品为牛科动物水牛 *Bubalus bubalis* Linnaeus 的角。主产于华南、华东地区。取角后，水煮，除去角塞，干燥，镑片或锉成粗粉。生用或制为浓缩粉用。

【性味归经】苦，寒。归心、肝经。

【功效】清热凉血，解毒，定惊。

【应用】

1.用于温病热入营血，壮热不退，神昏谵语。常与生地黄、玄参、金银花、连翘等同用；治高热烦躁、惊厥抽搐，常与羚羊角、石膏等同用。

2.用于血热妄行所致斑疹，吐衄。常与生地黄、牡丹皮、赤芍等同用。

【用量用法】15～30g，镑片或粗粉煎服，宜先煎3小时以上。亦可锉末冲服。

【使用注意】脾胃虚寒者不宜用。

知 识 链 接

生地黄有镇静、抗菌、抗炎、促进免疫功能、降血糖、抑制钠泵、利尿、降低耗氧量、抗凝、止血、降血压、抑制心脏、抗皮肤真菌等多种药理作用。

第五节　清虚热药

凡以清虚热、退骨蒸为主要功效，常用以治疗阴虚内热证的药物，称为清虚热药。本类药物其性寒凉，主要用于肝肾阴虚，虚火内扰所致骨蒸潮热、手足心热、午后发热、虚烦不寐、盗汗遗精、舌红少苔、脉细数等阴虚火旺证。亦可用于温病后期，津液大伤，余热未尽，邪伏阴分而致的夜热早凉。

使用本类药物时，常与清热凉血及清热养阴药同用，如生地黄、玄参、麦冬、鳖甲、龟甲等以标本兼顾。

青 蒿

本品为菊科植物黄花蒿 *Artemisia annua* L. 的干燥地上部分。全国大部分地区均有分布。秋季花盛开时采割，除去老茎。鲜用或阴干，切段生用。

【性味归经】苦、辛，寒。归肝、胆经。

【功效】清虚热，除骨蒸，解暑热，截疟，退黄。

【应用】

1. 用于温病后期，阴液大伤，余热未尽，邪伏阴分所致夜热早凉或热病后期低热不退。常与鳖甲、知母、牡丹皮、生地黄等同用，如青蒿鳖甲汤。

2. 用于阴虚发热，劳热骨蒸，潮热盗汗。常与银柴胡、胡黄连、知母、鳖甲等同用，如清骨散。

3. 用于感受暑热，发热口渴。常与连翘、滑石、西瓜翠衣等同用。

4. 用于疟疾寒热。可单用大剂量鲜品捣汁服，或与黄芩、滑石、青黛等同用。

【性能特点】本品苦辛性寒，其气芳香，入肝、胆经。苦寒以清热，辛香以透散，长于清泄肝胆和血分之热，透阴分之伏热于阳分而解，故有清透虚热、凉血退蒸之效。为治疗温邪伤阴，邪伏阴分发热和阴虚劳热第一要药。又因其芳香疏达，能清透解肌，有祛暑截疟之效，亦常用于暑热口渴及疟疾寒热。

【用量用法】6 ～ 12g，煎服，后下；或鲜用绞汁服。

【使用注意】脾胃虚弱，肠滑泄泻者忌服。

白 薇

本品为萝藦科植物白薇 *Cynanchum atratum* Bge. 或蔓生白薇 *Cynanchum versicolor* Bge. 的干燥根及根茎。主产于湖北、辽宁等地。春、秋二季采挖，洗净，干燥。

【性味归经】苦、咸，寒。归胃、肝、肾经。

【功效】清热凉血，利尿通淋，解毒疗疮。

【应用】

1. 用于阴虚发热，产后虚热。治热病后期，余邪未尽，夜热早凉，或阴虚发热，骨蒸潮热，常与地骨皮、知母、青蒿等同用；若治产后血虚发热，低热不退及昏厥等症，常与当归、人参、甘草同用。

2. 用于热淋，血淋。常与木通、滑石及石韦等同用。

3. 用于疮痈肿毒，毒蛇咬伤，咽喉肿痛。治血热毒盛的疮痈肿毒、毒蛇咬伤，常与天花粉、赤芍、甘草等同用；若治咽喉红肿疼痛，常与金银花、桔梗、山豆根同用。

【用量用法】5～10g，煎服。

地骨皮

本品为茄科植物枸杞 *Lycium chinense* Mill. 或宁夏枸杞 *Lycium barbarum* L. 的干燥根皮。我国南北各地均有分布。初春或秋后采挖根部，洗净，剥取根皮，晒干，润透切段。生用。

【性味归经】甘，寒。归肺、肝、肾经。

【功效】凉血除蒸，清肺降火。

【应用】

1. 用于阴虚潮热，骨蒸盗汗。常与知母、鳖甲、银柴胡等同用。

2. 用于肺热咳嗽。常与桑白皮、甘草等同用，如泻白散。

3. 用于血热妄行所致吐血、衄血、尿血等。可单用本品加酒煎服，亦常与白茅根、侧柏叶等凉血止血药同用。

此外，本品于清热除蒸降火之中尚有生津止渴的作用，故与生地黄、天花粉、五味子等同用，可治疗内热消渴。

【性能特点】本品甘寒清润，能退肝肾之虚热，除有汗之骨蒸，为退虚热、除骨蒸之佳品。对于阴虚发热，有汗骨蒸者尤为适宜。此外，本品还有清肺降火、凉血止血之功效，既可治疗肺火郁结之咳喘证，又可治疗血热妄行之吐衄证。

【用量用法】9～15g，煎服。

银柴胡

本品为石竹科植物银柴胡 *Stellaria dichotoma* L.var. *lanceolata* Bge. 的干燥根。春、夏间植株萌发或秋后茎叶枯萎时采挖；栽培品于种植后第三年9月中旬或第四年4月中旬采挖，除去残茎、须根及泥沙，晒干。

【性味归经】甘，微寒。归肝、胃经。

【功效】清虚热，除疳热。

【应用】用于阴虚发热，骨蒸劳热，小儿疳热。

【用量用法】3～10g，煎服。

胡黄连

本品为玄参科植物胡黄连 *Picrorhiza scrophulariiflora* Pennell 的干燥根茎。主产于云南、西藏。秋季采挖，除去须根及泥沙，晒干。切片，或用时捣烂。生用。

【性味归经】苦，寒。归肝、胃、大肠经。

【功效】退虚热，除疳热，清湿热。

【应用】

1.用于阴虚骨蒸，潮热盗汗。常与银柴胡、地骨皮等同用，如清骨散。

2.用于小儿疳热，消化不良，腹胀体瘦，低热不退。常与党参、白术、山楂等同用。

3.用于湿热泻痢。常与黄芩、黄柏、白头翁等同用。

【用量用法】3 ～ 10g，煎服。

【使用注意】脾胃虚寒者慎用。

知 识 链 接

青蒿有抗菌、抗病毒、抗疟原虫、抗炎、调节免疫功能、解热、镇痛、抗肿瘤、祛痰、镇咳、平喘等多种药理作用。

附：其他清热药（表7-1）

表7-1　其他清热药

分类	药名	性味归经	功效与应用	用量用法
清热泻火	谷精草	辛、甘，平 归肝、肺经	疏散风热，明目退翳 用于风热目赤，肿痛羞明，眼生翳膜，风热头痛	5 ～ 9g，煎服
	密蒙花	甘，微寒 归肝经	清热泻火，养肝明目，退翳 用于目赤肿痛、多泪羞明、目生翳膜、肝虚目暗、视物昏花	3 ～ 9g，煎服
	青葙子	苦，寒 归肝、脾经	清热泻火，明目退翳 用于肝热目赤、眼生翳膜、视物昏花、肝火眩晕	9 ～ 15g，煎服
清热燥湿	秦皮	苦、涩，寒 归肝、胆、大肠经	清热燥湿，收涩止痢，止带，明目 用于湿热泻痢，带下阴痒，肝热目赤肿痛，目生翳膜	6 ～ 12g，煎服 外用适量，煎洗患处

续表

分类	药名	性味归经	功效与应用	用量用法
清热解毒	拳参	苦、涩，微寒 归肺、肝、大肠经	清热解毒，消肿，止血 用于赤痢热泻，肺热咳嗽，口舌生疮，血热出血，痈肿瘰疬，毒蛇咬伤	5～10g，煎服 外用适量
	漏芦	苦，寒 归胃经	清热解毒，消痈，下乳，舒筋通脉 用于乳痈肿痛，痈疽发背，瘰疬疮毒，乳汁不通，湿痹拘挛	5～9g，煎服 孕妇慎用
	金果榄	苦，寒 归肺、大肠经	清热解毒，利咽，止痛 用于咽喉肿痛，痈疽疔毒，泄泻，痢疾，脘腹疼痛	3～9g，煎服 外用适量，研末吹喉或醋调敷
	锦灯笼	苦，寒 归肺经	清热解毒，利咽化痰，利尿通淋 用于咽痛音哑，痰热咳嗽，小便不利，热淋涩痛；外治天疱疮，湿疹	5～9g，煎服 外用适量，捣敷患处
	金荞麦	微辛、涩，凉 归肺经	清热解毒，排脓祛瘀 用于肺痈，肺热咳嗽；瘰疬疮疖，咽喉肿痛	15～45g，煎服 用水或黄酒隔水密闭炖服
	北豆根	苦，寒；有小毒 归肺、胃、大肠经	清热解毒，祛风止痛 用于热毒壅盛，咽喉肿痛，泄泻痢疾，风湿痹痛	3～10g，煎服
	木蝴蝶	苦、甘，凉 归肺、肝、胃经	清肺利咽，疏肝和胃 用于邪热伤阴之喉痹、音哑，肝胃气滞之脘腹、胁肋胀痛	1～3g，煎服
	山慈姑	甘、微辛，凉 归肝、脾经	清热解毒，化痰散结 用于痈肿疔毒，瘰疬痰核，蛇虫咬伤，癥瘕痞块	3～9g，煎服 外用适量

考纲摘要

1. 清热药的含义、功效、适应范围与使用注意事项。

2. 各类清热药的性能特点、功效与适应范围。

3. 清热泻火药：石膏、知母、天花粉、栀子、夏枯草的功效、应用、用法用量。

4. 清热燥湿药：黄芩、黄连、黄柏、龙胆的功效、应用、用法用量。

5. 清热解毒药：金银花、连翘、蒲公英、大青叶、板蓝根、牛黄、鱼腥草、射干、白头翁、败酱草的功效、应用、用法用量。

6. 清热凉血药：生地黄、玄参、牡丹皮、赤芍的功效、应用、用法用量。

7. 清虚热药：青蒿、地骨皮的功效、应用、用法用量。

复习思考

1.清热药的含义、功效、适应范围各是什么？

2.清热药分哪几类？各适用于何种病证？

3.石膏、生地黄、栀子的功效及应用分别是什么？

4.夏枯草有哪些功效？用于哪些病证？

5.清热药中，治疗肺痈、乳痈的要药是什么？被称为"疮家圣药"的药物是什么？

6.鉴别下列各组药物在性味、功效、适应范围方面的异同点：

石膏与知母　芦根与天花粉　金银花与连翘　黄芩、黄连与黄柏

生地黄与玄参　牡丹皮与赤芍

7.试述大青叶、板蓝根、青黛在功效方面的异同点。

8.清虚热药有哪些？各药的功效是什么？

第八章

泻下药

【学习目标】

　　掌握泻下药的含义、功效、适应范围；各类泻下药的性能特点和使用注意，功效相似药物应用的异同点；大黄、芒硝、火麻仁、甘遂、巴豆的功效、应用、用量用法。

　　熟悉芦荟、番泻叶、郁李仁、松子仁、京大戟、芫花、牵牛子、商陆的功效、应用、用量用法。

　　了解玄明粉、红大戟、千金子的功效、应用、用量用法。

　　凡能引起腹泻，或润滑大肠，促进排便的药物，称为泻下药。

　　泻下药的主要作用是通过泻下通便，以排除胃肠积滞（如宿食、燥屎等）及其他有害物质（如毒、瘀、虫等），使胃肠之腑"以通为用"；或能清热泻火，使火热之邪通过泻下而解，起到"釜底抽薪"的效果；或能攻逐水饮，使水湿痰饮之邪随二便排出，达到祛除停饮、消除水肿的目的。适用于胃肠积滞、实热内结及水肿停饮等里实证。

　　泻下药根据作用特点和适应证的不同，分为攻下药、润下药和峻下逐水药三类。峻下逐水药作用最为峻猛；攻下药亦较峻猛；润下药则润肠通便，作用缓和。

　　使用泻下药常根据患者的病情、体质不同，进行适当的配伍。里实兼表邪者，当先解表后攻里，必要时则表里双解，以免表邪陷里；里实而正虚者，应与补益药同用，攻补兼施，使攻下而不伤正；腹满胀痛者，则配行气药；热积者常配伍清热药；寒积者则应与温里药配伍。

　　使用泻下药应注意：攻下药、峻下逐水药作用峻猛，有的还具有毒性，易伤正气及脾胃，应奏效即止，慎勿过剂；年老体虚，久病体弱及脾胃虚弱者应慎用；妇女胎前产后及月经期均当忌用。应用作用峻猛而有毒性的泻下药时，一定要严格炮制法度，严格控制剂量，避免中毒，确保用药安全。病情较缓，只需缓下者，可用润下药，并常制成丸剂内服。

第一节 攻下药

攻下药大多苦寒沉降，主入胃、大肠经，具有较强的泻下通便、清热泻火作用。主要适用于胃肠积滞、里热炽盛所致的里实证，症见大便秘结、腹满急痛等。

攻下药的清热泻火作用，对热病所致的高热神昏、谵语发狂；或火热上炎所致的头痛、目赤、咽痛、牙龈肿痛；或火毒疮痈；或火热炽盛之吐血、衄血、咯血等上部出血证，无论有无便秘，均可用之，以清除实热，导热下行。湿热泻痢，里急后重，或饮食积滞，泻而不畅之证，常配用本类药。肠道寄生虫病，使用驱虫药配用本类药，可促进虫体的排出。

目前临床上常以攻下药为主，配伍清热解毒药、活血祛瘀药、行气药等，用以治疗胆石症、胆道蛔虫症、胆囊炎、急性胰腺炎、肠梗阻等多种急腹症，取得了良好疗效。

大 黄

本品为蓼科植物掌叶大黄 *Rheum palmatum* L.、唐古特大黄 *Rheum tanguticum* Maxim. ex Balf. 或药用大黄 *Rheum officinale* Baill. 的干燥根及根茎。掌叶大黄和唐古特大黄药材称"北大黄"，主产于甘肃、青海等地；药用大黄药材称"南大黄"，主产于四川。秋末茎叶枯萎或次春发芽前采挖，除去细根，刮去外皮，切瓣或段干燥。生用，酒炒，酒蒸，或炒炭用。

【性味归经】苦，寒。归脾、胃、大肠、肝、心包经。

【功效】泻下攻积，清热泻火，凉血解毒，逐瘀通经，利湿退黄。

【应用】

1.用于胃肠积滞，大便秘结。本品泻下通便力强，为治疗积滞便秘之要药，因其苦寒泄热，尤宜于热结便秘。治热结便秘，高热不退，腹痛胀满，常与芒硝、枳实、厚朴同用，如大承气汤；治热结便秘兼气血虚，常与人参、当归等同用，如黄龙汤；治热结伤阴，常与生地黄、玄参、麦冬等同用，以"增水行舟"，如增液承气汤；治疗脾阳不足，寒积便秘，常与附子、干姜等同用，如温脾汤；治湿热泻痢初起，腹痛里急后重，常与黄连、木香等同用，如芍药汤；治食积湿热内阻肠胃证，大便不爽，常与枳实、黄芩、黄连等同用，如枳实导滞丸。

2.用于目赤咽痛，血热吐衄。治火热上炎之目赤、咽痛、口舌生疮、牙龈肿痛等，常与黄芩、栀子等同用，如凉膈散；治血热妄行之吐血、衄血、咯血，常与黄连、黄芩等同用，如泻心汤。

3. 用于热毒疮疡，烧烫伤。治疮痈初起，红肿热痛，常与金银花、连翘、白芷等同用，内服、外用均可；治瘀热壅滞之肠痈，常与牡丹皮、桃仁等同用，如大黄牡丹汤；治烧烫伤，用大黄粉，以蜂蜜或鸡蛋清调敷，或与地榆粉同用，以麻油调敷。

4. 用于瘀血证。不论新瘀、宿瘀均可应用，多用酒大黄。治蓄血证，瘀热结聚下焦，少腹急结或硬满，常与桃仁等同用，如桃核承气汤；治妇女产后瘀滞腹痛，恶露不尽，常与桃仁、土鳖虫等同用；治跌打损伤，瘀血肿痛，常与红花、穿山甲等同用。

5. 用于湿热黄疸，淋证。治湿热黄疸，常与茵陈蒿、栀子同用，如茵陈蒿汤；治湿热淋证，常与木通、车前子等同用，如八正散。

【性能特点】本品苦寒沉降，归脾、胃、大肠、肝、心包经。泻下通便作用强，能荡涤胃肠积滞，素有"将军"之称，为治积滞便秘之要药，尤宜于热结便秘；又能清泄上炎之火，引火、引血下行，清热解毒，对火热上炎诸证、血热出血、热毒疮痈等效佳；并能活血祛瘀，治疗多种瘀血证；且能清泄湿热，用于湿热黄疸、淋证等。

【用量用法】3～15g，煎服。用于泻下不宜久煎，外用适量，研末调敷患处。生大黄泻下力较强，欲攻下者宜生用，入汤剂宜后下，或用开水泡服，久煎则泻下力减弱；酒制大黄泻下力较弱，活血作用较好，用于瘀血证及不宜峻下者；大黄炭泻下作用轻微，有凉血化瘀止血的作用，多用于出血证。

【使用注意】脾胃虚弱者慎用，妇女妊娠期、月经期及哺乳期慎用。

芒 硝

本品为硫酸盐类矿物芒硝族芒硝经加工精制而成的结晶体，主含含水硫酸钠（$Na_2SO_4 \cdot 10H_2O$）。主产于河北、河南、山东、江苏、安徽等地。将天然产品用热水溶解，滤过，放冷析出结晶，通称"皮硝"。再取萝卜洗净切片，置锅内加水与皮硝共煮，取上层液，放冷析出结晶，即"芒硝"。以青白色、透明块状结晶、清洁无杂质者为佳。芒硝经风化失去结晶水而成的白色粉末称"玄明粉"（元明粉）。

【性味归经】咸、苦，寒。归胃、大肠经。

【功效】泻下通便，润燥软坚，清火消肿。

【应用】

1. 用于实热积滞，燥结便秘。本品苦咸性寒，长于润燥软坚泻下，善除大便硬结，为治燥结便秘的要药。治胃肠实热积滞，大便燥结，腹满胀痛，常与大黄等同用，如大承气汤。

2. 用于咽痛，口疮，目赤及疮疡肿痛。有清热泻火，消肿止痛之功，多外用。治咽喉肿痛、口舌生疮，常与硼砂、冰片等同用，研末吹敷患处，如冰硼散，或以芒硝置于西瓜中制成西瓜霜外用；治目赤肿痛，可用玄明粉化水滴眼；治疮疡之红肿热痛，未溃者，可用本品外敷，已溃者，可用本品化水外洗；治乳痈初起，及哺乳妇女断乳，乳房胀痛者，外敷可收消肿回乳之功；肠痈初起，常与大黄等同用，如大黄牡丹汤。

【性能特点】本品性味咸苦寒。归胃、大肠经。咸以软坚，苦则降下，寒可泄热。软坚润燥泻下力强，为治燥结便秘之要药。外用有较好的清热泻火、软坚消肿之功，治咽痛、口疮、目赤、疮疡肿痛等。

【用量用法】6～12g，一般不入煎剂，待汤剂煎得后，溶入汤剂中服用。外用适量。

【使用注意】孕妇慎用。不宜与硫黄、三棱同用。

附：玄明粉

本品为芒硝经风化干燥制得，主含硫酸钠（Na_2SO_4）。性味咸、苦，寒。归胃、大肠经。功能泄热通便，润燥软坚，清火消肿。用于实热便秘，大便燥结，积滞腹痛；外治咽喉肿痛，口舌生疮，牙龈肿痛，目赤，痈肿，丹毒。3～9g，溶入煎好的汤液中服用；外用适量，水化洗敷，或研末吹敷患处。孕妇慎用；不宜与硫黄、三棱同用。

芦 荟

本品为百合科肉质草本植物库拉索芦荟 *Aloe barbadensis* Miller、好望角芦荟 *Aloe ferox* Miller 或其他同属近缘植物叶的汁液浓缩干燥物。库拉索芦荟习称"老芦荟"，主产于非洲及我国广东、福建、广西等地；好望角芦荟习称"新芦荟"，主产于非洲南部。全年可采收加工。割取植物的叶片，收集流出的液汁，置锅内熬成稠膏，倾入容器，冷却凝固后即得。切成小块，生用。

【性味归经】苦，寒。归肝、胃、大肠经。

【功效】泻下通便，清泻肝火，杀虫疗癣。

【应用】

1.用于热结便秘。尤宜于兼有心肝火旺，烦躁失眠者，常与朱砂同用。

2.用于肝经实火证。治肝经火盛所致头晕头痛、烦躁易怒等，常与龙胆草、栀子、当归等同用，如当归芦荟丸。

3.用于小儿蛔虫病，疳积。治虫积腹痛、面色萎黄、形瘦体弱的小儿疳积之证，常与人参、使君子等健脾、驱虫药同用。

此外，可外用治疗癣疮。

【用量用法】2～5g，宜入丸、散剂；外用适量，研末敷患处。

【使用注意】脾胃虚弱，食少便溏及孕妇慎用。

番泻叶

本品为豆科植物狭叶番泻 *Cassia angustifolia* Vahl 或尖叶番泻 *Cassia acutifolia* Delile 的干燥小叶。前者主产于印度、埃及和苏丹，后者主产于埃及。我国广东、海南及云南亦有栽培。狭叶番泻叶于花开前采摘，阴干；尖叶番泻叶于9月间果实将成熟时采摘，晒干。生用。

【性味归经】甘、苦，寒。归大肠经。

【功效】泄热行滞，通便，利水。

【应用】

1. 用于便秘。本品苦寒降泄，有泻下导滞，清导实热的作用。小剂量缓泻，大剂量则峻下。治热结便秘、习惯性便秘及老年便秘，大多单味泡服。

2. 用于腹水胀满。可单味泡服，或与牵牛子、大腹皮等同用。

【用量用法】2～6g，后下，或开水泡服。

【使用注意】孕妇慎用。剂量过大，可引起恶心、呕吐、腹痛等副作用。

知识链接

1. 大黄有泻下、利尿、抗菌、抗病毒、抗炎、解热、调节免疫功能、抗肿瘤、降血脂、利胆、保肝、促进胰腺分泌、抑制胰酶活性、抗胃及十二指肠溃疡、止血、改善肾功能等多种药理作用。

2. 芒硝有泻下、抗菌、利胆等多种药理作用。

第二节　润下药

润下药多为植物的种子或种仁，富含油脂，味甘质润，具有润肠通便的作用。适用于肠燥便秘，如年老、体弱、久病、产后所致津枯、阴虚、血虚便秘等。治热盛津伤之便秘，常配清热养阴药；治血虚便秘，常配补血药；治气滞便秘，常配行气药。此外，其他章节亦有润下作用的药物，如瓜蒌仁、柏子仁、杏仁、桃仁、决明子、蜂蜜、当归、肉苁蓉、生何首乌、黑芝麻、胡桃仁、紫苏子、桑椹等。

火麻仁

本品为桑科植物大麻 *Cannabis sativa* L. 的干燥成熟果实。主产于东北、山东、江苏等地。秋季果实成熟时采收，除去杂质，晒干。生用或炒用，用时打碎。

【性味归经】甘，平。归脾、胃、大肠经。

【功效】润肠通便。

【应用】用于肠燥便秘。治老人、产妇及体弱津血亏虚之肠燥便秘，常与当归、熟地黄等同用；兼肠胃燥热，常与大黄、枳实等同用，如麻子仁丸；兼气滞，常与紫苏子煮粥食用；兼气虚，常与黄芪等同用。

【性能特点】本品甘平质润，为润肠通便的要药，又兼有补虚滋养作用，对于老人、产妇及体弱津血亏虚的肠燥便秘，用之最宜。

【用量用法】10～15g，煎服。炒后入煎其有效成分更易煎出。

【使用注意】本品用量不可过大，每次内服60～120g以上可致中毒，出现吐泻、四肢麻木，甚至昏睡。

郁李仁

本品为蔷薇科植物欧李 *Prunus humilis* Bge.、郁李 *Prunus japonica* Thunb. 或长柄扁桃 *Prunus pedunculata* Maxim. 的干燥成熟种子。前二种习称"小李仁"，主产于东北、河北、山西等地；后一种习称"大李仁"，主产于内蒙古。夏、秋季采收成熟果实，除去果肉及核壳，取出种子，晒干。生用或炒用。

【性味归经】辛、苦、甘，平。归脾、大肠、小肠经。

【功效】润肠通便，下气利水。

【应用】

1. 用于肠燥便秘。本品润肠通便作用类似火麻仁而作用稍强，且润中兼行肠中气滞，多用于大肠气滞，肠燥便秘，常与柏子仁、杏仁等同用，如五仁丸。

2. 用于水肿胀满，脚气浮肿。常与桑白皮、赤小豆等同用。

【用量用法】6～10g，煎服。

【使用注意】孕妇慎用。

松子仁

本品为松科植物红松 *Pinus koraiensis* Sieb. et Zucc 等的种仁。主产于东北。于果实成熟后采收，晒干，去硬壳，取出种子。

【性味归经】甘，温。归肺、肝、大肠经。

【功效】润肠通便，润肺止咳。

【应用】

1. 用于肠燥便秘。本品气香甘润，有润肠通便作用，宜用于津枯肠燥便秘之证。如老人虚秘，可以本品配火麻仁、柏子仁等份同研，溶白醋为丸，黄芪汤送服。

2.用于肺燥干咳。本品质润，有润肺止咳之功。用治肺燥咳嗽，可与胡桃仁共捣成膏状，加熟蜜，饭后米汤送服。现代可用于治疗慢性支气管炎等。为食疗佳品。

【用量用法】煎服，5～10g，煎服。或入膏、丸。

【使用注意】脾虚便溏，湿痰者禁用。

第三节　峻下逐水药

峻下逐水药大多苦寒有毒，作用峻猛，能引起剧烈的腹泻，使体内潴留的水饮从二便排出。适用于水肿、胸腹积水及痰饮喘满等邪实而正气未衰之证。

本类药物有毒而力猛，易伤正气，使用时应中病即止，不可久服。体虚者慎用，孕妇禁用。对体虚而邪实者，可根据病情缓急，采用先攻后补，或攻补兼施的方法，慎重施治。还应注意炮制、配伍、剂量、用法及禁忌等，以确保用药安全有效。

甘　遂

本品为大戟科植物甘遂 *Euphorbia kansui* T.N.Liou ex T.P.Wang 的干燥块根。主产于陕西、山西、河南、宁夏等地。春季开花前或秋末茎叶枯萎后采挖，撞去外皮，晒干。生用或醋炙用。

【性味归经】苦，寒；有毒。归肺、肾、大肠经。

【功效】泻水逐饮，消肿散结。

【应用】

1.用于水肿，鼓胀，胸胁停饮。泻水逐饮峻猛，可单用研末服，或与牵牛子同用；或与大戟、芫花为末，枣汤送服，如十枣汤。治水热互结之大结胸证，常与大黄、芒硝同用，如大陷胸汤。

2.用于风痰癫痫。甘遂为末，入猪心煨后，与朱砂末为丸服。

3.用于疮痈肿毒。本品外用能消肿散结，可用甘遂末水调外敷患处。

现代治重型肠梗阻、肠腔积液较多者，配大黄、厚朴等同用。

【性能特点】本品苦寒，有毒，归肺、肾、大肠经。苦能降泄，寒能清热，能通利二便，为泻水逐饮之峻药。适用于水肿胀满，痰饮积聚等证。外用消肿散结，可治疮痈肿毒。因有毒，生品宜外用，内服多醋炙用。

【用量用法】0.5～1.5g，炮制后多入丸、散剂用；生品外用适量。醋炙可减低毒性。

【使用注意】孕妇禁用。不宜与甘草同用。

京大戟

本品为大戟科多年生草本大戟 *Euphorbia pekinensis* Rupr. 的干燥根。主产于江苏、四川、江西、广西等地。秋末或初春采挖。晒干。

【性味归经】苦，寒；有毒。归肺、肾、大肠经。

【功效】泻水逐饮，消肿散结。

【应用】

1. 用于水肿，鼓胀，胸胁停饮。其泻水逐饮功似甘遂而力稍逊，以泻脏腑之水湿见长。治水肿、鼓胀，正气未衰者，与大枣同煮，食枣；或与甘遂、芫花同用，如十枣汤；胸胁停饮，胁痛痰稠者，多配甘遂、白芥子同用，如控涎丹。

2. 用于疮痈肿毒，瘰疬痰核。前者，用鲜品捣敷；后者，与鸡蛋同煮，食鸡蛋。

【用量用法】煎服，1.5～3g，煎服。入丸、散服，每次 1g。外用适量，生用。

【使用注意】孕妇禁用。不宜与甘草同用。

芫 花

本品为瑞香科落叶灌木芫花 *Daphne genkwa Sieb.et* Zucc. 的干燥花蕾。主产于河南、安徽、江苏、四川、山东等地。春季花未开放前采摘。晒干或烘干。

【性味归经】苦、辛，温；有毒。归肺、脾、肾经。

【功效】泻水逐饮；外用杀虫疗疮。

【应用】

1. 用于胸胁停饮，水肿，鼓胀。其泻水逐饮之功与甘遂、京大戟相似而力稍逊，以泻胸胁水饮见长，并能祛痰止咳。常与甘遂、京大戟相须为用，如十枣汤、舟车丸。

2. 用于咳嗽痰喘。治肺气壅实，寒饮内停之咳嗽有痰、气喘息粗者，多配桑白皮、葶苈子等同用；若久咳寒饮不化，则需与干姜、细辛等配伍。近代有用醋炙芫花的粉剂及苯制芫花制成的胶囊或水泛丸，防治慢性支气管炎有良效。

3. 用于痈疽肿毒，秃疮，顽癣。单用研末，或加雄黄研末，猪脂调膏外涂。

【用量用法】1.5～3g，煎服。醋芫花研末吞服，一次 0.6～0.9g，一日 1 次。外用适量。

【使用注意】孕妇禁用。不宜与甘草同用。

牵牛子

本品为旋花科一年生攀援草质藤本裂叶牵牛 *Pharbitis nil*（L.）Choisy 或圆叶牵牛 *Pharbitis purpurea*（L.）Voigt 的干燥成熟种子。主产于辽宁省。秋末果实成熟、果壳未开裂时采收。晒干。生用或炒用。

【药性】苦，寒；有毒。归肺、肾、大肠经。

【功效】泻水通便，消痰涤饮，杀虫攻积。

【应用】

1. 用于水肿，鼓胀。既泻下，又利尿，通利二便，使水湿从二便排出，宜于实证。其逐水作用虽较甘遂、京大戟稍缓，但仍属峻下逐水之品。可单用研末服，或与茴香为末，姜汁调服；较重者，多配甘遂、京大戟等同用，如舟车丸。

2. 用于痰壅咳喘。能泻肺气，逐痰饮。常配葶苈子、杏仁等，如牵牛子散。

3. 用于热结便秘，食积。治肠胃实热积滞，便秘腹胀，单用研末服，或配槟榔、大黄等同用；食积便秘，可与山楂、麦芽等配伍，如山楂化滞丸。

4. 用于虫积腹痛。可借其泻下通便作用以排除虫体，常配槟榔、使君子等同用，以治蛔虫、绦虫。

【用量用法】3～6g，煎服。入丸、散服，每次1.5～3g。生牵牛子毒性较大，多外用；炒牵牛子药性缓和，毒性降低，多内服。

【使用注意】孕妇禁用。不宜与巴豆、巴豆霜同用。大量使用后，除能直接引起呕吐、腹痛、腹泻及黏液血便外，还可刺激肾脏，引起血尿，严重者可损及神经系统，发生语言障碍、昏迷等。

商　陆

本品为商陆科植物商陆 *Phytolacca acinosa* Roxb. 或垂序商陆 *Phytolacca Americana* L. 的干燥根。秋季至次春采挖，除去须根和泥沙，切成块或片，晒干或阴干。

【性味归经】苦，寒；有毒。归肺、脾、肾、大肠经。

【功效】逐水消肿，通利二便；外用解毒散结。

【应用】用于水肿胀满，二便不通；外治痈肿疮毒。

【用量用法】3～9g，煎服。外用适量，煎汤熏洗。

【使用注意】孕妇禁用。

巴　豆

本品为大戟科植物巴豆 *Croton tiglium* L. 的干燥成熟果实。主产于四川、广西、云南、贵州等地。秋季果实成熟，果壳尚未开裂时采收。晒干，破开果壳，取出种子。用仁或制霜。将巴豆用米汤浸泡，置日光下曝晒或烘裂，去皮取净仁，炒焦黑用，为巴豆仁；将净巴豆仁碾碎，用多层吸油纸包裹，加热微烘，压榨去油后，碾细过筛用，为巴豆霜。

【性味归经】辛，热；有大毒。归胃、大肠经。

【功效】外用蚀疮。

【应用】用于痈疽，疥癣，恶疮。外用有蚀疮疗癣之功。治痈疽脓成未溃，常与乳香、没药等制成膏剂，外贴患处；痈疽溃后，腐肉不脱，可炒至烟尽研末外敷；疥癣，可用巴豆仁捣泥，加雄黄和匀，外擦患处。

【性能特点】本品辛热，有大毒，外用祛疮毒，蚀腐肉。巴豆霜能峻下冷积，逐水退肿，豁痰利咽，用于寒积便秘，乳食停滞，腹水鼓胀，二便不利，喉风，喉痹。

【用量用法】外用适量，研末涂患处，或捣烂以纱布包擦患处。

【使用注意】孕妇禁用。不宜与牵牛子同用。内服制用。服后泻下不止者，用黄连、绿豆煎汤冷服解之。服后欲泻不泻者，可服热粥以助药力。巴豆油外用，对皮肤有强烈刺激作用。

附：其他泻下药（表8-1）

表8-1 其他泻下药

分类	药名	性味归经	功效与应用	用量用法
峻下逐水	红大戟	苦，寒；有小毒 归肺、脾、肾经	泻水逐饮，消肿散结 用于水肿，鼓胀，胸胁停饮，痈疽肿毒，瘰疬痰核。功用与京大戟相似，但京大戟偏于泻水逐饮，红大戟偏于消肿散结	1.5～3g，煎服 入丸、散剂，每次1g；外用适量
	千金子	苦，温；有毒 归肝、肾、大肠经	逐水消肿，破血消癥；外用疗癣蚀疮 用于二便不通，水肿，痰饮，积滞胀满，血瘀经闭；外治顽癣，赘疣	1～2g，去壳、去油用，多入丸、散服。外用适量，捣敷患处。孕妇禁用

考纲摘要

1.泻下药的含义、功效、适应范围与使用注意事项。

2.各类泻下药的性能特点、功效与适应范围。

3.攻下药：大黄、芒硝的功效、应用、用法用量。

4.润下药：火麻仁的功效、应用、用法用量。

5.峻下逐水药：甘遂、巴豆的功效、应用、用法用量。

复习思考

1. 泻下药的含义、功效、适应范围和使用注意各是什么？

2. 泻下药分为哪几类？各适用于何种病证？

3. 鉴别下列各组药物功效的异同：

   大黄与芒硝　　火麻仁与郁李仁　　甘遂、京大戟与芫花

4. 峻下逐水药毒性较强，使用时如何保证用药安全？

5. 试述大黄、芒硝、甘遂、巴豆的用量用法及使用注意。

第 九 章

祛风湿药

【学习目标】

　　掌握祛风湿药的含义、功效、适应范围与使用注意事项；各类祛风湿药的性能特点、功效与适应范围；功效相似药物应用的异同点；独活、威灵仙、木瓜、蕲蛇、防己、秦艽、桑寄生、五加皮的功效、应用、用量用法。

　　熟悉徐长卿、川乌、乌梢蛇、桑枝、豨莶草、络石藤、雷公藤、狗脊、千年健的功效、应用、用量用法。

　　了解草乌、金钱白花蛇、海风藤、青风藤、路路通、伸筋草、老鹳草、丝瓜络、臭梧桐、穿山龙、槲寄生、鹿衔草的功效、应用、用量用法。

　　凡以祛风寒湿邪，解除痹痛为主要功效的药物，称为祛风湿药。

　　祛风湿药主要具有祛风、散寒、除湿、清热的功效，适用于风寒湿邪侵袭人体，留滞肌肉、经络、筋骨及关节等处，闭塞气血，继而引起肢体疼痛、重着、麻木及关节屈伸不利，甚至肿大变形等症。部分药物还具有舒筋活络、强筋健骨、止痛等作用，适用于风湿日久累及肝肾所致腰膝酸软无力、疼痛等风湿痹证。

　　根据其药性及功效特点，祛风湿药可分为祛风寒湿药、祛风湿热药、祛风湿强筋骨药三类。

　　应用祛风湿药时，常根据痹证的类型、病程新久，或病邪所犯部位的不同，选择适宜的药物，并作相应的配伍。

　　祛风湿药多辛温香燥，易伤阴血，故阴虚血亏津少者应慎用。痹证多属慢性疾病，为服用方便，祛风湿药可作酒剂或丸、散剂常服，酒剂还能增强祛风湿药的功效。

第一节 祛风寒湿药

祛风寒湿药性味多辛、苦、温，入肝、脾、肾经。具有祛风除湿，散寒止痛，舒筋通络等作用，适用于风寒湿痹。症见肢节疼痛，遇寒加剧等。

独 活

本品为伞形科植物重齿毛当归 *Angelica pubescens* Maxim.f.*biserrata* Shan et Yuan 的干燥根。主产于四川、湖北、安徽等地。春初苗刚发芽或秋末茎叶枯萎时采挖，除去须根及泥沙，炕至半干，堆置 2～3 天，发软后再烘至全干。切片，生用。

【性味归经】辛、苦，微温。归肾、膀胱经。

【功效】祛风除湿，通痹止痛。

【应用】

1. 用于风寒湿痹。本品功善祛风湿，止痹痛，为治风湿痹痛的主要药物。其性善下行，故以下半身的腰膝疼痛最为适宜，常与当归、白术、牛膝等同用。

2. 用于风寒夹湿头痛。常与羌活、藁本、防风等同用。

3. 用于少阴伏风头痛。常与细辛、川芎等相配。

【性能特点】本品辛散苦燥，微温能通，故能祛风胜湿，通经活络，通痹止痛。长于治疗在下、在里之风寒湿痹，适用于下肢湿痹、腰膝酸重疼痛及风寒表证夹湿、少阴伏风头痛等。

【用量用法】3～10g，煎服。

威灵仙

本品为毛茛科植物威灵仙 *Clematis chinensis* Osbeck、棉团铁线莲 *Clematis hexapetala* Pall. 或东北铁线莲 *Clematis manshurica* Rupr. 的干燥根及根茎。前一种主产于江苏、安徽、浙江等地，应用较广，后两种部分地区应用。秋季采挖，除去泥沙，晒干。切段，生用。

【性味归经】辛、咸，温。归膀胱经。

【功效】祛风湿，通经络。

【应用】用于风湿痹痛，肢体麻木，筋脉拘挛，屈伸不利。凡风湿痹痛，麻木拘挛，无论上下皆可应用。可单用为末，温酒调服，或制成蜜丸服。

【性能特点】本品辛散善走，性温通利，通行十二经，既能祛在表之风邪，又能化在里之湿邪，通经络止痹痛，为治疗风湿痹痛要药。

【用量用法】6～10g，煎服。

徐长卿

本品为萝藦科植物徐长卿 *Cynanchum paniculatum*（Bge.）Kitag. 的干燥根及根茎。全国大部分地区均有分布，主产于江苏、安徽、河南、湖南等地。秋季采挖，除去杂质，阴干。切碎生用。

【性味归经】辛，温。归肝、胃经。

【功效】祛风，化湿，止痛，止痒。

【应用】

1. 用于风湿痹痛，牙痛，胃痛及外科手术后疼痛。本品止痛作用显著，可单味应用，或随证配伍应用。

2. 用于湿疹，风疹，顽癣及皮肤瘙痒。可单用内服或煎汤外洗，亦常与苦参、地肤子、白鲜皮等同用。

【用量用法】3 ～ 12g，煎服，后下。

川 乌

本品为毛茛科植物乌头 *Aconitum carmichaeli* Debx. 的干燥母根。主产于四川、云南、陕西、湖南等地。6 月下旬至 8 月上旬采挖，除去子根、须根及泥沙，晒干。生用或制后用。

【性味归经】辛、苦，热；有大毒。归心、肝、肾、脾经。

【功效】祛风除湿，温经止痛。

【应用】

1. 用于风寒湿痹，关节疼痛。本品善于祛风除湿，温经散寒，有明显止痛作用，为治风寒湿痹证之要药，尤宜于寒邪偏盛之风湿痹痛。

2. 用于心腹冷痛、寒疝作痛，麻醉止痛。本品散寒止痛作用较强，可随证配伍应用。亦可单用内服或煎汤外洗。

【用量用法】一般炮制后用。制川乌：1.5 ～ 3g，先煎、久煎。

【使用注意】生品内服宜慎；孕妇禁用；不宜与半夏、瓜蒌、瓜蒌子、瓜蒌皮、天花粉、川贝母、浙贝母、平贝母、伊贝母、湖北贝母、白及、白蔹同用。

木 瓜

本品为蔷薇科植物贴梗海棠 *Chaenomeles speciosa*（Sweet）Nakai 的干燥近成熟果实。主产于安徽、四川、湖北、浙江等地。安徽宣城产者称"宣木瓜"，质量较好。夏、秋二季果实绿黄时采收，置沸水中烫至外皮灰白，对半纵剖，晒干。切片，生用。

【性味归经】酸，温。归肝、脾经。

【功效】舒筋活络，和胃化湿。

【应用】

1. 用于风湿痹痛，筋脉拘挛，脚气肿痛。本品有较好的舒筋活络作用，又能除湿止痹痛，为治湿痹、筋脉拘急之要药。常与乳香、没药等同用。

2. 用于湿阻中焦之腹痛，吐泻转筋。本品能除湿和中，舒筋活络以缓挛急，为治吐泻转筋的要药。

此外，本品尚有消食作用，可用于消化不良；并能生津止渴，可治津伤口渴。

【性能特点】本品味酸入肝，既益筋血而平肝舒筋，又生津止渴开胃；性温入脾，能祛湿和中，并具酸不收敛湿邪、温不燥烈伤阴之长。本品为治风湿痹证酸重拘挛麻木及吐泻转筋常用药。

【用量用法】6～9g，煎服。

蕲　蛇

本品为蝰科动物五步蛇 *Agkisrrodon acutus*（Guenther）的干燥体。产于蕲春蕲州龙峰山，两湖、三角山一带。多于夏、秋二季捕捉，剖开蛇腹，除去内脏，洗净，用竹片撑开腹部，盘成圆盘状，干燥后拆除竹片。

【性味归经】甘、咸，温；有毒。归肝经。

【功效】祛风，通络，止痉。

【应用】

1. 用于风湿顽痹，麻木拘挛。

2. 用于中风口眼㖞斜，半身不遂，抽搐痉挛。

3. 用于麻风疥癣，破伤风等。

【性能特点】本品有较强的祛风通络作用，尤擅治病深日久之风湿顽痹。既能祛外风，又能息内风，为治抽搐痉挛常用药。

【用量用法】3～9g，煎服；研末吞服，一次1～1.5g，一日2～3次。

乌梢蛇

本品为游蛇科动物乌梢蛇 *Zaocys dhumnades*（Cantor）的干燥体。全国大部分地区有分布。夏、秋二季捕捉。剖开蛇腹或先剥去蛇皮留头尾，除去内脏，盘成圆盘状，干燥。去头及鳞片，切段生用、酒炙，或用黄酒闷透，去皮骨用。

【性味归经】甘，平。归肝经。

【功效】祛风，通络，止痉。

【应用】

1.用于风湿顽痹，麻木拘挛，中风口眼㖞斜，半身不遂。本品能搜风邪，透关节，常与防风、白附子等同用。

2.用于破伤风，痉挛抽搐。

3.用于麻风，疥癣。

【用量用法】6～12g，煎服。

知 识 链 接

1.独活有抗关节炎、镇痛、镇静、抑制血小板聚集、降低血压、抗肿瘤等多种药理作用。

2.威灵仙有镇痛、抗利尿、抗疟、降血糖、降血压、利胆等多种药理作用。

3.川乌有强心、降压、消炎、镇痛等多种药理作用。

4.木瓜有保肝、抑菌等多种药理作用。

第二节 祛风湿热药

祛风湿热药性味多辛、苦、寒，入肝、脾、肾经。具有祛风胜湿，通络止痛，清热消肿等作用，适用于风湿热痹，关节红肿疼痛诸症。但经配伍温经散寒药，亦可用于风寒湿痹。

防 己

本品为防己科植物粉防己 *Stephania tetrandra* S. Moore 的干燥根。主产于浙江、安徽、江西、福建等地。秋季采挖，洗净，去粗皮，晒至半干。切段，干燥，生用。

【性味归经】苦，寒。归膀胱、肺经。

【功效】祛风止痛，利水消肿。

【应用】

1.用于风湿痹痛。治湿热痹痛，常与薏苡仁、蚕砂等同用；治风寒湿痹，关节疼痛，常与附子、桂枝等同用。

2.用于水肿，小便不利，湿疹疮毒。本品苦寒降泄，善清湿热，利小便，尤善清下焦膀胱湿热。

【性能特点】本品既善于祛风湿治痹痛，又长于清湿热利水道，故常用于风湿痹痛与水肿等证。

【用量用法】5～10g，煎服。

秦 艽

本品为龙胆科植物秦艽 *Gentiana macrophylla* pall.、麻花秦艽 *Gentiana straminea* Maxim.、粗茎秦艽 *Gentiana crassicaulis* Duthie ex Burk. 或小秦艽 *Gentiana dahurica* Fisch. 的干燥根。前三种按性状不同分别习称"秦艽"和"麻花艽"，后一种习称"小秦艽"。春、秋二季采挖，除去泥沙；秦艽和麻花艽晒软，堆置"发汗"至表面呈红黄色或灰黄色时，摊开晒干，或不经"发汗"直接晒干；小秦艽趁鲜时搓去黑皮，晒干。

【性味归经】辛、苦，平。归胃、肝、胆经。

【功效】祛风湿，清湿热，止痹痛，退虚热。

【应用】

1. 用于风湿痹痛，中风半身不遂，筋脉拘挛，骨节酸痛。本品既能祛风，又能除湿，虽为风剂，但苦而不燥，性质平和，为"风药中之润剂"。治关节发热肿痛，常与忍冬藤、防己等同用；治风寒湿痹，肢节疼痛发凉，遇寒即发，常与天麻、羌活等同用。

2. 用于湿热黄疸。常与茵陈蒿、栀子、大黄等同用。

3. 用于骨蒸潮热。为治虚热要药，常与青蒿、地骨皮、知母等同用。

【性能特点】本品性平而质润，味苦辛而不燥，为"风药中之润剂"。广泛用于各种痹证，前人誉为"三痹必用之品"，其性平而偏寒，故尤宜于风湿热痹。虽祛风除湿，但不损阴液，故骨蒸劳热，小儿疳热都可用之。

【用量用法】3～10g，煎服。

桑 枝

本品为桑科植物桑 *Morus alba* L. 的干燥嫩枝。春末夏初采收，去叶，晒干，或趁鲜切片，晒干。

【性味归经】微苦，平。归肝经。

【功效】祛风湿，利关节。

【应用】用于风湿痹病，肩臂、关节酸痛麻木。

【用量用法】9～15g，煎服。

豨莶草

本品为菊科植物豨莶 *Siegesbeckia orientalis* L.、腺梗豨莶 *Siegesbeckia pubescens* Makino 或毛梗豨莶 *Siegesbeckia glabrescens* Makine 的干燥地上部分。夏、秋二季花开前

和花期均可采割，除去杂质，晒干。

【性味归经】辛、苦，寒。归肝、肾经。

【功效】祛风湿，利关节，解毒。

【应用】

1.用于风湿痹痛。豨莶草为祛除风湿常用要药，用于风湿痹痛、筋骨不利等，常与臭梧桐同用。本品性味苦寒，又有化湿热作用，故痹痛偏于湿热的病证尤为适宜。

2.用于中风，半身不遂，腰膝无力等。

3.用于疮疡肿痛、风疹湿疹瘙痒等。本品生用还能清热解毒，可用于疮疡肿毒，以及风疹湿疮、皮肤瘙痒等。内服外用均可。

【用量用法】9～12g，煎服。

络石藤

本品为夹竹桃科植物络石 *Trachelospermum jasminoides*（Lindl.）Lem. 的干燥带叶藤茎。冬季至次春采割，除去杂质，晒干。

【性味归经】苦，微寒。归心、肝、肾经。

【功效】祛风通络，凉血消肿。

【应用】用于风湿热痹，筋脉拘挛，腰膝酸痛，喉痹，痈肿，跌扑损伤。

【用量用法】6～12g，煎服。

雷公藤

本品为卫矛科植物雷公藤 *Tripterygium wilfordii* Hook. f. 的根的木质部。主产于浙江、江苏、安徽、福建等地。秋季挖取根部，去净泥土，去皮晒干。切片，生用。亦有带皮入药者。

【性味归经】苦、寒；有毒。归肝、肾经。

【功效】祛风湿，活血通络，消肿定痛。

【应用】

1.用于风湿顽痹。本品有较强的祛风湿、活血通络之功，为治风湿顽痹要药，苦寒清热力强，消肿止痛功效显著，尤宜于关节红肿热痛、肿胀难消、晨僵、功能受限，甚至关节变形者。可单用内服或外敷，能改善功能活动，减轻疼痛。

2.用于麻风、顽癣、湿疹、疥疮、皮炎、皮疹。本品苦燥除湿止痒，对多种皮肤病皆有作用。

3.用于疔疮肿毒。本品苦寒清热解毒，并能以毒攻毒，消肿定痛，治热毒痈肿疔疮，常与蟾酥配伍应用。

【用量用法】10～25g（带根皮者减量），煎服，均需文火煎1～2小时；研粉，每日1.5～4.5g；外用，适量。

【使用注意】内脏有器质性病变及白细胞减少者慎服；孕妇忌用。

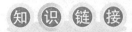

1. 防己有利尿、镇痛、消炎、抗过敏、减慢心律、降低总外周血管阻力和张力、降低血压、抗过敏、抗癌等多种药理作用。

2. 秦艽有抗炎、抗菌、镇痛、抗过敏、解热、镇静、抗肝炎等多种药理作用。

第三节　祛风湿强筋骨药

祛风湿强筋骨药性味多苦甘温，入肝肾经。具有祛风湿、补肝肾、强筋骨等作用。适用于风湿日久累及肝肾所致腰膝酸软无力、疼痛等病证；亦可用于肾虚腰痛、骨痿等证。

桑寄生

本品为桑寄生科植物桑寄生 *Taxillus chinensis*（DC.）Danser 的干燥带叶茎枝。主产于广东、广西、云南等地。冬季至次春采割，除去粗茎，切段，干燥，或蒸后干燥。生用。

【性味归经】苦、甘，平。归肝、肾经。

【功效】祛风湿，补肝肾，强筋骨，安胎元。

【应用】

1. 用于风湿痹证。因其长于补肝肾，强筋骨，故治风寒湿痹日久不愈，损及肝肾而腰膝酸软，筋骨无力者更为适宜。常与独活、杜仲、牛膝等同用。

2. 用于肝肾虚损，冲任不固所致崩漏经多、胎漏、胎动不安。常与阿胶、续断、当归、香附等同用。

3. 用于头晕目眩。

【性能特点】本品苦甘性平，入肝肾经。既能祛风湿，又能补肝肾、强筋骨，可治风寒湿痹，但以肝肾不足兼风湿痹痛者用之更佳。又能通过补肝肾而固冲任安胎，为治肝肾亏虚胎动不安之要药。

【用量用法】9～15g，煎服。

五加皮

本品为五加科植物细柱五加 *Acanthopanax gracilistylus* W.W.Smith 的干燥根皮。主产于湖北、河南、安徽等地。夏、秋季采挖。剥取根皮，晒干。切片，生用。

【性味归经】辛、苦，温。归肝、肾经。

【功效】祛风除湿，补益肝肾，强筋壮骨，利水消肿。

【应用】

1.用于风湿痹痛，四肢拘挛。可单用或与当归、牛膝、地榆等同用。

2.用于肝肾不足，筋骨痿软，小儿行迟。常与杜仲、牛膝等同用。

3.用于水肿，小便不利。本品有利尿作用，常与茯苓、陈皮、大腹皮等同用。

【性能特点】本品辛散苦泄温通，主入肝肾二经，既善祛风寒湿邪，又能补肝肾、强筋骨，为治风寒湿痹、筋骨软弱或四肢拘挛之要药。还能利水，治水肿、脚气浮肿。

【用量用法】5～10g，煎服。

狗　脊

本品为蚌壳蕨科植物金毛狗脊 *Cibotium barometz*（L．）J.S m. 的干燥根茎。秋、冬二季采挖，除去泥沙，干燥；或去硬根、叶柄及金黄色绒毛，切片，干燥，为"生狗脊片"；蒸后晒至六、七成干，切片，干燥，为"熟狗脊片"。

【性味归经】苦、甘，温。归肝、肾经。

【功效】祛风湿，补肝肾，强腰膝。

【应用】用于风湿痹痛，腰膝酸软，下肢无力。

【用量用法】6～12g，煎服。

千年健

本品为天南星科植物千年健 *Homalomena occulta*（Lour.）Schott 的干燥根茎。春、秋二季采挖，洗净，除去外皮，晒干。

【性味归经】辛、苦，温。归肝、肾经。

【功效】祛风湿，壮筋骨。

【应用】用于风寒湿痹，腰膝冷痛，拘挛麻木，筋骨痿软。

【用量用法】5～10g，煎服。

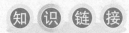

知 识 链 接

1.桑寄生有降压、抗心律失常、增加冠脉流量、增强心脏收缩力、降低心肌耗氧、抑制血小板聚集、抗血栓形成、改善微循环、抗肿瘤、治疗肝炎等多种药理作用。

2.五加皮有抗炎、调节免疫、镇痛、镇静、抗诱变、抗应激、促进核酸合成、性激素样等多种药理作用。

附：其他祛风湿药（表 9-1）

表9-1 其他祛风湿药

分类	药名	性味归经	功效与应用	用量用法
祛风寒湿	草乌	辛、苦，热；有大毒 归心、肝、肾、脾经	祛风除湿，温经止痛 用于风寒湿痹，关节疼痛，心腹冷痛，寒疝作痛及麻醉止痛	一般炮制后用，制草乌1.5～3g，宜先煎、久煎
	金钱白花蛇	甘、咸，温；有毒 归肝经	祛风，通络，止痉 用于风湿顽痹，麻木拘挛，中风口眼喎斜，半身不遂，抽搐痉挛，破伤风，麻风，疥癣	2～5g，煎服；研粉吞服1～1.5g
	海风藤	辛、苦，微温 归肝经	祛风湿，通经络，止痹痛 用于风寒湿痹，肢节疼痛，筋脉拘挛，屈伸不利	6～12g，煎服
	青风藤	苦、辛，平 归肝、脾经	祛风湿，通经络，利小便 用于风湿痹痛，关节肿胀，麻痹瘙痒	6～12g，煎服
	路路通	苦，平 归肝、肾经	祛风活络，利水，通经 用于关节痹痛，麻木拘挛，水肿胀满，乳少，经闭	5～10g，煎服
	伸筋草	微苦、辛，温 归肝、脾、肾经	祛风除湿，舒筋活络 用于关节酸痛，屈伸不利	3～12g，煎服
祛风湿热	老鹳草	辛、苦，平 归肝、肾、脾经	祛风湿，通经络，止泻痢 用于风湿痹痛，麻木拘挛，筋骨酸痛，泄泻痢疾	9～15g，煎服
	丝瓜络	甘，平 归肺、胃、肝经	祛风，通络，活血，下乳 用于痹痛拘挛，胸胁胀痛，乳汁不通，乳痈肿痛	5～12g，煎服
	臭梧桐	甘、苦，平 归肝经	祛风除湿，通络止痛，降血压 用于风湿痹痛，半身不遂，眩晕头痛，风疹湿疮	5～15g，煎服
	穿山龙	甘、苦，温 归肝、肾、肺经	祛风除湿，舒筋通络，活血止痛，止咳平喘 用于风湿痹痛，关节肿胀，疼痛麻木，跌扑损伤，闪腰岔气，咳嗽气喘	9～15g，煎服；也可制成酒剂用

续表

分类	药名	性味归经	功效与应用	用量用法
祛风湿强筋骨	槲寄生	苦，平 归肝、肾经	祛风湿，补肝肾，强筋骨，安胎元 用于风湿痹痛，腰膝酸软，筋骨无力，崩漏经多，妊娠漏血，胎动不安，头晕目眩	9～15g，煎服
	鹿衔草	甘，苦，温 归肝、肾经	祛风湿，强筋骨，止血，止咳 用于风湿痹痛，腰膝无力，月经过多，久咳劳嗽	9～15g，煎服

考纲摘要

1. 祛风湿药的性能特点、功效、适应范围与使用注意事项。

2. 各类祛风湿药的性能特点、功效与适应范围。

3. 祛风寒湿药：独活、威灵仙、木瓜、蕲蛇的功效、应用、用法用量。

4. 祛风湿热药：防己、秦艽的功效、应用、用法用量。

5. 祛风湿强筋骨药：桑寄生、五加皮的功效、应用、用法用量。

复习思考

1. 祛风湿药的含义、功效、适应范围各是什么？

2. 祛风湿药分为哪几类？各适用于何种病证？

3. 鉴别独活与羌活，桑寄生与五加皮功用的异同点。

4. 叙述川乌、草乌的用量用法。

5. 祛风湿药中可以安胎的药有哪些？

第 十 章

化湿药

【学习目标】

掌握化湿药的含义、功效、适应范围与使用注意事项；功效相似药物应用的异同点；广藿香、苍术、厚朴、砂仁的功效、应用、用量用法。

熟悉佩兰、豆蔻、草果的功效、应用、用量用法。

了解草豆蔻、红豆蔻的功效、应用、用量用法。

凡气味芳香，性偏温燥，以化湿运脾为主要功效的药物，称为化湿药。

化湿药芳香温燥，具有舒畅气机、宣化湿浊、促进脾胃运化的功效。适用于脾为湿困，运化失职所致脘腹痞满、呕吐泛酸、食少体倦、口甘多涎、舌苔白腻等，对于湿温、暑湿等证，亦可选用。

应用化湿药时，应根据不同的证候做适当的配伍。

化湿药多属辛温香燥之品，易于耗气伤阴，阴虚血燥及气虚者宜慎用。又因其含挥发油，故入煎剂时须后下，不宜久煎。

广藿香

本品为唇形科植物广藿香 *Pogostemon cablin*（Blanco）Benth. 的干燥地上部分。主产于广东、海南等地。枝叶茂盛时采割，日晒夜闷，反复至干。切段，生用。

【性味归经】辛，微温。归脾、胃、肺经。

【功效】芳香化浊，和中止呕，发表解暑。

【应用】

1.用于湿阻中焦。本品气味芳香，为芳香化湿浊要药。治胸脘痞闷、食欲不振、神疲体倦等，常与苍术、厚朴等同用。

2. 用于呕吐。尤对湿阻中焦所致呕吐疗效更佳，常与半夏同用。

3. 用于暑湿及湿温初起。本品长于治疗暑月外感风寒，内伤湿滞所致恶寒发热、头痛脘闷、呕恶吐泻等。常与紫苏、厚朴、半夏等同用，如藿香正气散。

【性能特点】本品味辛，气味芳香，为芳香化湿浊的要药，是夏季常用之药。辛散发表而不峻烈，微温化湿而不燥热，善于疏散暑湿表邪，醒脾开胃，和中止呕，理气止痛。

【用量用法】3～10g，煎服。

佩 兰

本品为菊科植物佩兰 *Eupatorium fortunei* Turcz. 的干燥地上部分。分布于河北、山东、江苏、广东、广西、四川、贵州、云南、浙江、福建等省区。夏、秋二季分两次采割，去除杂质，晒干。

【性味归经】辛，平。归脾、胃、肺经。

【功效】芳香化湿，醒脾开胃，发表解暑。

【应用】

1. 用于湿浊中焦，脘痞呕恶，口中甜腻，口臭，多涎。本品气味芳香，其化湿和中之功与藿香相似，治中焦湿阻之证每相须为用，并配苍术、厚朴等，以增加芳香化湿之功效。

2. 用于外感暑湿或湿温初起，发热倦怠，胸闷不舒。本品化湿又能解暑，治暑湿证常与藿香、荷叶、青蒿等同用；湿温初起，可与薏苡仁、滑石、藿香等同用。

【用量用法】3～10g，煎服。

苍 术

本品为菊科植物茅苍术 *Atractylodes lancea*（Thunb.）DC. 或北苍术 *Atractylodes chinensis*（DC.）Koidz. 的干燥根茎。前者主产于江苏、湖北、河南等地，其中以产于江苏茅山一带者质量最好，故名茅苍术。后者主产于内蒙古、山西、辽宁等地。春、秋二季采挖，除去泥沙，晒干，撞去须根。

【性味归经】辛、苦，温。归脾、胃、肝经。

【功效】燥湿健脾，祛风散寒，明目。

【应用】

1. 用于湿阻中焦。对于脾为湿困所致脘腹胀闷、呕恶食少、吐泻乏力、舌苔白腻等，用之最宜，常与厚朴、陈皮等同用，如平胃散。

2. 用于风湿痹痛及外感风寒夹湿证。本品辛散苦燥，内能化湿浊之郁，外可解风湿之邪，对湿邪为病，不论表里上下皆可随证配伍，尤对寒湿为宜。

3.用于夜盲症及眼目昏涩。可单用，或与猪肝、羊肝蒸煮同食。

【性能特点】本品苦辛性温，芳香燥烈，燥湿力强，能使湿邪除而恢复脾的运化功能，为治湿阻中焦证的要药，一般以舌苔白腻厚浊为选用的依据，并能解表及明目。

【用量用法】3～9g，煎服。

厚　朴

本品为木兰科植物厚朴 *Magnolia officinalis Rehd*.et Wils. 或凹叶厚朴 *Magnolia officinalis* Rehd.et Wils.var.*biloba* Rehd.et Wils. 的干燥干皮、根皮及枝皮。主产于四川、湖北等地。4～6月剥取，根皮和枝皮直接阴干；干皮置沸水中微煮后，堆置阴湿处，"发汗"至内表面变紫褐色或棕褐色时，蒸软，取出，卷成筒状，干燥。切丝，姜汁制用。

【性味归经】苦、辛，温。归脾、胃、肺、大肠经。

【功效】燥湿消痰，下气除满。

【应用】

1.用于湿滞伤中，脘痞吐泻，食积气滞，腹胀便秘。湿阻中焦者，常与苍术、陈皮等同用，如平胃散。

2.用于痰饮咳喘及梅核气。治痰饮咳喘，常与苏子、陈皮、半夏等同用；治梅核气，常与半夏、茯苓、苏叶、生姜等同用。

【性能特点】本品苦能下气，辛能散结，温能燥湿，善除胃中滞气，燥脾中湿邪，故既能下有形之实满，又能散无形之湿满，为消除胀满的要药。

【用量用法】3～10g，煎服。

砂　仁

本品为姜科植物阳春砂 *Amomum villosum* Lour.、绿壳砂 *Amomum villosum* Lour.var.*xanthioides* T. L .Wu et Senjen 或海南砂 *Amomun longiligulare* T. L.Wu 的干燥成熟果实。阳春砂主产于广东、广西、云南、福建等地，绿壳砂主产于广东、云南等地，海南砂主产海南及雷州半岛等地。以阳春砂质量为优。均于夏秋间果实成熟时采收，晒干或低温干燥。用时打碎生用。

【性味归经】辛，温。归脾、胃、肾经。

【功效】化湿开胃，温脾止泻，理气安胎。

【应用】

1.用于湿浊中阻及脾胃气滞。尤宜于寒湿气滞者，常与木香、枳实等同用。

2.用于脾胃虚寒之腹痛泄泻。可单用或配其他药同用。

3.用于脾虚气滞之胎动不安或妊娠恶阻。

【性能特点】本品辛散温通，气味芬芳，化湿醒脾、行气温中之效均佳，常用于湿阻或气滞所致脘腹胀痛等脾胃不和诸证。

【用量用法】3～6g，后下。

豆　蔻

本品为姜科植物白豆蔻 *Amomum kravanh* Pierre ex Gagnep. 或爪哇白豆蔻 *Amomum compactum* Soland ex Maton 的干燥成熟果实。按产地不同分为"原豆蔻"和"印尼白蔻"。于秋季果实由绿色转成黄绿色时采收，晒干。生用，用时捣碎。

【性味归经】辛，温。归肺、脾、胃经。

【功效】化湿行气，温中止呕，开胃消食。

【应用】用于湿浊中阻，不思饮食，湿温初起，胸闷不饥，寒湿呕逆，胸腹胀痛，食积不消。

【用量用法】3～6g，煎服，后下。

草　果

本品为姜科植物草果 *Amomum tsao-ko* Crevost et Lemaire 的干燥成熟果实。主产于云南、广西、贵州等地。于秋季果实成熟时采收，除去杂质，晒干或低温干燥。

【性味归经】辛，温。归脾、胃经。

【功效】燥湿温中，截疟除痰。

【应用】

1.寒湿中阻证。常用于寒湿偏盛之脘腹冷痛，呕吐泄泻，舌苔浊腻。常与吴茱萸、干姜、砂仁等同用。

2.疟疾。多与常山、知母、槟榔等同用。

【用量用法】3～6g，煎服。

知 识 链 接

1.广藿香有促进胃液分泌、增强消化能力、抗病原微生物等多种药理作用。

2.苍术有调整胃肠运动、抗溃疡、保肝、抑菌、降血糖等多种药理作用。

3.厚朴有调整胃肠运动、促进消化液分泌、抗溃疡、抗菌、降压等多种药理作用。

附：其他化湿药（表 10-1）

表 10-1　其他化湿药

药名	性味归经	功效与应用	用量用法
草豆蔻	辛，温 归脾、胃经	燥湿行气，温中止呕 用于寒湿内阻，脘腹胀满冷痛，嗳气呕逆，不思饮食	3～6g，煎服
红豆蔻	辛，温 归脾、肺经	散寒燥湿，醒脾消食 用于脘腹冷痛，食积胀满，呕吐泄泻，饮酒过多	3～6g，煎服

✎ 考纲摘要

1. 化湿药的性能特点、功效、适应范围与使用注意事项。

2. 各类化湿药的性能特点、功效与适应范围。

3. 广藿香、苍术、厚朴、砂仁的功效、应用、用量用法。

复习思考

1. 化湿药的含义、功效、适应范围及使用注意各是什么？

2. 鉴别苍术与厚朴功用的异同点。

3. 叙述砂仁的用量用法。

4. 化湿药中消除胀满的要药是哪味药？能安胎的药是哪味药？

第十一章

利水渗湿药

【学习目标】

　　掌握利水渗湿药的含义、功效、适应范围与使用注意事项；各类利水渗湿药的性能特点、功效与适应范围；功效相似药物应用的异同点；茯苓、薏苡仁、泽泻、车前子、滑石、木通、金钱草、茵陈、垂盆草的功效、应用、用量用法。

　　熟悉猪苓、香加皮、通草、瞿麦、萹蓄、海金沙、石韦、虎杖的功效、应用、用量用法。

　　了解车前草、川木通、灯心草、地肤子、绵萆薢、粉萆薢、连钱草、广金钱草、玉米须的功效、应用、用量用法。

　　凡以通利水道，渗泄水湿为主要功效的药物，称为利水渗湿药。

　　利水渗湿药味多甘淡，具有利水消肿、利尿通淋、利湿退黄等功效。适用于小便不利、水肿、痰饮、淋证、黄疸、湿疮、泄泻、带下、湿温等水湿所致各种病证。

　　利水渗湿药根据其药性及功效特点，可分为利水消肿药、利尿通淋药和利湿退黄药三类。

　　应用利水渗湿药，需根据不同病证，选择适宜的药物，并做相应的配伍。此外，利水渗湿药还常与行气药配伍，以提高疗效。

　　利水渗湿药易耗伤津液，对阴亏津少、遗精滑精者应慎用或忌用。有些药物有较强的通利作用，孕妇应慎用。

第一节　利水消肿药

　　利水消肿药性味甘淡或微寒，具有利水消肿的作用，适用于水湿内停之水肿、小便不利，以及泄泻、痰饮等证。使用时常根据不同病证，适当配伍其他药物。

茯 苓

本品为多孔菌科真菌茯苓 *Poria cocos*（Schw.）Wolf 的干燥菌核。野生或栽培，主产于云南、湖北、四川等地。产云南者称"云苓"，质较优。多于 7～9 月采挖，挖出后除去泥沙，堆置"发汗"后，摊开晾至表面干燥，再"发汗"，反复数次至现皱纹、内部水分大部散失后，阴干，称为"茯苓个"；或将鲜茯苓按不同部位切制，阴干，分别称为"茯苓块"和"茯苓片"。切制，生用。

【性味归经】甘、淡，平。归心、肺、脾、肾经。

【功效】利水渗湿，健脾，宁心。

【应用】

1. 用于水湿内停之水肿、小便不利。本品甘补淡渗，既补又利，作用和缓，性平而无寒热之偏，尤宜于脾虚湿盛者。若水湿内停之水肿，常与泽泻、猪苓等同用，如五苓散。

2. 用于脾虚诸证。本品能健脾补中，凡脾胃虚弱，脾虚停饮，脾虚湿盛等，均可用之。

3. 用于心悸失眠。尤适用于心脾两虚、气血不足所致心神不安，失眠，常与黄芪、当归、远志等同用，如归脾汤。

【性能特点】本品性质平和，既能利水通窍除邪热，又能滋补心脾而益肺，利而不猛，补而不峻，为利水渗湿之要药，适用于寒热虚实所致各种水肿。脾虚湿盛、心神失养而心悸失眠者，亦为常用之品。

【用量用法】10～15g，煎服。

薏苡仁

本品为禾本科植物薏苡 *Coix lacryma-jobi* L.var.*mayuen*（Roman.）Stapf 的干燥成熟种仁。我国大部分地区均产，主产于福建、河北、辽宁等地。秋季果实成熟时采割植株，晒干，打下果实，再晒干，除去外壳、黄褐色种皮和杂质，收集种仁。生用或炒用。

【性味归经】甘、淡，凉。归脾、胃、肺经。

【功效】利水渗湿，健脾止泻，除痹，排脓，解毒散结。

【应用】

1. 用于小便不利，水肿，脚气及脾虚泄泻，白带。常用于脾虚湿盛所致水肿腹胀，小便不利，常与茯苓、白术、黄芪等同用。

2. 用于湿痹而筋脉挛急疼痛。常与独活、防风、苍术等同用。

3. 用于肺痈，肠痈。

4.用于赘疣、癌肿。

【性能特点】本品甘淡微寒，生用清利湿热，兼除痹排脓，水湿兼热者尤宜。炒用健脾兼渗湿止泻，脾虚兼水湿停滞者宜用。

【用量用法】9～30g，煎服。孕妇慎用。

泽　泻

本品为泽泻科植物泽泻 *Alisma orientalis*（Sam.）Juzep. 的干燥块茎。主产于福建、四川、江西等地。冬季茎叶开始枯萎时采挖，洗净，干燥，除去须根和粗皮。麸炒或盐水炒用。

【性味归经】甘、淡，寒。归肾、膀胱经。

【功效】利水渗湿，泄热，化浊降脂。

【应用】

1.用于水湿内停之水肿，小便不利，泄泻。其利水作用较茯苓强，常与茯苓、猪苓等同用，如五苓散。

2.用于下焦湿热之淋证，遗精。治湿热淋证，常与木通、车前子等同用。

3.用于高脂血症。

【性能特点】本品甘淡性寒，归肾与膀胱经，既善渗利水湿，又能清泄肾与膀胱之热，故善治下焦湿热及水肿兼热之证。

【用量用法】6～10g，煎服。

猪　苓

本品为多孔菌科真菌猪苓 *Polyporus umbellatus*（Pers.）Fries 的干燥菌核。主产于陕西、河北、云南等地。春秋二季采挖，除去泥沙，晒干。切片，生用。

【性味归经】甘、淡，平。归肾、膀胱经。

【功效】利水渗湿。

【应用】用于小便不利，水肿，泄泻及淋浊等。本品甘淡渗泄，利水作用较茯苓强，凡水湿滞留者均可选用。若脾虚水肿、小便不利，常与茯苓、泽泻等同用，如五苓散。

【用量用法】6～12g，煎服。

香加皮

本品为萝摩科植物杠柳 *Periploca sepium* Bge. 的干燥根皮。春、秋二季采挖，剥取根皮，晒干。

【性味归经】辛、苦，温；有毒。归肝、肾、心经。

【功效】利水消肿，祛风湿，强筋骨。

【应用】用于下肢浮肿，心悸气短，风寒湿痹，腰膝酸软。

【用量用法】3～6g，煎服。

【使用注意】不宜过量服用。

知 识 链 接

1. 茯苓有利尿、镇静、加强心肌收缩力、保肝、抗肿瘤等多种药理作用。

2. 泽泻有利尿、降血脂、增加冠脉流量、降低血糖、抗脂肪肝等多种药理作用。

3. 薏苡仁有镇静、镇痛、解热、抗肿瘤、增强免疫、降血糖等多种药理作用。

4. 猪苓有利尿、增强免疫、抗肿瘤、保肝等多种药理作用。

第二节　利尿通淋药

利尿通淋药性味多苦寒或甘淡寒，入膀胱、肾经，以利尿通淋为主要作用，适用于小便短赤，热淋，血淋及膏淋等证。使用时常酌情选用并适当配伍其他药物，以提高疗效。

车前子

本品为车前科植物车前 *Plantago asiatica* L. 或平车前 *Plantago depressa* Willd. 的干燥成熟种子。前者分布全国各地，后者分布东北各省。夏、秋二季种子成熟时采收果穗。晒干，搓出种子，除去杂质。生用或盐水炙用。

【性味归经】甘，寒。归肝、肾、肺、小肠经。

【功效】清热利尿通淋，渗湿止泻，明目，祛痰。

【应用】

1.用于湿热淋证。本品甘而滑利，性寒清热，对于湿热下注而致的小便淋漓涩痛尤为适宜，常与木通、滑石等同用，如八正散。

2.用于暑湿泄泻。本品能利小便以实大便，故适用于暑湿泄泻，尤宜于水泻。

3.用于目赤肿痛，目暗昏花，翳障。常与菊花、决明子等同用。

4.用于肺热咳嗽痰多。常与瓜蒌、浙贝母、枇杷叶等清肺化痰药同用。

【性能特点】本品甘寒滑利，既能利水清热，治下焦湿热及水肿兼热等证，又长于分清浊而止泻（即利小便而实大便），治湿盛水泻。还能清肝明目，清肺化痰，治肝热目赤及痰热咳嗽。

【用量用法】9～15g，煎服，宜包煎。

附：车前草

本品为车前的全草，性味甘，寒。归肝、肾、肺、小肠经。功能清热利尿通淋，祛痰，凉血，解毒。用于热淋涩痛，水肿尿少，暑湿泄泻，痰热咳嗽，吐血衄血，痈肿疮毒。用量3～9g，煎服。

滑　石

本品为硅酸盐类矿物滑石族滑石，主含含水硅酸镁 $[Mg_3(Si_4O_{10})(OH)_2]$。主产于山东、江西、山西、辽宁等地。全年可采。采挖后，除去泥沙及杂石，洗净，研粉或水飞用。

【性味归经】甘、淡，寒。归膀胱、肺、胃经。

【功效】利尿通淋，清热解暑，外用祛湿敛疮。

【应用】

1. 用于热淋，石淋，尿热涩痛。为治湿热淋证的常用药，常与车前子、木通等同用，如八正散。其性滑利，故又可治砂淋、石淋，常与海金沙、金钱草等同用。

2. 用于暑湿，湿温证。治暑热烦渴，小便短赤，常与甘草同用，如六一散。

3. 用于湿疹，湿疮及痱子。治湿疹，湿疮，可单用或与枯矾、黄柏等为末，撒布患处；治痱子，常与薄荷脑、樟脑等制成痱子粉外用。

【性能特点】本品甘寒清热解暑，质滑利窍通淋。为暑热烦渴及热淋所常用。外用能清热收湿敛疮，用于湿疹湿疮。

【用量用法】10～20g，先煎。外用适量。

木　通

本品为木通科植物木通 *Akebia quinata*（Thunb.）Decne、三叶木通 *Akebia trifoliate*（Thunb.）Koidz. 或白木通 *Akebia trifoliate*（Thunb.）Koidz.var.*Australis*（Diels）Rehd. 的干燥藤茎。主产于陕西、山东、江苏、安徽等地。三叶木通主产于河北、山西、山东、河南等地；白木通主产于西南地区。秋季采收，截取茎部，除去细枝，阴干，切片，晒干。生用。

【性味归经】苦，微寒；有毒。归心、小肠、膀胱经。

【功效】利尿通淋，清心除烦，通经下乳。

【应用】

1. 用于口舌生疮，心烦尿赤及水肿脚气。尤适宜于心火上炎之口舌生疮，或心火下移小肠之心烦尿赤等，常与生地黄、甘草等同用。

2. 用于经闭乳少，湿热痹痛。本品性善通利，既能通经下乳，又能通利关节血脉。

【性能特点】本品苦寒清降，通利下行，善降心与小肠之热而利水通淋，兼行乳络。凡心火亢盛、小便热淋及乳络不通，均为常用之品。

【用量用法】3～6g，煎服。

通　草

本品为五加科植物通脱木 *Tetrapanax papyrifer*（Hook.）K. Koch 的干燥茎髓。秋季割取茎，截成段，趁鲜取出髓部，理直，晒干。

【性味归经】甘、淡，微寒。归肺、胃经。

【功能主治】清热利尿，通气下乳。

【应用】用于湿热淋证，水肿尿少，乳汁不下。

【用量用法】3～5g，煎服。

【使用注意】孕妇慎用。

瞿　麦

本品为石竹科植物瞿麦 *Dianthus superbus* L. 或石竹 *Dianthus chinensis* L. 的干燥地上部分。分布于中国大部分地区。夏、秋二季花果期采割，除去杂质，干燥。

【性味归经】苦，寒。归心、小肠经。

【功效】利尿通淋，活血通经。

【应用】

1. 用于热淋、血淋、石淋，小便不通，淋沥涩痛。本品苦寒降泄，能清心与小肠火，导热下行，而有利尿通淋之功，为治淋要药。

2. 用于血热瘀阻之闭经或月经不调。本品能活血通经，常与桃仁、红花、丹参、赤芍等同用。

【用量用法】9～15g，煎服。

【使用注意】孕妇慎用。

萹　蓄

本品为蓼科植物萹蓄 *Polygonum aviculare* L. 的干燥地上部分。全国各地均有分布，以河南、四川、浙江、山东为主。夏季叶茂盛时采收，除去根及杂质，晒干。

【性味归经】苦，微寒。归膀胱经。

【功能主治】利尿通淋，杀虫，止痒。

【应用】

1. 用于膀胱热淋，小便短赤，淋沥涩痛。

2. 用于虫积腹痛，皮肤湿疹，阴痒带下。本品善杀虫止痒，治蛔虫腹痛或胆道蛔虫痛，加米醋煎服；治皮肤湿疹、湿疮、阴痒等，用萹蓄煎水外洗。

【用量用法】9～15g，煎服。外用适量，煎洗患处。

海金沙

本品为海金沙科植物海金沙 *Lygodium japonicum*（Thunb.）S w. 的干燥成熟孢子。秋季孢子未脱落时采割藤叶，晒干，搓揉或打下孢子，除去藤叶。

【性味归经】甘、咸，寒。归膀胱、小肠经。

【功效】清利湿热，通淋止痛。

【应用】用于热淋，石淋，血淋，膏淋，尿道涩痛。本品其性下降，善清小肠、膀胱湿热，尤善止尿道疼痛，为治诸淋涩痛之要药。

【用量用法】6～15g，包煎。

石 韦

本品为水龙骨科植物庐山石韦 *Pyrrosia sheareri*（Bak.）Ching、石韦 *Pyrrosia lingua*（Thunb.）Farwell 或有柄石韦 *Pyrrosia petiolosa*（Christ）Ching 的干燥叶。主产于浙江、湖北、河北等地。全年均可采收。除去根茎及根，晒干或阴干。切段，生用。

【性味归经】甘、苦，微寒。归肺、膀胱经。

【功效】利尿通淋，清肺止咳，凉血止血。

【应用】

1. 用于淋证。本品能清热利水通淋，为治疗湿热淋证、石淋及水肿所常用，因其又能止血，故血淋用之尤为适宜，常与白茅根、蒲黄等同用。

2. 用于血热所致吐血、衄血、尿血、崩漏等。可单用或与侧柏叶、栀子、丹参等同用。

3. 用于治肺热咳嗽气喘。

【用量用法】6～12g，煎服。

知 识 链 接

1. 车前子有利尿、祛痰、镇咳、平喘、抑菌等多种药理作用。

2. 滑石有保护皮肤、黏膜及抗菌等多种药理作用。

3. 木通有利尿、抗菌等多种药理作用。

第三节 利湿退黄药

利湿退黄药性味多苦寒，入脾胃肝胆经。具有利湿退黄作用，主要用于湿热黄疸证。使用时常根据不同病证，适当配伍其他药物。

金钱草

本品为报春花科植物过路黄 *Lysimachia christinae* Hance 的干燥全草。江南各省均有分布。夏、秋二季采收，去除杂质，晒干。切段，生用。

【性味归经】甘、咸，微寒。归肝、胆、肾、膀胱经。

【功效】利湿退黄，利尿通淋，解毒消肿。

【应用】

1. 用于湿热黄疸。本品既能清肝胆火，又能利下焦湿热，常与茵陈蒿、栀子等同用。

2. 用于热淋、石淋。本品既能利水通淋，又能排石，尤宜用于石淋证。

3. 用于恶疮肿毒，毒蛇咬伤。内服外用均有良效。

【性能特点】本品甘淡利尿，咸能软坚，微寒清热，能利尿排石，清湿热，退黄疸，尤为排石要药。适用于肝胆及尿路结石、黄疸诸证，对于恶疮肿毒不论内服外用，均有良效。

【用量用法】15 ～ 60g，煎服。

茵　陈

本品为菊科植物滨蒿 *Artemisia scoparia* Waldst.et Kit. 或茵陈蒿 *Artemisia capillaris* Thunb. 的干燥地上部分。我国大部分地区均有分布，主产于陕西、山西、安徽等地。春季幼苗高 6 ～ 10cm 时采收或秋季花蕾长成时采割。春季采收的习称"绵茵陈"，秋季采割的称"茵陈蒿"。生用。

【性味归经】苦、辛，微寒。归脾、胃、肝、胆经。

【功效】清利湿热，利胆退黄。

【应用】

1.用于黄疸。本品功善利湿清热退黄，不论阳黄、阴黄均可应用。湿热阳黄者，常与栀子、大黄等同用，如茵陈蒿汤；若黄疸湿重于热，常与茯苓、猪苓等同用，如茵陈五苓散。若寒湿阴黄者，常与附子、干姜等同用。

2.用于湿疹，湿疮。常与黄柏、苦参等同用，亦可单味煎汤外洗。

【性能特点】本品苦辛微寒，善清利脾胃肝胆湿热，使之从小便而出，为治黄疸要药。并可用于湿疹瘙痒。

【用量用法】6～15g，煎服。外用适量，煎汤熏洗。

垂盆草

本品为景天科植物垂盆草 *Sedum sarmentosum* Bunge. 的干燥全草。全国各地均产。夏、秋二季采收。除去杂质，干燥。生用或鲜用。

【性味归经】甘、淡，凉。归肝、胆、小肠经。

【功效】利湿退黄，清热解毒。

【应用】

1.用于湿热黄疸。本品能解毒利湿退黄。常与郁金、茵陈、金钱草等同用。

2.用于痈肿疮疡，毒蛇咬伤，水火烫伤。

【性能特点】本品甘淡性凉，能解毒利湿退黄，用于湿热黄疸、小便不利、痈肿疮疡。

【用量用法】15～30g，煎服。

虎 杖

本品为蓼科植物虎杖 *Polygonum cuspidatum* Sieb.et Zucc. 的干燥根茎和根。我国大部分地区均产，主产于江苏、江西、山东、四川等地。春、秋二季采挖。除去须根，洗净，趁新鲜切短段或厚片，晒干。生用或鲜用。

【性味归经】微苦，微寒。归肝、胆、肺经。

【功效】利湿退黄，清热解毒，散瘀止痛，止咳化痰。

【应用】

1.用于湿热黄疸，淋浊，带下。本品善泄中焦瘀滞，降泄肝胆湿热，是清热利湿之良药。湿热黄疸者，可单用本品煎服；或与栀子、茵陈、黄柏等同用，效果更佳。

2.用于烧烫伤，痈肿疮毒，毒蛇咬伤等。

3.用于血瘀经闭，跌打损伤。

4.用于肺热咳嗽。可单味煎服，或与贝母、枇杷叶、杏仁等同用。

【用量用法】10～15g，煎服。外用适量，制成煎液或油膏涂敷。

【使用注意】孕妇慎用。

知 识 链 接

1. 金钱草有促进胆汁分泌、排石、抗炎、抑制免疫、松弛血管平滑肌等多种药理作用。

2. 茵陈有保肝利胆、解热、抗肿瘤和降压等多种药理作用。

3. 垂盆草有保肝、抑菌等多种药理作用。

附：其他利水渗湿药（表 11-1）

表 11-1　其他利水渗湿药

分类	药名	性味归经	功效与应用	用量用法
利尿通淋	川木通	苦，寒 归心、小肠、膀胱经	利尿通淋，清心除烦，通经下乳 用于淋证，水肿，心烦尿赤，口舌生疮，经闭乳少，湿热痹痛	3～6g，煎服
	灯心草	甘、淡，微寒 归心、肺、小肠经	清心火，利小便 用于心烦失眠，尿少涩痛，口舌生疮	1～3g，煎服
	地肤子	辛、苦，寒 归肾、膀胱经	清热利湿，祛风止痒 用于小便涩痛，阴痒带下，风疹，湿疹，皮肤瘙痒	9～15g，煎服 外用适量，煎汤熏洗
	绵草薢	苦，平 归肾、胃经	利湿去浊，祛风除痹 用于膏淋，白浊，白带过多，风湿痹痛，关节不利，腰膝疼痛	9～15g，煎服
	粉草薢	苦，平 归肾、胃经	利湿去浊，祛风除痹 用于膏淋，白浊，白带过多，风湿痹痛，关节不利，腰膝疼痛	9～15g，煎服
利湿退黄药	连钱草	辛、微苦，微寒 归肝、肾、膀胱经	利湿通淋，清热解毒，散瘀消肿 用于热淋，石淋，湿热黄疸，疮痈肿痛，跌打损伤	15～30g，煎服 外用适量，煎汤洗
	广金钱草	甘、淡，凉 归肝、肾、膀胱经	利湿退黄，利尿通淋 用于黄疸尿赤，热淋，石淋，小便涩痛，水肿尿少	15～30g，煎服
	玉米须	甘，平 归膀胱、肝、胆经	利水消肿，利湿退黄 用于水肿，小便不利，黄疸	30～60g，煎服

考纲摘要

1. 利水渗湿药的性能特点、功效、适应范围与使用注意事项。
2. 各类化湿药的性能特点、功效与适应范围。
3. 利水消肿药：茯苓、薏苡仁、泽泻的功效、应用、用法用量。
4. 利尿通淋药：车前子、滑石、木通的功效、应用、用法用量。
5. 利湿退黄药：金钱草、茵陈、垂盆草的功效、应用、用法用量。

复习思考

1. 利水渗湿药的含义、功效、适应范围各是什么？
2. 利水渗湿药分为哪几类？各适用于何种病证？
3. 鉴别各组药物功用的异同点：
   茯苓与猪苓　金钱草与茵陈
4. 利水渗湿药中宜包煎的药物有哪些？
5. 治疗膏淋的要药是什么？

第十二章

温里药

【学习目标】

掌握温里药的含义、功效、适应范围与使用注意事项；功效相似药物应用的异同点；附子、干姜、肉桂、吴茱萸的功效、应用、用量用法。

熟悉小茴香、丁香、花椒、高良姜的功效、应用、用量用法。

了解紫母丁香、胡椒、荜茇、荜澄茄的功效、应用、用量用法。

凡以温里祛寒，治疗里寒证为主要功效的药物，称为温里药，又称祛寒药。

温里药大多味辛而性温热，辛能散行，温热散寒，善走脏腑，故具有温里祛寒、温经止痛的作用，个别药物尚能助阳、回阳。主要适用于里寒证，其中包括寒邪内侵，直中脾胃或脾胃虚寒所致脘腹冷痛，呕吐泄泻；肺寒痰饮所致痰鸣咳喘，痰白清稀；寒侵肝经引起的少腹冷痛，寒疝腹痛或厥阴头痛；肾阳不足所致阳痿宫冷，腰膝冷痛，夜尿频多，滑精遗尿；心肾阳虚所致心悸怔忡，畏寒肢冷，小便不利，肢体浮肿；亡阳证所表现的畏寒，汗出神疲，四肢厥逆，脉微欲绝等。

在使用温里药时常根据具体证候进行适当配伍，如外寒内侵，表寒仍未尽时，宜配伍辛温解表药；寒凝经脉、气滞血瘀者，宜配伍行气活血药；寒湿内阻者，宜配伍芳香化湿药或温燥祛湿药；脾肾阳虚者，宜配伍温补脾肾药；亡阳气脱者，宜配伍大补元气药。

温里药多为辛热燥烈之品，易动火耗阴，凡实热证、阴虚火旺、津血亏虚者禁用；孕妇及天气炎热时应慎用；部分药物有毒，应注意炮制、用法、用量，以保证用药安全。

附 子

本品为毛茛科植物乌头 *Aconitum carmichaeli* Debx. 的子根的加工品。主产于四川、湖北、湖南等地。6月下旬至8月上旬采挖，除去母根、须根及泥沙，习称"泥附子"，加工炮制为盐附子、黑附片（黑顺片）、白附片、淡附片、炮附片。

【性味归经】辛、甘，大热；有毒。归心、肾、脾经。

【功效】回阳救逆，补火助阳，散寒止痛。

【应用】

1. 用于亡阳证。见面色苍白，神衰欲寐，四肢厥逆，吐利汗出，脉微细等。常与干姜同用，以增强回阳救逆之功，如四逆汤。若兼气脱而又出现冷汗淋漓，呼吸微弱，脉微欲绝等，常与人参同用，如参附汤。

2. 用于肾阳不足所致腰膝酸软，阳痿滑精，宫寒不孕，夜尿频多。常与肉桂、山茱萸、熟地黄等同用。

3. 用于脾肾阳虚所致脘腹冷痛，呕吐泄泻，小便不利，肢体浮肿。常与白术、党参、茯苓等同用。

4. 用于寒湿痹痛。常与桂枝、白术、甘草等同用。

【性能特点】本品性味辛、甘，大热，其性走而不守，能通行十二经，故能上补心阳而通脉，中温脾阳而健运，下助肾阳而益火，外达皮毛而散寒湿，为回阳救逆第一要药，亦为治寒湿痹痛的常用药，尤善治寒痹痛剧者。

【用量用法】3～15g，煎服，用时应先煎 0.5～1 小时，至口尝无麻辣感为度。

【使用注意】本品性味辛热燥烈，热证、阴虚阳亢及孕妇禁用；不宜与半夏、瓜蒌、天花粉、贝母、白蔹、白及同用；生品外用，内服需经炮制。若内服过量，或炮制、煎煮方法不当，可引起中毒。

干 姜

本品为姜科植物姜 *Zingiber officinale* Rosc. 的干燥根茎。主产于四川、广东、广西、湖南、湖北等地。均系栽培。冬季采挖，除去须根及泥沙，晒干或低温烘干。生用。

【性味归经】辛，热。归脾、胃、肾、心、肺经。

【功效】温中散寒，回阳通脉，温肺化饮。

【应用】

1. 用于脾胃虚寒证。见胃脘冷痛，呕吐泄泻等。常与党参、白术等同用，如理中丸。亦可单用本品治疗寒邪直中脏腑引起的腹痛。

2. 用于亡阳厥逆证。见面色苍白，四肢厥冷，神疲欲寐，汗出吐利，脉微细等。常与附子同用以加强附子回阳救逆之功，并可降低附子的毒性，如四逆汤。

3. 用于寒饮咳喘。见咳嗽喘促，形寒背冷，痰多清稀等。常与细辛、五味子、麻黄等同用，如小青龙汤。

【性能特点】本品性味辛热，归脾、胃、心、肾、肺经，能通心阳以救逆，温脾阳以散寒，温肺寒以化饮。因其主入脾胃而长于温散中焦之寒邪，为温暖中焦之主要药；与附子合用可助附子回阳救逆之功效，并可降低附子的毒性，故有"附子无姜不热"之说；干姜尚能温肺化饮。

【用量用法】3 ～ 10g，煎服。

【使用注意】本品辛热燥烈，阴虚内热、血热妄行者忌用。

肉　桂

本品为樟科植物肉桂 *Cinnamomum cassia* Presl 的干燥树皮。主产于广东、广西、海南、云南等地。多于秋季剥取，阴干。生用。

【性味归经】辛、甘，大热。归肾、脾、心、肝经。

【功效】补火助阳，引火归原，散寒止痛，温经通脉。

【应用】

1. 用于肾阳不足，命门火衰证。见腰膝冷痛，夜尿遗尿，阳痿宫冷，滑精遗尿。常与附子、熟地黄等同用，如肾气丸。

2. 用于下元虚衰，虚阳上浮证。见面赤，虚喘，汗出，心悸，失眠。常与山茱萸、五味子、人参、牡蛎等同用。

3. 用于寒邪内侵或脾胃虚寒引起的脘腹冷痛。可单用或与干姜、高良姜等同用。

4. 用于寒凝疼痛诸证。见胸痹心痛，寒疝腹痛，寒湿腰痛，阴疽流注等。本品善能散寒止痛。

5. 用于寒凝血瘀所致妇人产后恶露不尽，腹痛不止，痛经，经闭，月经不调。

6. 用于久病体虚气血不足。常少量加于补气益血方中。

【性能特点】本品性味辛、甘，大热，可补火助阳，散寒通经，为治命门火衰之要药；大热入肾肝，能使下元虚衰所致上浮之虚阳回归故里，故称引火归原，治虚阳上浮证；其温运阳气，可助气血生长，与益气补血药同用，能治久病体虚、气血不足者。

【用量用法】1 ～ 5g，煎服，宜后下。研末冲服，1 ～ 2g。

【使用注意】阴虚火旺、内有实热、血热妄行出血者忌用；孕妇慎用；不宜与赤石脂同用。

吴茱萸

本品为芸香科植物吴茱萸 *Evodia rutaecarpa*（Juss.）Benth.、石虎 *Evodia rutaecarpa*（Juss.）Benth.var.*officinalis*（Dode）Huang 或疏毛吴茱萸 *Evodia rutaecarpa*（Juss.）Benth. var. *bodinieri*（Dode）Huang 的干燥近成熟果实。主产于贵州、广西、湖南等地。8 ～ 11月果实尚未开裂时，剪下果枝，晒干或低温干燥，除去枝、叶、果梗等杂质。用甘草汤制过

应用。

【性味归经】辛、苦，热；有小毒。归肝、脾、胃、肾经。

【功效】散寒止痛，降逆止呕，助阳止泻。

【应用】

1. 用于肝寒气滞诸痛证，为治肝寒气滞诸痛之要药。治厥阴头痛，干呕吐涎沫，常与人参、生姜等同用，如吴茱萸汤；治冲任虚寒、瘀血阻滞引起的痛经，常与桂枝、当归、川芎等同用，如温经汤；治寒疝腹痛，常与小茴香、川楝子、木香等同用。

2. 用于胃寒引起的呕吐不止，腹痛。常与生姜、半夏等同用。亦可治肝郁化火，肝胃不和所致胁痛口苦，呕吐吞酸，常与黄连同用，如左金丸。

3. 用于脾肾阳虚所致五更泄泻。常与补骨脂、肉豆蔻、五味子等同用，如四神丸。

【性能特点】本品辛散苦降，性热祛寒，主入肝经，长于散肝经之寒邪，又疏肝降逆止痛，为治肝寒气滞诸痛之要药，尤宜治厥阴头痛。又能温胃降逆止呕，温脾益肾，助阳止泻。

【用量用法】2 ～ 5g，煎服。外用适量。

【使用注意】本品性味辛热燥烈，易耗气动火，故不宜多服久用；阴虚有热者忌用。

小茴香

本品为伞形科植物茴香 *Foneniculum vulgare* Mill. 的干燥成熟果实。全国各地均有栽培。秋季果实初熟时采割植株，晒干，打下果实，除去杂质。生用或盐水炙用。

【性味归经】辛，温。归肝、肾、脾、胃经。

【功效】散寒止痛，理气和胃。

【应用】

1. 用于寒疝腹痛，睾丸偏坠，少腹冷痛，经寒腹痛。本品入肝肾，能温肾暖肝，散寒止痛，为治寒疝腹痛之要药。常与乌药、青皮、高良姜等同用，亦可单用炒热，布裹温熨腹部。治睾丸偏坠，常与橘核、山楂等同用；治经寒腹痛，常与当归、川芎、肉桂等同用。

2. 用于中焦虚寒气滞所致脘腹胀痛，食少吐泻。

【用量用法】3 ～ 6g，煎服。外用适量。

【使用注意】阴虚火旺者慎用。

丁　香

本品为桃金娘科植物丁香 *Eugenia caryophyllata* Thunb. 的干燥花蕾。习称公丁香。主产于坦桑尼亚、马来西亚、印度尼西亚，我国主产于广东、海南等地。常于 9 月至次年 3

月，花蕾由绿色转红时采收，晒干。生用。

【性味归经】辛，温。归脾、胃、肺、肾经。

【功效】温中降逆，散寒止痛，补肾助阳。

【应用】

1. 用于胃寒呕吐，呃逆，为治胃寒呕逆之要药。治胃寒呕吐，常与半夏、生姜同用；治虚寒呃逆，常与柿蒂、党参、生姜等同用；治脾胃虚寒之吐泻、食少，常与白术、砂仁等同用。亦可治妊娠恶阻。

2. 用于胃寒脘腹冷痛。

3. 用于肾阳不足所致腰膝酸软，阳痿宫冷。

【用量用法】1～3g，煎服。

【使用注意】热证及阴虚内热者忌用。不宜与郁金同用。

附：母丁香

本品为丁香的近成熟果实。性味辛，温，归脾、胃、肺、肾经。功能温中降逆，补肾助阳。用于脾胃虚寒，呃逆呕吐，食少吐泻，心腹冷痛，肾虚阳痿。1～3g，煎服或研末外敷。不宜与郁金同用。

花 椒

本品为芸香科植物青椒 *Zanthoxylum schinifolium* Sieb.et Zucc. 或花椒 *Zanthoxylum bungeanum* Maxim. 的干燥成熟果皮。我国大部分地区均产，但以四川产者为佳，又名川椒、蜀椒。秋季采收成熟果实，晒干，除去种子及杂质。生用或炒用。

【性味归经】辛，温。归脾、胃、肾经。

【功效】温中止痛，杀虫止痒。

【应用】

1. 用于外寒内侵或脾胃虚寒引起的腹痛，呕吐，泄泻。治外寒内侵，常与生姜、白豆蔻等同用；治脾胃虚寒，常与干姜、人参等同用，如大建中汤。亦可用于夏伤湿冷，泄泻不止，常与肉豆蔻同用。

2. 用于虫积腹痛证。见腹痛，手足厥逆，烦闷吐蛔，常与乌梅、干姜、黄柏等同用，如乌梅丸。另可单用本品煎汤，保留灌肠，治小儿蛲虫引起的肛周瘙痒。

3. 用于湿疹，妇人阴痒。治湿疹瘙痒，可单用或与苦参、蛇床子、地肤子、黄柏等煎汤外洗；治妇人阴痒，常与吴茱萸、蛇床子、藜芦、陈茶、烧盐同用，煎汤熏洗。

【用量用法】3～6g，煎服。外用适量，煎汤熏洗。

高良姜

本品为姜科多年生草本植物高良姜 *Alpihia officinarum* Hance 的干燥根茎。主产于广东、海南、广西等地。夏末秋初采挖。晒干。生用。

【性味归经】辛，热。归脾、胃经。

【功效】温胃止呕，散寒止痛。

【应用】

1. 用于胃寒脘腹冷痛，常与干姜同用，如二姜丸。

2. 用于胃寒呕吐，可单用，或与半夏、生姜等温中止呕药同用。

【用量用法】3 ～ 6g，煎服。

知 识 链 接

1. 附子有强心、抗心律失常、扩张血管、调节血压、提高耐缺氧能力、抗心肌缺血、抗休克、抗寒冷、促进下丘脑－垂体－肾上腺轴功能、增强免疫功能、抗炎、镇静、镇痛及局麻等作用。

2. 干姜有扩张血管、强心、升血压、抗缺氧、增强肠道运动、促进消化、抗溃疡、保护胃黏膜、利胆、止吐、镇痛、镇静、解热、抗炎、提高免疫功能、抑制血小板聚集、抗血栓形成、抗过敏、抗菌及镇咳祛痰等作用。

3. 肉桂有强心、扩张血管、抗血栓形成、抗缺氧、抗氧化、改善性功能、保护肾上腺皮质功能、抗溃疡、利胆、镇痛、镇静、解热、抗炎、抑菌等作用。

附：其他温里药（表 12-1）

表 12-1 其他温里药

药名	性味归经	功效与应用	用量用法
胡椒	辛，热 归胃、大肠经	温中散寒，下气，消痰 用于胃寒呕吐，腹痛泄泻，食欲不振，癫痫痰多	0.6 ～ 1.5g，煎服 外用适量
荜茇	辛，热 归胃、大肠经	温中散寒，下气止痛 用于脘腹冷痛，呕吐，泄泻，寒凝气滞，胸痹心痛，偏头痛；外治牙痛	1.5 ～ 3g，煎服 外用适量，研末塞蛀齿孔中
荜澄茄	辛，温 归脾、胃、肾、膀胱经	温中散寒，行气止痛 用于胃寒呕逆，脘腹冷痛，寒疝腹痛，寒湿郁滞，小便浑浊	1 ～ 3g，煎服

考纲摘要

1. 温里药的性能特点、功效、适应范围与使用注意事项。
2. 温里药：附子、干姜、肉桂、吴茱萸的功效、应用、用法用量。

复习思考

1. 温里药的含义、功效和适应范围各是什么？
2. 鉴别下列各组药物功用的异同点：

  附子与干姜　附子与肉桂　肉桂与干姜
3. 附子在用法方面应注意什么？
4. "回阳救逆第一药"所指何药？为什么？
5. 何药具引火归原之效？其主要适应证是什么？

第十三章

理气药

【学习目标】

　　掌握理气药的含义、功效、适应范围与使用注意事项；功效相似药物应用的异同点；陈皮、枳实、木香、香附、沉香、川楝子的功效、应用、用量用法。

　　熟悉青皮、乌药、佛手、香橼、大腹皮、薤白的功效、应用、用量用法。

　　了解橘核、枳壳、化橘红、檀香、青木香、荔枝核、甘松、玫瑰花、柿蒂的功效、应用、用量用法。

　　凡以疏理气机为主要作用，治疗气滞或气逆证的药物，称为理气药，又称行气药。

　　理气药大多为芳香之品，性味辛苦温。味辛行散，味苦降泄，芳香走窜，性温通行，故能行气、降气、解郁、散结，即有疏畅气机之功效。因药物有主归脾、胃、肝、肺经之不同，以及性能的差异，因而理气药分别具有理气健脾、疏肝解郁、理气宽胸、行气止痛、破气散结等作用。适用于气机郁滞所致病证，主要包括脾胃气滞所致脘腹胀满，痞闷疼痛，恶心呕吐，大便不调等；肝气郁滞所致抑郁不乐，胁肋胀满疼痛，乳房胀痛，月经不调，疝气疼痛等；肺气壅滞所致胸闷胸痛，咳嗽气喘等。

　　使用理气药时，常根据不同病证选择有相应作用的药物，并进行适当的配伍。如脾胃气滞证，要选用理气健脾药，同时又因兼有饮食积滞、脾胃气虚、湿热阻滞、寒湿困脾的不同，而分别配伍相应的消导药、补中益气药、清热除湿药、苦温燥湿药；肝气郁滞证，应选用疏肝理气药，又因兼有肝血不足、肝经受寒、瘀血阻滞的不同，而分别配伍养血柔肝药、暖肝散寒药、活血祛瘀药；肺气壅滞证，在选用理气宽胸药的同时，更因兼有外邪客肺、痰饮阻肺的不同，而分别配伍宣肺解表药、祛痰化饮药。

　　理气药多为辛温香燥之品，易耗气伤阴，凡气阴不足者慎用。

陈 皮

本品为芸香科植物橘 *Citrus reticulata* Blanco 及其栽培变种的干燥成熟果皮。主产于广东、福建、四川、浙江等地。秋末冬初时采摘成熟果实，剥取果皮，晒干或低温干燥。以陈久者为佳，故称陈皮。切丝，生用。

【性味归经】苦、辛，温。归脾、肺经。

【功效】理气健脾，燥湿化痰。

【应用】

1. 用于脾胃气滞证。见脘腹胀满，痞闷疼痛，恶心呕吐，泄泻，或大便时干时稀，脉弦等。尤适用于寒湿中阻之气滞证，常与苍术、厚朴等同用，如平胃散。

2. 用于痰湿、寒痰壅肺引起的咳嗽，气喘。为治痰之要药。治痰湿咳嗽，常与半夏、茯苓等同用，如二陈汤；治寒痰咳嗽，常与干姜、细辛、五味子等同用，如苓甘五味姜辛汤。

3. 用于呕吐，呃逆。本品善疏理气机，有一定的和胃止呕作用。

此外还可用于治疗胸痹，胸中气塞短气。常与枳实、生姜等同用。

【性能特点】本品辛散苦降，温和不峻，善疏理气机，其芳香入脾、肺，故既理气健脾，调中快膈，又燥湿化痰，宣降肺气，为治脾胃气滞、痰湿壅肺之要药。

【用量用法】5～10g，煎服。

附：橘核

本品为橘及其栽培变种的干燥成熟种子。性味苦，平。归肝、肾经。功能理气，散结，止痛。用于疝气疼痛，睾丸肿痛，乳痈乳癖。用量 3～9g，煎服。

青 皮

本品为芸香科植物橘 *Citrus reticulata* Blanco 及其栽培变种的干燥幼果或未成熟果实的果皮。主产于广东、福建、四川等地。5～6 月间收集自落的幼果，晒干，习称"个青皮"；7～8 月采收未成熟的果实，在果皮上纵剖成四瓣至基部，除尽瓤瓣，晒干，习称"四花青皮"。生用或醋炙用。

【性味归经】苦、辛，温。归肝、胆、胃经。

【功效】疏肝破气，消积化滞。

【应用】

1. 用于肝气郁结证。症见胸胁胀痛，精神抑郁，胸闷，叹气后则舒，乳房肿痛，疝气疼痛，经行不畅或痛经等。常与柴胡、郁金、香附等同用。

2. 用于气滞或食积引起的脘腹疼痛。治气滞脘腹胀痛，常与大腹皮等同用；治食积腹痛，常与山楂、神曲、麦芽等同用。

3.用于气滞血瘀之癥瘕积聚，久疟痞块。本品药性较峻，能破气散结，常与三棱、莪术、丹参等活血消癥药同用。

【用量用法】3～10g，煎服。醋炙疏肝止痛力强。

枳　实

本品为芸香科植物酸橙 *Citrus aurantium* L. 及其栽培变种或甜橙 *Citrus sinensis* Osbeck 的干燥幼果。主产于四川、江西、福建、江苏等地。5～6月收集自落的果实，除去杂质，自中部横切为两半，晒干或低温干燥，较小者直接晒干或低温干燥。生用或麸炒用。

【性味归经】苦、辛、酸，微寒。归脾、胃经。

【功效】破气消积，化痰散痞。

【应用】

1.用于肠胃积滞，脘腹痞满胀痛。治饮食积滞，常与山楂、麦芽、神曲等同用；若兼见热结便秘，常与大黄、芒硝等同用，如大承气汤；见泻痢、腹痛里急后重者，常与黄芩、黄连等同用，如枳实导滞丸。

2.用于痰湿阻滞之胸脘痞满，胸痹，咳嗽痰多。常与薤白、瓜蒌、桂枝等同用。

3.用于产后瘀滞腹痛。能行气以助活血而止痛，常与芍药等份为末同用。

此外，尚可用于中气下陷所致脏器下垂证。可单用，亦常与补气升阳药同用，以增强疗效。

【性能特点】本品苦泄辛散，其行气之力较猛，能破气消积以除胀满，行气消痰以通痞塞，凡积滞内停，气机受阻而致的一切病症皆可使用。主入脾胃，为治胃肠积滞及痰壅胸痞之要药。

【用量用法】3～10g，大量可用至30g，煎服。炒后性较平和。

【使用注意】本品行气力较猛，孕妇慎用。

附：枳壳

本品为酸橙及其栽培变种的干燥未成熟果实。性味苦、辛、酸，微寒。归脾、胃经。功能理气宽中，行滞消胀。用于胸胁气滞，胀满疼痛，食积不化，痰饮内停，脏器下垂。3～10g，煎服。孕妇慎用。

木　香

本品为菊科植物木香 *Aucklandia lappa* Decne. 的干燥根。主产于广西、云南者，称为云木香；主产于四川、西藏等地者，称为川木香。秋、冬二季采挖，除去泥沙及须根，切段，大的再纵剖成瓣，干燥后撞去粗皮。生用或煨用。

【性味归经】辛、苦，温。归脾、胃、大肠、胆、三焦经。

【功效】行气止痛，健脾消食。

【应用】

1. 用于脾胃气滞所致脘腹胀痛。可单用或常与枳壳、厚朴、陈皮等同用，如木香顺气散；若兼脾虚，食少便溏者，常与党参、白术等同用，如香砂六君子汤；若食积气滞，兼呕恶嗳气，大便腐臭，常与麦芽等同用。

2. 用于湿热泻痢里急后重。善行大肠气滞，为治湿热泻痢里急后重之要药，常与黄连同用，如香连丸。

3. 用于肝失疏泄，胆失条达所致胁腹疼痛，口苦，黄疸，疝气疼痛。

【性能特点】本品辛散行气，苦泄温通，芳香性燥，善行脾胃、大肠气滞，为行气调中止痛之要药，尤常用于治疗大肠气滞，下痢腹痛，里急后重之病证。其归三焦、胆经，故还具有疏肝利胆之作用。

【用量用法】3～6g，煎服。生用行气力强，用于气滞；煨用行气力缓，用以止泻。

香 附

本品为莎草科植物莎草 *Cyperus rotundus* L. 的干燥根茎。全国大部分地区均产，主产于广东、河南、四川、浙江、山东等地。秋季采挖，燎去毛须，置沸水中略煮或蒸透后晒干，或燎后直接晒干。生用或醋炙用。

【性味归经】辛、微苦、微甘，平。归肝、脾、三焦经。

【功效】疏肝解郁，理气宽中，调经止痛。

【应用】

1. 用于肝郁气滞之胁痛，腹痛，疝气痛。为疏肝解郁，行气止痛之要药。常与柴胡、川芎、枳壳等同用。

2. 用于月经不调，经闭，痛经，乳房胀痛。治月经不调，经闭，痛经，常与川芎、当归、柴胡等同用，亦可单用，为妇科调经之要药；治乳房胀痛，常与柴胡、青皮、瓜蒌皮等同用。

【性能特点】本品味辛能行，微苦能降，芳香走窜，善于疏肝理气，调经止痛，为疏肝理气之良药，亦为治妇人月经不调之要药。

【用量用法】6～10g，煎服。醋炙止痛之力增强。

沉 香

本品为瑞香科植物白木香 *Aquilaria sinensis*（Lour.）Gilg 含有树脂的木材。主产于广东，广西、福建、台湾等地亦产。全年均可采收，割取含树脂的木材，除去不含树脂的部分，阴干。打碎或锉末，生用。

【性味归经】辛、苦，微温。归脾、胃、肾经。

【功效】行气止痛，温中止呕，纳气平喘。

【应用】

1. 用于寒凝气滞之胸腹胀闷疼痛。善散胸腹阴寒，以行气止痛，常与乌药、木香、槟榔等同用。

2. 用于胃寒呕吐呃逆。善温胃降逆止呕，常与陈皮、胡椒等同用，如沉香丸。

3. 用于肾不纳气之气逆喘急。常与肉桂、附子、补骨脂等同用。

【性能特点】本品辛香走窜，温散里寒，味苦质重沉降，集理气、降逆、温肾纳气于一身，且微温而不燥，行而不泄，无破气之害，故为理气良药。

【用量用法】1～5g，煎服，宜后下；或研末冲服。

川楝子

本品为楝科植物川楝 *Melia toosendan* Sieb.et Zucc. 的干燥成熟果实。我国南方各地均产，以四川产者为佳。冬季果实成熟时采收，除去杂质，干燥。用时打碎。生用或炒用。

【性味归经】苦，寒；有小毒。归肝、小肠、膀胱经。

【功效】疏肝泄热，行气止痛，杀虫。

【应用】

1. 用于肝郁气滞或肝郁化火，胸腹诸痛证。常与延胡索等行气止痛药同用。

2. 用于蛔虫引起的虫积腹痛。能杀蛔行气止痛，常与槟榔、使君子等同用。

3. 用于头癣，将本品焙黄研末制成软膏外涂。

【性能特点】本品苦寒降泄，能清肝火，泄郁热而行气止痛，用治肝郁气滞或肝胃不和诸痛，兼热者最宜。又有小毒，内服能杀虫，外用能疗癣。

【用量用法】5～10g，煎服。外用适量，研末调涂。

【使用注意】本品有毒，不可过量或久用。

乌 药

本品为樟科植物乌药 *Lindera aggregate*（Sims）Kosterm. 的干燥块根。主产于浙江、安徽、江苏、陕西等地。全年均可采挖，除去细根，洗净，趁鲜切片，晒干，或直接晒干。生用或麸炒用。

【性味归经】辛，温。归肺、脾、肾、膀胱经。

【功效】行气止痛，温肾散寒。

【应用】

1.用于寒凝气滞胸腹诸痛证。如胸腹胁肋闷痛，常与薤白、瓜蒌皮、延胡索等同用；治脘腹胀痛，可与香附、木香、陈皮等同用；治寒疝腹痛，常与小茴香、青皮、高良姜等同用；治寒凝气滞痛经，可与当归、香附、木香等同用。

2.用于肾阳不足、膀胱虚冷之尿频、遗尿。常与益智仁、山药等同用，如缩泉丸。

【用量用法】6～10g，煎服。

佛 手

本品为芸香科植物佛手 *Citrus medica* L.var.*sarcodactylis* Swingle 的果实。主产于广东、四川、浙江等地。秋季果实尚未变黄或刚变黄时采收。切薄片，晒干或低温干燥。生用。

【性味归经】辛、苦、酸，温。归肝、脾、胃、肺经。

【功效】疏肝理气，和胃止痛，燥湿化痰。

【应用】

1.用于肝气郁滞，胁肋胀痛，常与柴胡、郁金、枳实等同用。

2.用于脾胃气滞，脘腹胀痛，呕恶食少，常与枳实、陈皮、木香等同用。

3.用于湿痰壅肺，咳嗽痰多，胸闷气急作痛，常与半夏、陈皮、瓜蒌皮等同用。

【用量用法】3～10g，煎服。

香 橼

本品为芸香科植物枸橼 *Cirus medica* L. 或者香圆 *Citrus wilsonii* Tanaka 的成熟果实。主产于浙江、江苏、广东等地。秋季果实成熟时采收。趁鲜切片，晒干或低温干燥。生用。

【性味归经】辛、苦、酸，温。归肝、脾、肺经。

【功效】疏肝理气，宽中，化痰。

【应用】

1.用于肝气郁滞，胁肋胀痛，常与柴胡、郁金、佛手等同用。

2.用于脾胃气滞，脘腹胀痛，嗳气，呕恶食少，常与枳壳、砂仁、木香等同用。

3.用于湿痰壅肺，咳嗽痰多胸闷，常与半夏、陈皮、茯苓等同用。

【用量用法】3～10g，煎服。

大腹皮

本品为棕榈科植物槟榔 *Areca catechu* L. 的果皮。主产于海南、云南、广西等地。冬季至次春采收未成熟的果实，煮后干燥，剥取果皮，打松，晒干。生用。

【性味归经】辛，微温。归脾、胃、大肠、小肠经。

【功效】行气宽中，利水消肿。

【应用】

1. 用于食积气滞，脘腹胀满，嗳气吞酸，便秘或泻而不爽，常与莱菔子、山楂、木香等同用；治湿阻气滞，脘腹胀满，则可与厚朴、苍术、陈皮等同用。

2. 用于水肿，小便不利，常与茯苓皮、生姜皮、陈皮等同用，如五皮饮；治脚气肿痛，常与吴茱萸、木瓜等同用。

【用量用法】5～10g，煎服。

薤 白

本品为百合科植物小根蒜 *Allium macrostemon* Bge. 或薤 *Allium chinensis* G.Don 的干燥鳞茎。全国各地均有分布，主产于江苏、浙江等地。夏、秋二季采挖，洗净，除去须根，蒸透或置沸水中烫透，晒干。生用。

【性味归经】辛、苦，温。归心、肺、胃、大肠经。

【功效】通阳散结，行气导滞。

【应用】

1. 用于胸痹证。为治胸痹之要药。治寒痰阻滞、胸阳不振之胸闷，胸痛，常与瓜蒌、半夏、枳实等同用，如瓜蒌薤白半夏汤、瓜蒌薤白白酒汤、枳实薤白桂枝汤。

2. 用于胃寒气滞之脘腹痞满胀痛。常与高良姜、砂仁、木香等同用。

3. 用于湿热蕴结胃肠引起的泻痢里急后重。可单用，或与黄柏、木香、枳实等同用。

【用量用法】5～10g，煎服。

知识链接

1. 陈皮有抑制胃肠道平滑肌、促进胃液分泌、抗胃溃疡、保肝、利胆、祛痰、平喘、抗炎、抗菌、抗病毒、升高血压等作用。

2. 枳实有调节胃肠蠕动、抗胃溃疡、抗炎、利胆、镇静、镇痛、抗过敏、升高血压、强心、增加心脑肾血流量、降低血管阻力、利尿及兴奋子宫等作用。

3. 木香有调节胃肠运动、促进消化液分泌、抗消化性溃疡、促进胆囊收缩、松弛支气管平滑肌、镇痛、抗菌、降血压、抗血小板聚集等作用。

4. 香附能抑制子宫、胃肠及气管平滑肌，并有促进胆汁分泌、解热、镇痛、抗炎、降血压、强心及抑菌等作用。

附：其他理气药（表 13-1）

表 13-1　其他理气药

药名	性味归经	功效与应用	用量用法
化橘红	辛、苦，温 归肺、脾经	理气宽中，燥湿化痰 用于咳嗽痰多，食积伤酒，呕恶痞闷	3～6g，煎服
檀香	辛，温 归脾、胃、心、肺经	行气温中，开胃止痛 用于寒凝气滞，胸痛，腹痛，胃痛食少；冠心病，心绞痛	2～5g，煎服 宜后下
青木香	辛、苦，寒 归肝、胃经	行气止痛，解毒消肿 用于胸胁、脘腹疼痛，泻痢腹痛，疔疮肿毒，皮肤湿疮，毒蛇咬伤	3～10g，煎服 外用适量
荔枝核	甘、微苦，温 归肝、肾经	行气散结，祛寒止痛 用于寒疝腹痛，睾丸肿痛	5～10g，煎服
甘松	辛、甘，温 归脾、胃经	理气止痛，开郁醒脾；外用祛湿消肿 用于脘腹胀满，食欲不振，呕吐；外用治牙痛，脚气肿毒	3～6g，煎服 外用适量
玫瑰花	甘、微苦，温 归肝、脾经	行气解郁，和血，止痛 用于肝胃气痛，食少呕恶，月经不调，跌扑伤痛	3～6g，煎服
柿蒂	苦、涩，平 归胃经	降逆止呃 用于呃逆	5～10g，煎服

✐ **考纲摘要**

1. 理气药的性能特点、功效、适应范围与使用注意事项。

2. 理气药：陈皮、青皮、枳实、木香、沉香、川楝子、乌药、香附的功效、应用、用法用量。

复习思考

1. 理气药的含义、功效、适应范围各是什么？

2. 比较木香与香附、陈皮与青皮功用的异同点？

3. 在使用枳实、沉香、川楝子时应注意什么？

第十四章

消食药

【学习目标】

掌握消食药的含义、功效、适应范围与使用注意事项；功效相似药物应用的异同点；山楂、麦芽、鸡内金、莱菔子的功效、应用、用量用法。

熟悉谷芽、神曲的功效、应用、用量用法。

凡以消导饮食积滞为主要作用的药物，称为消食药。

消食药多味甘、性平，主归脾、胃二经，味甘能缓、能和，可缓中焦之急、和脾胃，以促进食物的消化吸收，因此具有消食化积、健脾开胃、和中之功效。主要适用于宿食内停，饮食不化所致脘腹胀满，嗳腐吞酸，恶心呕吐，不思饮食，大便失常；以及脾胃虚弱，食积内停等证。

使用本类药物，常根据不同的病情，适当配伍其他药物。若宿食停积，脾胃气滞，常配伍理气药以行气消积；若积滞化热，常配伍苦寒清热，或轻下之品以泄热导滞；若寒湿困脾，或胃有湿浊，常配伍芳香化湿药以化湿醒脾；若脾胃虚弱，食积内停，常配伍健脾益气药以消补兼施，标本兼顾；若兼中焦虚寒，常配伍温中健脾药以助阳消食。

消食药虽多属渐消缓散之品，但仍有耗气之弊，故气虚而无积滞者，慎用。

山 楂

本品为蔷薇科植物山里红 *Crataegus pinnatifida* Bge.var. *major* N.E.Br. 或山楂 *Crataegus pinnatifida* Bge. 的干燥成熟果实。主产于河南、山东、河北等地，以山东产者质量为佳。秋季果实成熟时采收，切片，干燥。生用或炒用。

【性味归经】酸、甘，微温。归脾、胃、肝经。

【功效】消食健胃，行气散瘀，化浊降脂。

【应用】

1.用于食积不化、肉积不消所致脘腹胀满，嗳腐吞酸，腹痛泄泻。尤善消肉食油腻积滞，常与神曲、麦芽等同用，以增强消食之力。

2.用于泻痢腹痛，疝气痛。治泻痢腹痛，可单用焦山楂煎服，或山楂炭研末服，或与木香、槟榔等行气药同用；治疝气痛，常与橘核、荔枝核等同用。

3.用于产后瘀阻腹痛，恶露不尽，痛经。可单用本品加糖水煎服，或与当归、香附、红花等同用。

4.用于心腹刺痛，胸痹心痛等瘀滞胸胁痛。常与川芎、桃仁、红花等同用。

现代单用本品制剂治疗冠心病、高血压病、高脂血症等。

【性能特点】本品味酸而甘，但酸而不收，甘而不补，走脾胃，善破泄，故能助脾健胃，消食化积，尤为消油腻肉食积滞之要药。又入肝经血分，通行气血，而能行气散瘀。炒用兼能止泻止痢。

【用量用法】9～12g，大剂量30g，煎服。生山楂、炒山楂多用于消食散瘀；焦山楂、山楂炭多用于止泻止痢。

【使用注意】脾胃虚弱而无积滞者或胃酸分泌过多者，慎用。

麦　芽

本品为禾本科植物大麦 *Hordeum vulgare* L. 的成熟果实经发芽干燥而得。将麦粒用水浸泡后，保持适宜温、湿度，待幼芽长至约0.5cm时，捞出晒干或低温干燥。生用、炒黄或炒焦用。

【性味归经】甘，平。归脾、胃经。

【功效】行气消食，健脾开胃，回乳消胀。

【应用】

1.用于食积不化，脘闷腹胀，脾胃虚弱及消化不良。尤善消米、面、乳、薯芋食积。常与山楂、神曲、鸡内金同用。

2.用于妇女断乳，或乳汁郁积所致乳房胀痛。大剂量单用有回乳之功。

此外，本品有一定的疏肝解郁之功，可作为肝气郁滞或肝脾不和的辅助用药。

【性能特点】本品味甘性平，为健胃消食药中平和之品。因主含淀粉酶，促进淀粉类食物的消化，而善消米、面、乳、薯芋类食积，并有行气疏肝、回乳消胀之功。

【用量用法】10～15g，回乳炒用60g，煎服。生麦芽偏消食健胃；炒麦芽多用于回乳消胀。

【使用注意】哺乳期妇女禁用。

谷 芽

本品为禾本科植物粟 *Setaria italica*（L.）Beauv. 的成熟果实，经发芽干燥而得。将粟谷用水浸泡后，保持适宜的温、湿度，待须根长至约 6mm 时，晒干或低温干燥。生用或炒用。

【性味归经】甘，温。归脾、胃经。

【功效】消食和中，健脾开胃。

【应用】

1. 用于食积不消，腹胀口臭。本品功同麦芽，但消食之功较麦芽缓和，故能促进消化而不伤胃气。

2. 用于脾胃虚弱，不饥食少。常与党参、白术、山药等同用。

【用量用法】9～15g，煎服。炒谷芽偏于消食，焦谷芽善化积滞。

神 曲

本品为面粉和其他药物混合后经发酵而成的加工品。制法：取较大量的面粉或麸皮，与杏仁泥、赤小豆粉，以及鲜青蒿、鲜苍耳、鲜辣蓼自然汁混合拌匀，使干湿适宜，放入筐内，覆以麻叶或楮叶，保温发酵一周，长出黄菌丝时取出，切成小块，晒干即成。生用或炒用。

【性味归经】甘，辛，温。归脾、胃经。

【功效】消食和胃。

【应用】用于食积不消，脘腹胀满，食少泄泻等。常与麦芽、山楂、木香等同用。此外，对丸剂中有金石、贝壳之类，难以消化吸收者，可用神曲糊丸以助消化，如磁朱丸。

【用量用法】6～15g，煎服。止泻宜炒焦用。

鸡内金

本品为雉科动物家鸡 *Gallus gallus domesticus* Brisson 的干燥沙囊内壁。全国各地均产。杀鸡后，取出鸡肫，立即剥下内壁，洗净，干燥。生用、炒用或醋制入药。

【性味归经】甘，平。归脾、胃、小肠、膀胱经。

【功效】健胃消食，涩精止遗，通淋化石。

【应用】

1. 用于饮食积滞，消化不良及小儿疳积。食积轻者，如消化不良引起的反胃吐食，可单用本品研末服用；食积重者，常与山楂、麦芽等同用，以增强消食化滞之功。

2. 用于肾虚遗精、遗尿。

3. 用于泌尿系结石及胆结石。本品有消石化坚之功，常与金钱草等同用。

【性能特点】本品乃鸡胃之内膜，其消食化积之力甚强，并能健运脾胃，可治诸食积滞。能化坚消石，用于石淋、胆结石。入小肠、膀胱经，分清别浊，摄约膀胱，而能涩精止遗。

【用量用法】3～10g，煎服；研末服，每次1.5～3g。研末服效果比煎剂佳。

【使用注意】脾虚无积滞者，慎用。

莱菔子

本品为十字花科植物萝卜 *Raphanus sativus* L. 的干燥成熟种子。全国各地均有栽培。夏季果实成熟时采割植株，晒干，搓出种子，除去杂质，再晒干。生用或炒用，用时捣碎。

【性味归经】辛、甘，平。归肺、脾、胃经。

【功效】消食除胀，降气化痰。

【应用】

1. 用于饮食积滞。见脘腹胀满，嗳腐吞酸，腹痛泄泻或大便秘结。常与山楂、神曲、陈皮等同用，如保和丸。

2. 用于痰涎壅盛所致咳喘痰多，胸闷食少。可单用或与白芥子、苏子等同用，如三子养亲汤。

【性能特点】本品味辛行散，消食化积之中，尤善行气除胀，而用治食积气滞证；因其又能降气化痰，止咳平喘，临床尤宜治咳喘痰壅，胸闷伴食积者。

【用量用法】5～12g，煎服。生用涌吐风痰，炒用消食下气化痰。

【使用注意】本品辛散耗气，故气虚及无食积、痰滞者慎用。与人参同用，可降低人参补益作用。

知识链接

1. 山楂有助消化、降血脂、抗动脉粥样硬化、抗心绞痛、强心、降血压、抗心律失常、增加冠脉血流量、扩张血管、收缩子宫、抗菌、调节体液与细胞免疫功能、抗癌等作用。

2. 麦芽有助消化、抑制催乳素分泌及降血糖作用。

3. 莱菔子有助消化、镇咳、祛痰、抗菌、降血压及抗炎等作用。

考纲摘要

1. 消食药的性能特点、功效、适应范围与使用注意事项。
2. 消食药：山楂、神曲、麦芽、谷芽、莱菔子、鸡内金的功效、应用、用法用量。

复习思考

1. 试述消食药的含义、功效、适应范围、配伍应用及使用注意。
2. 哪三味药习称"焦三仙"？比较这三味药在功效及应用上的异同点。
3. 治疗肉食积滞、面食积滞、食积气滞各证之要药为何药？

第十五章

驱虫药

【学习目标】

掌握驱虫药的含义、功效、适应范围与使用注意事项；功效相似药物应用的异同点；使君子、槟榔的功效、应用、用量用法。

熟悉苦楝皮、南瓜子的功效、应用、用量用法。

了解雷丸、鹤虱、南鹤虱、榧子的功效、应用、用量用法。

凡以驱除或杀灭人体寄生虫为主要功效的药物，称为驱虫药。

驱虫药具有驱虫或杀虫功效，主要用于治疗肠道寄生虫（如蛔虫、绦虫、钩虫、蛲虫、姜片虫等）所致疾病。肠道寄生虫干扰胃肠功能，夺食营养，排泄有害物质。故患者可见绕脐腹痛，不思饮食或多食善饥，嗜食异物，肛门瘙痒，日久则出现面色萎黄、形体消瘦、腹大青筋暴露、浮肿等症状。部分患者症状较轻，无明显证候，只在大便检查时才被发现。凡此，均当应用驱虫药治疗，以求虫驱病愈。

驱虫药主要治疗肠道寄生虫病，故其主要入脾、胃、大肠经。部分药物具有毒性。

使用驱虫药时，应辨明寄生虫的种类、患者体质强弱、证情的缓急等不同，分别选择适宜的药物，并依据患者的不同兼证进行适当配伍。使用驱虫药最常配伍泻下药，以促进虫体及残存驱虫药排出体外；有积滞者，可配伍消食药物；脾胃虚弱者，当配伍健脾药，先补后攻，或攻补兼施。

驱虫药物对人体正气多有损伤，故应注意用量、用法，以免中毒或损伤正气。对于素体虚衰、年老体弱及孕妇等更当慎用。驱虫药物应空腹服用，以促使药物充分作用于虫体而发挥疗效。

使君子

本品为使君子科植物使君子 *Quisqualis indica* L. 的干燥成熟果实。主产于四川、广东、广西、云南等地。秋季果皮变紫黑时采摘，晒干，入药时去壳取种仁生用或炒香用。

【性味归经】甘，温。归脾、胃经。

【功效】杀虫消积。

【应用】

1. 用于蛔虫证，蛲虫证。为驱杀蛔虫、蛲虫要药。治疗轻症可单用本品炒香嚼服；治疗重症常与苦楝皮、槟榔等配伍。

2. 用于小儿疳积。治小儿疳积之饮食异常、面色萎黄、形瘦腹大、腹痛有虫者，常与槟榔、神曲等配伍。

【性能特点】本品甘温无毒，驱虫而不伤正，且味甘气香，尤善治小儿虫病。既有良好的驱杀蛔虫作用，又因质润多脂，具滑肠缓下之性，故为驱蛔虫要药。

【用量用法】9～12g，捣碎煎服；使君子仁6～9g，多入丸、散或单用，作1～2次分服；小儿每岁、每日1～1.5粒，炒香嚼服，每日总量不超过20粒。

【使用注意】大量服用易致呃逆、眩晕、呕吐、腹泻等反应。若与热茶同服，亦可引起呃逆、腹泻，故服药时应忌饮茶。

槟　榔

本品为棕榈科植物槟榔 *Areca catechu* L. 的干燥成熟种子。主产于海南、福建、云南、广西等地。春末至初秋采收成熟果实，水煮后，干燥，除去果皮，取出种子，晒干。浸透切片或捣碎用。

【性味归经】苦、辛，温。归胃、大肠经。

【功效】杀虫，消积，行气，利水，截疟。

【应用】

1. 用于多种肠道寄生虫证。本品对绦虫、蛔虫、钩虫、蛲虫、姜片虫等多种寄生虫均具有驱杀作用。常单用或与南瓜子、使君子等同用。

2. 用于食积气滞，泻痢后重。常与木香、大黄、黄连等同用。

3. 用于水肿，脚气肿痛。常与泽泻、木通、商陆等同用。

4. 用于疟疾。每与常山、草果等同用。

【性能特点】本品适用于多种肠道寄生虫证，尤以治疗绦虫证疗效最佳，兼具泻下作用，能驱除虫体。又因其苦泄辛行，入胃、大肠经，善行胃肠之气，故具有行气利水、消积导滞、化湿止痢的功效。

【用量用法】3～10g，煎服；驱绦虫、姜片虫30～60g。

【使用注意】孕妇慎用，脾虚便溏或气虚下陷者忌用。

苦楝皮

本品为楝科乔木楝 *Melia azedarach* L. 或川楝 *Melia toosendan* Sieb.et Zucc. 的干燥树皮及根皮。前者中国大部分地区均产，后者主产于四川、湖北、贵州等地。春、秋二季剥取根皮或干皮，刮去栓皮，洗净晒干。鲜用或切片生用。

【性味归经】苦，寒；有毒。归肝、脾、胃经。

【功效】杀虫，疗癣。

【应用】

1. 用于蛔虫、蛲虫、钩虫等病。可单用本品煎服或制成煎膏、片剂服用，或与使君子、槟榔、百部等配伍。

2. 用于疥癣湿疮。可单用本品研末，以醋或猪脂调涂患处。

【用量用法】3～6g，煎服。外用适量。

【使用注意】本品有毒，不宜过量和持续久服。有效成分难溶于水，宜文火久煎。

南瓜子

本品为葫芦科植物南瓜 *Cucurbita moschata*（Duch.）Poiret 的干燥种子。主产于浙江、江苏、河北、山东、四川等地。夏秋季果实成熟时采收，取子，晒干。生用。

【性味归经】甘，平。归胃、大肠经。

【功效】杀虫。

【应用】用于绦虫证。本品甘平无毒，驱虫且不伤正气，主要用于驱杀绦虫，亦常与槟榔配伍以增强功效。此外，本品尚可治血吸虫病，但需长期、较大剂量服用。

【用量用法】研粉，60～120g，冷开水调服。

附：其他驱虫药（表15-1）

表15-1 其他驱虫药

药名	性味归经	功效与应用	用量用法
雷丸	微苦，寒 归胃、大肠经	杀虫消积 用于绦虫病，钩虫病，蛔虫病。用于小儿疳积	15～21g，研粉服
鹤虱	苦、辛，平；有小毒 归脾、胃经	杀虫消积 用于虫积腹痛。用于小儿疳积	3～9g，煎服
南鹤虱	苦、辛，平；有小毒 归脾、胃经	杀虫消积 用于虫积腹痛。用于小儿疳积	3～9g，煎服

续表

药名	性味归经	功效与应用	用量用法
榧子	甘，平 归肺、胃、大肠经	杀虫消积，润肺止咳，润肠通便 用于虫积腹痛，肠燥便秘，肺燥咳嗽	10～15g，煎服

📝 **考纲摘要**

1. 驱虫药的含义、功效、适应范围与使用注意事项。

2. 使君子、槟榔、南瓜子的功效、应用、用法用量。

复习思考

1. 简述驱虫药的性能特点、功效、适应范围与使用注意事项。

2. 试述使君子的功效、应用和性能特点。

3. 苦楝皮与使君子在功效、应用上有何异同?

4. 试述槟榔的功效、应用及用量用法。

第十六章

止血药

【学习目标】

掌握止血药的含义、功效、适应范围与使用注意事项；功效相似药物应用的异同点；小蓟、地榆、白茅根、三七、茜草、蒲黄、白及、艾叶的功效、应用、用量用法。

熟悉大蓟、槐花、侧柏叶、苎麻根、仙鹤草、炮姜的功效、应用、用量用法。

了解槐角、降香、棕榈炭、血余炭、藕节、紫珠叶的功效、应用、用量用法。

凡以制止体内外出血为主要功效的药物，称为止血药。

止血药均入血分，主要归心、肝、脾经，能制止出血，主要适用于体内外各种出血证，如咯血、吐血、衄血、便血、尿血、崩漏及外伤出血等。

使用止血药时，要依据出血证的病因、病情和病位的不同进行合适的选择和必要的配伍。如血热妄行之出血，可选用凉血止血药，并配伍清热泻火药与清热凉血药；阴虚火旺、阴虚阳亢之出血，可配伍滋阴降火与滋阴潜阳的药物；瘀滞出血或出血而兼瘀滞，可选用化瘀止血药，并配伍行气活血药；虚寒性出血，可选用温经止血药与收敛止血药，并配伍补气健脾温阳药。

使用止血药时，应注意止血而不留瘀，尤其是收敛止血药与凉血止血药易恋邪、凉遏而留瘀，对出血且兼有瘀滞者不宜单独使用，应酌加活血祛瘀之药。对出血过多、气随血脱者，单用止血药缓不救急，须大补元气以益气固脱。

一般而言，止血药炒炭后止血功效更强。多数止血药炒炭后其性苦、涩，可产生或增强止血效力。但并不可一概而论，有些止血药炒炭后会影响止血效果，而以生品或鲜品为佳。

小　蓟

本品为菊科植物刺儿菜 *Cirsium setosum*（Willd.）MB. 的地上部分。中国大部分地区均产。夏、秋季花期采集，除去杂质，洗净，晒干。生用或炒炭用。

【性味归经】甘、苦，凉。归心、肝经。

【功效】凉血止血，散瘀解毒消痈。

【应用】

1. 用于热性出血证。本品性寒入血分，用于血热妄行之出血诸证，如咯血、吐血、衄血、便血、崩漏等。常配伍大蓟、白茅根、侧柏叶等。

2. 用于热毒痈肿。可单用鲜品捣敷患处，或配以其他清热解毒药内服。

【性能特点】本品善清血分之热而凉血止血，广泛用于血热之各种出血证，并兼有利尿作用，以治血尿、血淋尤佳。凉血之中略有化瘀之功，有止血而不留瘀的特点。

【用量用法】5 ～ 12g，煎服。外用鲜品适量，捣敷患处。

大　蓟

本品为菊科植物蓟 *Cirsium japonicum* Fisch.ex DC. 的干燥地上部分。中国大部分地区均产。夏、秋季花开时，割取地上部分或秋末挖根，除去杂质，晒干。生用或炒炭用。

【性味功效】甘、苦，凉。归心、肝经。

【功效】凉血止血，散瘀解毒消痈。

【应用】

1. 用于血热之出血证。尤擅长治血热所致吐血、咯血及崩漏，常与小蓟、侧柏叶等配伍。

2. 用于热毒疮痈。常单用鲜品捣烂外敷患处，或与野菊花、紫花地丁等配伍。

【用量用法】10 ～ 15g，煎服；外用鲜品适量，捣敷患处。

地　榆

本品为蔷薇科植物地榆 *Sanguisorba officinalis* L. 或长叶地榆 *Sanguisorba officinalis* L.var.*longifolia*（Bert.）Yu et Li 的干燥根。中国大部分地区均产。春、秋两季采挖，除去须根，洗净，晒干。生用或炒炭用。

【性味归经】苦、酸、涩，微寒。归肝、大肠经。

【功效】凉血止血，解毒敛疮。

【应用】

1. 用于热性出血证。治多种出血证，常配黄芩、生地黄、黄连等。

2. 用于疮疡肿毒。常单味煎汤外洗，也可单用捣敷或配小蓟、野菊花等清热解毒药。

3. 用于水火烫伤，湿疹。为治烫伤与湿热疮疹之要药，常配大黄、黄连、冰片等。

【性能特点】本品性寒味苦而酸涩，能泄热凉血、收敛止血。因其性沉降下行，尤宜下焦血热之便血、痔血、崩漏等，并为治水火烫伤之要药。

【用量用法】10～15g，煎服。外用适量，研末涂敷患处。生用凉血解毒止血力强，炒炭后收敛止血为主。

【使用注意】本品性寒酸涩，凡虚寒之便血、下痢、崩漏与出血有瘀者慎用。大面积烧伤者，不宜以地榆制剂外敷。

槐 花

本品为豆科植物槐 *Sophora japonica* L. 的干燥花及花蕾。中国各地区均产。夏季花将开放时采摘，除去杂质，及时干燥。生用、炒用或炒炭用。

【性味归经】苦，微寒。归肝、大肠经。

【功效】凉血止血，清肝泻火。

【应用】

1. 用于血热之出血证。治痔血、便血，常与侧柏叶、枳壳、地榆等配伍。

2. 用于肝热目赤，眩晕头痛。治肝火上炎所致目赤、头胀头痛及眩晕等，可与夏枯草、菊花等配伍。

【用量用法】5～10g，煎服。清泻肝火宜生用；收敛止血宜炒炭用。

【使用注意】脾胃虚寒与阴虚发热而无实火者慎用。

附：槐角

本品为槐的成熟果实。性味、功效、主治均与槐花相似，止血之力较槐花弱，清热之力较强，且具润肠之功效。主要用于便秘目赤，便血，痔血等。6～10g，煎服，或入丸、散。孕妇慎用。

侧柏叶

本品为柏科植物侧柏 *Platycladus orientalis*（L.）Franco 的干燥枝梢与叶。中国多地均产，多在夏、秋二季采收，除去杂质，洗净，阴干，生用或炒炭用。

【性味归经】苦、涩，寒。归肺、肝、脾经。

【功效】凉血止血，化痰止咳，生发乌发。

【应用】

1. 用于血热出血诸证。为治各种出血证之要药，尤以血热者为佳。治吐血、衄血，常与生地黄、荷叶、艾叶配伍；治尿血、血淋，与小蓟、白茅根、蒲黄配伍；治痔血或血痢，配槐花、地榆等；治虚寒性出血，常配干姜、艾叶等。

2.用于肺热咳嗽。可单用本品，或与黄芩、贝母、半夏等配伍。

3.用于血热脱发，须发早白。可单用本品研末调麻油涂之。

【用量用法】10～15g，煎服。外用适量。清热凉血，化痰止咳宜生用；收敛止血多炒炭用。

白茅根

本品为禾本科植物白茅 Imperata cylindrica Beauv.var.major（Nees）C.E.Hubb. 的干燥根茎。中国大部分地区均产。春、秋季采挖，除去杂质，洗净，晒干，切段生用。

【性味归经】甘，寒。归肺、胃、膀胱经。

【功效】凉血止血，清热利尿。

【应用】

1.用于血热之出血证。本品性寒，凉血止血，用治血热之出血诸证。治咯血、衄血，常配藕节、荷叶等；治尿血、血淋，常与小蓟等同用。

2.用于热淋，水肿，黄疸。治热淋涩痛，水肿尿少，常配金钱草、车前子等；治湿热黄疸，常配茵陈、栀子等。

3.用于胃热呕逆。常与芦根、竹茹配伍。

4.用于肺热咳喘。常与桑白皮配伍。

5.用于热病烦渴。常单用鲜品煎汤内服，或与石斛、天花粉配伍。

【性能特点】本品味甘性寒，能凉血止血，清热生津，利尿通淋。主要用于血热出血、热病烦渴、胃热呕逆、肺热喘咳、小便淋沥涩痛、水肿、黄疸等，常与他药共用。

【用量用法】10～30g，煎服，鲜品加倍，以鲜品为佳。多生用，若止血炒炭用更佳。

苎麻根

本品为荨麻科植物苎麻 Boehmeria nivea（L.）Gaud. 的干燥根及根茎。主产于江苏、安徽、山东等地。冬、春二季采挖，洗净，晒干，切片。生用。

【性味归经】甘，寒。归心、肝经。

【功效】凉血止血，安胎，清热解毒。

【应用】

1.用于血热之出血证。用治血热妄行所致吐血、衄血、尿血、崩漏、紫癜等，可单用本品煎汤服，或与小蓟、侧柏叶等配伍。

2.用于胎漏、胎动不安。治胎热不安、胎漏下血者，常单用或与当归、阿胶等配伍。

3.用于热毒疮疡。治热毒痈疮，以鲜品捣敷患处；治丹毒，可单用本品浓煎外洗。

【用量用法】9～30g，煎服。外用适量，煎汤外洗或捣敷患处。

三　七

本品为五加科植物三七 *Panax notoginseng*（Burk.）F.H.Chen 的干燥根和根茎。主产于云南、广西等地区。多为栽培品。秋季开花前或冬季种子成熟后采挖，洗净，晒干，生用。

【性味归经】甘、微苦，温。归肝、胃经。

【功效】散瘀止血，消肿定痛。

【应用】

1.用于各种出血证。本品善于止血兼能化瘀，治疗各种内外出血证，尤宜于出血兼有瘀滞者。治咯血、吐血、衄血、便血、尿血、崩漏等，可单用本品研末吞服；也常与小蓟、生地黄等配伍。

2.用于跌打损伤，瘀滞肿痛。本品能活血化瘀且消肿止痛，治疗跌打损伤、瘀滞肿痛、骨折筋伤，均为首选之品。可单味研末内服或外敷，也常与乳香、没药配伍。

此外，本品尚具有良好的补虚强壮作用，民间常以之与猪肉炖服，治疗虚损劳伤。

【性能特点】本品既能祛邪又能扶正。既擅长化瘀止血、消肿止痛，又能补益虚损。同时具有止血不留瘀、化瘀不伤正、扶正不滞邪的特点，治疗体内外诸出血证，以瘀滞出血者尤佳。本品具有较强的活血止痛功效，为治瘀血诸证和伤科之要药。

【用量用法】3～10g，煎服；研末服，每次1～3g。外用适量。

【使用注意】孕妇慎用。

茜　草

本品为茜草科植物茜草 *Rubia cordifolia* L. 的干燥根及根茎。主产于安徽、江苏、山东、河南等地。春、秋季采挖，除去杂质，洗净，晒干。生用或炒用。

【性味归经】苦，寒。归肝经。

【功效】凉血，化瘀，止血，通经。

【应用】

1.用于内外出血诸证。治吐血、衄血、尿血、便血、崩漏等，常配大蓟、蒲黄、侧柏叶等。

2.用于血瘀经闭与跌打损伤、风湿痹痛等。本品能消瘀滞，通经脉，利关节，用于治疗经闭，跌打损伤及风湿痹痛，尤善治妇科之血瘀证。常与桃仁、红花、当归等配伍。

【性能特点】本品苦寒能泄，入肝经血分，具凉血、行瘀、止血之功效，既能清热止血、化瘀止血，又能活血行血，尤宜于血热或瘀阻所致出血。本品擅长活血通经，为妇科调经良药。

【用量用法】6～10g，煎服。活血化瘀、清热止血宜生用；止血宜炒炭用。

蒲 黄

本品为香蒲科植物水烛香蒲 *Typha angustifolia* L.、东方香蒲 *Typha orientalis* Presl 或同属植物的干燥花粉。主产于江苏、浙江、湖北、山东等地。夏季采集蒲棒上部的黄色雄性花序，晒干，碾轧，筛取花粉。生用或炒炭后用。

【性味归经】甘，平。归肝、心包经。

【功效】止血，化瘀，通淋。

【应用】

1. 用于体内外各种出血证。本品无寒热之偏，为止血行瘀之要药。凡体内外各种出血证，无论属寒属热，有无瘀血，皆可使用，尤以属实夹瘀者为佳。治疗出血证，可单味使用，或与生地黄、大蓟等同用。

2. 用于瘀血痛证。治瘀血阻滞之心腹刺痛、少腹急痛、产后腹痛、痛经，常与五灵脂配伍，如失笑散；治跌打损伤，瘀肿疼痛，常单味温酒服。

3. 用于血淋。用治血淋、小便淋漓涩痛而有尿血者，常配冬瓜子、小蓟、栀子等。

【性能特点】本品甘缓不峻，性平，无寒热之偏，生用性滑，长于行血，炒用收涩止血。生熟不同，功效有别，故治血瘀停滞者宜生用，治失血者宜炒用。

【用量用法】5～10g，包煎。外用适量。止血多炒用，化瘀止痛、利尿多生用。

【使用注意】本品能收缩子宫，孕妇慎用。

白 及

本品为兰科植物白及 *Bletilla striata*（Thunb.）Reichb.f. 的干燥块茎。主产于四川、贵州、湖南、湖北、安徽、河南、浙江等地。夏、秋两季采挖，除去杂质，洗净，晒干。生用。

【性味归经】苦、甘、涩，微寒。归肺、肝、胃经。

【功效】收敛止血，消肿生肌。

【应用】

1. 用于各种出血证。尤善治肺胃出血证。可单味研末，米汤调服，亦常配伍枇杷叶、阿胶等。

2. 用于疮疡肿痛及手足皲裂。本品为消肿散结、生肌敛疮的常用药。治疮疡初起，可单用研末外敷，或配伍金银花、皂角刺、天花粉等；治痈肿已溃，久不收口，常与黄连、贝母、五倍子等以末外敷；治手足皲裂、肛裂与水火烫伤，可单味研末，以油调敷。

【性能特点】本品质黏味涩，为收敛止血之要药，无论内服或外用，均具有良好的止血作用。因其善入肺、胃经，故多用于肺胃出血证。其生肌之效又能促进裂口愈合。

【用量用法】6～15g，煎服；研末吞服，每次3～6g。外用适量。

【使用注意】反乌头。

仙鹤草

本品为蔷薇科植物龙牙草 *Agrimonia pilosa* Ledeb. 的干燥地上部分。主产于江苏、浙江、湖南等地。夏、秋二季茎叶繁茂采收，除去杂质，晒干。生用或炒炭用。

【性味归经】苦、涩，平。归心、肝经。

【功效】收敛止血，截疟，止痢，解毒，补虚。

【应用】

1. 用于多种出血证。本品性平，能收敛止血，凡各种出血证，无论寒热虚实均可使用。用治血热妄行之吐血、衄血、尿血、崩漏等，常与生地黄、牡丹皮等配伍；治虚寒性出血，可与黄芪、炮姜等配伍。

2. 用于泻痢。善治慢性泻痢、血痢，常单用或与地榆、铁苋菜等配伍。

3. 用于疟疾、阴道滴虫。治疟疾可用单品大剂量煎汤内服。治滴虫性阴道炎，可以单品浓煎冲洗阴道。

4. 用于脱力劳伤之证。常与大枣同用。

【用量用法】6～12g，煎服；外用适量。

艾　叶

本品为菊科植物艾 *Artemisia argyi* Levl.et Vant. 的干燥叶。中国大部分地区均产，以湖北蕲州产者为佳，称"蕲艾"。春末夏初花未开时采摘，除去杂质，晒干，生用或制炭用。

【性味归经】辛、苦，温；有小毒。归肝、脾、肾经。

【功效】温经止血，散寒止痛，外用祛湿止痒。

【应用】

1. 用于虚寒出血证。本品温经止血暖宫，治崩漏及妊娠出血等虚寒性出血证，尤宜于崩漏。可用单品煎服，或与阿胶、芍药、地黄等配伍，如胶艾汤。

2. 用于经寒不调，痛经。治下焦虚寒或寒客胞宫之月经不调、痛经、不孕或腹部疼痛，常与吴茱萸、肉桂、当归等配伍，如艾附暖宫丸。

3. 用于胎漏、胎动不安。常与阿胶、续断、桑寄生等配伍。

4. 用于皮肤瘙痒。治疥癣，湿疹，皮肤瘙痒，常以单品或与黄柏、花椒等配伍煎水熏洗，或与枯矾研末外敷。

【性能特点】本品性温辛散，入三阴经而走下焦，能温经脉，暖胞宫，散寒湿，止疼痛，具温经、止血、调经、安胎之良效，为治妇科下焦虚寒诸证之要药。

【用量用法】3～10g，煎服；外用适量。炒炭用温经止血增强，余生用。

炮　姜

本品为干姜的炮制品。主产于四川、贵州等地。将干姜以砂烫至鼓起，表面棕褐色；或炒炭至表面呈黑色、内呈棕褐色入药。

【性味归经】辛、涩，热。归脾、胃、肾经。

【功效】温经止血，温中止痛，止泻。

【应用】

1.用于虚寒性出血证。治脾阳虚，脾不统血之吐血、便血，常与人参、黄芪、附子等配伍；治冲任虚寒，崩漏下血，可与棕榈炭、乌梅炭同用。

2.用于虚寒性腹痛、腹泻。常配伍附子、肉豆蔻等。治产后血虚寒凝，小腹疼痛，则常配当归、川芎、桃仁等，如生化汤。

【性能特点】本品味苦性温，入中焦，既能温经止血，又善温中止痛，治中焦虚寒之出血证及腹痛、腹泻。

【用量用法】3～9g，煎服。温中散寒多用未成炭者；温经止血宜用炮姜炭。

知 识 链 接

1.三七有止血、抗炎、镇静、镇痛、降低全血黏度、防止动脉粥样硬化、保肝、抗衰老与抗肿瘤等多种药理作用。

2.蒲黄有促凝血、抗动脉粥样硬化、降血脂、降血压、扩血管、抗炎、镇痛、调节免疫、抗结核等多种药理作用。

附：其他止血药（表16-1）

表 16-1　其他止血药

药名	性味归经	功效与应用	用量用法
降香	辛，温 归肝、脾经	化瘀止血，理气止痛 用于出血证，胸胁疼痛，呕吐腹痛	9～15g，煎服，后下 外用适量
棕榈炭	苦、涩，平 归肺、肝、大肠经	收敛止血 用于出血证	3～10g，煎服

续表

药名	性味归经	功效与应用	用量用法
血余炭	苦，平 归肝、胃经	收敛止血，化瘀，利尿 用于出血证，小便不利	5～10g，煎服；1.5～3g，研末服
藕节	甘、涩，平 归肝、肺、胃经	收敛止血，化瘀 用于出血证	10～15g，煎服；鲜品30～60g，捣汁饮服
紫珠叶	苦、涩，凉 归肝、肺、胃经	凉血收敛止血，散瘀解毒消肿 用于出血证，热毒疮疡，水火烫伤	3～15g，煎服；1.5～3g，研末服 外用适量

考纲摘要

1. 止血药的性能特点、功效、适应范围与使用注意事项。

2. 各类止血药的性能特点、功效与适应范围。

3. 凉血止血药：小蓟、地榆、侧柏叶、白茅根、苎麻根的功效、应用、用法用量。

4. 化瘀止血药：三七、茜草、蒲黄的功效、应用、用法用量。

5. 收敛止血药：白及、仙鹤草的功效、应用、用法用量。

6. 温经止血药：艾叶、炮姜的功效、应用、用法用量。

复习思考

1. 试述止血药的含义、性能特点、功效、适应范围。

2. 试述三七的性味、功效、性能特点、主治和应用。

3. 大蓟与小蓟、地榆与槐花的药物功用有何异同？

4. 试述炮姜的性味、功效、性能特点、主治和应用。

5. 凉血止血药、收敛止血药使用时要注意什么？

第十七章

活血化瘀药

【学习目标】

掌握活血化瘀药的含义、功效、适应范围与使用注意事项；各类活血化瘀药的性能特点、功效与适应范围；功效相似药物应用的异同点；川芎、延胡索、郁金、丹参、红花、桃仁、益母草、牛膝、莪术、水蛭的功效、应用、用量用法。

熟悉姜黄、乳香、没药、五灵脂、泽兰、鸡血藤、王不留行、西红花、土鳖虫、马钱子、苏木、骨碎补、血竭、三棱的功效、应用、用量用法。

了解川牛膝、月季花、自然铜、北刘寄奴、儿茶、斑蝥、穿山甲、干漆的功效、应用、用量用法。

凡以通畅血脉、促进血行、消散瘀血为主要功效，用于治疗瘀血证的药物，称为活血化瘀药，也称活血祛瘀药，简称活血药或化瘀药。其中作用强者又称破血药、逐血药。

活血化瘀药味多辛、苦，入血分，主归心、肝经。味辛能散行，味苦能通泄，长于活血行血，疏通血脉，消散瘀滞。本类药物主要适用于瘀血阻滞诸证，主治病证遍及内、外、妇、儿、伤各科。如内科的胸、脘、腹、头诸痛，痛如针刺，中风后半身不遂、肢体麻木与体内的癥瘕积聚；外伤科的疮疡肿痛，跌打损伤，瘀肿疼痛；妇科的经闭、痛经或产后腹痛等。

活血化瘀药，根据作用特点和主治的不同，可分为活血止痛、活血调经、活血疗伤、破血消癥药四类。

应用活血化瘀药，须依据各类药物的不同特点加以选择，还应针对导致瘀血的不同病因随证配伍，以标本兼治。若寒凝血脉者，配温里散寒药；瘀热互结者，配清热凉血与泻火解毒药；痰湿阻滞，血行不畅者，配祛痰除湿药；久瘀体虚或因虚致瘀者，配补益药。此外，因气血之间的相互作用与联系，使用活血化瘀药时，常配伍理气药。

因本类药物易耗血动血，不宜用于妇女月经过多与其他出血证而无瘀血现象者、血虚经闭者。孕妇尤当慎用或禁用。

第一节 活血止痛药

本类药物大多具辛散之性，入血分，既能活血，又能行气，具有良好的止痛功效，主治气滞血瘀所致各种痛证。如头痛、胸胁痛、心腹痛、痛经、产后腹痛、痹痛及跌打损伤瘀痛等。也常用于其他瘀血证。

川 芎

本品为伞形科植物川芎 *Ligusticum chuanxiong* Hort. 的干燥根茎。主产于四川。夏季采挖，除去杂质，晒后烘干。切片生用或酒炙用。

【性味归经】辛，温。归肝、胆、心包经。

【功效】活血行气，祛风止痛。

【应用】

1.用于血瘀气滞之痛证。本品味辛能行，性温能促血行，治血瘀之月经不调、经闭、痛经等，常与赤芍、当归、桃仁等配伍；治产后恶露不绝，瘀滞腹痛，常与当归、炮姜、益母草等配伍；治心脉瘀阻所致胸痹心痛，常与丹参、红花、三七等配伍；治肝气郁滞之胁肋疼痛，常与柴胡、香附、白芍等配伍；治中风偏瘫，与黄芪、地龙等配伍；治跌仆损伤、瘀血肿痛，可与乳香、没药等配伍。

2.用于头痛，风湿痹痛，肢体麻木。本品能"上行头目，旁通络脉"，祛风止痛活血，凡各种头痛，无论风寒、风热、风湿、血瘀、血虚，均可随证配伍用之，常与白芷、细辛、羌活、藁本等配伍。治风湿痹痛、肢体麻木疼痛，常配羌活、桂枝、秦艽、防风等。

【性能特点】本品性辛散温通，能上行巅顶，下调血海，旁走四肢，中开郁结，为"血中之气药"，又被誉为治头痛与妇科活血调经之要药。

【用量用法】3～10g，煎服。治寒凝血瘀之证多酒炙后用。

【使用注意】阴虚阳亢、多汗、月经量多者及孕妇均应慎用。

延胡索

本品为罂粟科植物延胡索 *Corydalis yanhusuo* W.T.Wang 的干燥块茎。主产于浙江、江苏、湖北、湖南等地，以浙江东阳、磐安产者为优。夏初茎叶枯萎时采挖，除去杂质与须根，于沸水中煮至恰无白心时取出，晒干。切片或捣碎，生用或醋炙用。

【性味归经】辛、苦，温。归肝、脾经。

【功效】活血，行气，止痛。

【应用】用于血瘀气滞诸痛证。治心血瘀阻之胸痹心痛，常与丹参、川芎、桂枝、薤白等配伍；治肝郁气滞之胸胁胀痛，常配柴胡、郁金等；治气滞血瘀之月经不调、痛经、产后腹痛等，常与当归、红花、益母草等配伍；治寒疝腹痛，常配小茴香、吴茱萸；治跌打损伤，瘀肿疼痛，常与乳香、没药等配伍；治风湿痹痛，与独活、桂枝、秦艽等同用。

【性能特点】本品辛散温通，既能活血，又能行气，"能行血中气滞，气中血滞，故专治一身上下诸痛"，为止痛要药。其止痛作用显著而持久，且止痛部位广泛，故用于各种痛证，以瘀血痛证尤宜。醋制后其止痛效果增强。

【用量用法】3～10g，煎服；每次1.5～3g，研末服。

【使用注意】孕妇慎用。

郁　金

本品为姜科植物温郁金 *Curcuma wenyujin* Y.H.Chen et C.Ling、姜黄 *Curcuma longa* L.、广西莪术 *Curcuma kwangsiensis* S.G.Lee et C.F. Liang 或蓬莪术 *Curcuma phaeocaulis* Val. 的干燥块根。主产于浙江、四川等地。冬季茎叶枯萎后采挖，除去须根，蒸或煮至透心，干燥。切片或打碎，生用或矾水炙用。

【性味归经】辛、苦，寒。归肝、心、肺经。

【功效】活血止痛，行气解郁，清心凉血，利胆退黄。

【应用】

1.用于血瘀气滞之痛证。治气滞血瘀之胸腹胁痛、经行腹痛、乳胀及跌打损伤瘀肿疼痛等，常与丹参、延胡索、姜黄、川芎等配伍。

2.用于热性神昏，癫痫。治湿浊蒙蔽心窍之神志不清或热痰蒙心所致癫痫，常与菖蒲、牛黄、山栀等配伍。

3.用于血热出血证。治气火上逆，血热妄行之吐血、衄血、倒经、尿血、血淋等，可与生地黄、栀子、牛膝、小蓟等配伍。

4.用于肝胆湿热证，如胆石症。治湿热黄疸，常与茵陈蒿、栀子、大黄等配伍；治胆石症，常配金钱草、鸡内金等。

【性能特点】本品行散降泄，既具活血止痛之功，又有行气解郁之效。其性偏寒凉，尤适用于血瘀气滞而有郁热者。

【用量用法】3～10g，煎服；每次2～5g，研末吞服。

【使用注意】畏丁香。孕妇慎用。

姜 黄

本品为姜科植物姜黄 *Curcuma Longa* L. 的干燥根茎。主产于四川、福建、广东等地。冬季茎叶枯萎时采挖，除去须根。煮或蒸至透心，晒干。切片生用。

【性味归经】辛、苦，温。归脾、肝经。

【功效】破血行气，通经止痛。

【应用】

1. 用于血瘀气滞之痛证。治血瘀气滞所致心腹胸胁疼痛、经闭、痛经、月经不调及跌打损伤瘀阻疼痛等，常与柴胡、延胡索、香附等配伍。

2. 用于风湿痹痛。治风湿肩背疼痛，常与羌活、防风、桂枝等配伍。

此外，姜黄配白芷、细辛可治牙痛、牙龈肿痛。

【用量用法】3～10g，煎服；每次2～3g，研末服。外用适量，研末调敷。

【使用注意】孕妇忌用。

乳 香

本品为橄榄科植物乳香树 *Boswellia carterii* Birdw. 及其同属植物皮部渗出的树脂。主产于非洲索马里、埃塞俄比亚等地。春、夏两季采收。将树干的皮部由下向上顺序切伤，使树脂从伤口渗出，数天后凝成固体，即可收集。打碎生用或炒用。

【性味归经】辛、苦，温。归心、肝、脾经。

【功效】活血定痛，消肿生肌。

【应用】

1. 用于血瘀气滞痛证。本品能行血中气滞，化瘀止痛，治气滞血瘀所致心腹瘀痛、痛经、经闭、产后瘀阻腹痛、风湿痹痛及跌打损伤瘀肿疼痛等，常与没药同用。

2. 用于疮疡痈肿，瘰疬。本品能活血消肿止痛，且能去腐生肌，为外伤科要药。常与没药配伍。

【用量用法】3～10g，煎服或入丸、散剂；外用适量。内服宜制用，外用可生用。

【使用注意】本品味苦气浊，易致呕吐，当注意用量。胃弱者慎用。孕妇及无瘀滞者忌用。

没 药

本品为橄榄科植物没药树 *Commiphora myrrha* Engl. 或同属植物皮部渗出的油胶树脂。主产于非洲索马里、埃塞俄比亚及印度等地。11月至翌年2月采集由树皮裂缝处渗出于空气中变成红棕色坚块的油胶树脂。除去杂质，打碎。生用、清炒或醋炙用。

【性味归经】辛、苦，平。归心、肝、脾经。

【功效】散瘀定痛，消肿生肌。

【应用】用于瘀血阻滞证。治气滞血瘀之心腹诸痛、痛经、经闭、产后腹痛、跌打损伤及疮疡痈肿等，常与乳香配伍。

【用量用法】3～10g，煎服或入丸、散剂；外用适量。内服宜制用，外用可生用。

【使用注意】本品味苦气浊，易致呕吐，当注意用量。胃弱者慎用。孕妇及无瘀滞者忌用。

五灵脂

本品为鼯鼠科动物复齿鼯鼠 *Trogopterus xanthipes* Milne-Edwards 的干燥粪便。主产于河北、山西等地。全年均可采收，除去杂质，晒干。根据外形的不同，一般分为块状的"灵脂块"（糖灵脂）与米粒状的"灵脂米"，前者质优，后者质量较差。生用或醋炙用。

【性味归经】苦、咸、甘，温。归肝、脾经。

【功效】活血止痛，化瘀止血。

【应用】

1. 用于瘀血阻滞诸痛证。治瘀血阻滞之脘腹刺痛、骨折肿痛、闭经、痛经等，常与蒲黄相须为用，也常与延胡索、乳香、没药等配伍。

2. 用于瘀血内阻之出血证。本品炒用既能化瘀又能止血，治瘀血内阻之崩漏、月经过多，可炒后研末以温酒调服，也可与蒲黄、三七等配伍。

【用量用法】3～10g，煎服，包煎，或入丸、散剂；外用适量。

【使用注意】血虚无瘀者及孕妇慎用。"十九畏"认为人参畏五灵脂，故不宜同用。

知 识 链 接

　　1. 川芎有扩张冠状动脉、改善心肌耗氧、改善微循环、抗血小板聚集、扩张脑血管、镇静、镇痛、降血压、抗菌、调节免疫、抗维生素 E 缺乏、促进子宫收缩、保护胃黏膜、抗肿瘤等多种药理作用。

　　2. 延胡索有镇痛、镇静、催眠、安定、轻度中枢性镇呕、扩张冠状动脉、增加冠脉血流、抗心律失常、减少胃液分泌、抗溃疡等多种药理作用。

第二节 活血调经药

本类药物性味多辛散苦泄，入肝经，既具活血化瘀之功，又兼通畅血脉调经之效。主治妇女月经不调、经闭、痛经及产后腹痛等证，也常用于瘀血痛证、癥瘕及跌仆损伤、疮痈肿毒等。

气行则血行，且女子以肝为先天，肝气调达则月事通畅以时下，故使用本类药物时常与疏肝理气之品配伍。

丹 参

本品为唇形科植物丹参 *Salvia miltiorrhiza* Bge. 的干燥根与根茎。主产于四川、安徽、江苏等地。春秋两季采挖，除去杂质，洗净，晒干。切片，生用或酒炙用。

【性味归经】苦，微寒。归心、肝经。

【功效】活血祛瘀，通经止痛，清心除烦，凉血消痈。

【应用】

1. 用于血瘀所致各种病证。本品能活血调经，祛瘀止痛，治月经不调、闭经、痛经、产后腹痛，常与当归、益母草等配伍；治血瘀之心胸、脘腹疼痛、癥瘕积聚，常与檀香、砂仁等配伍；治风湿痹痛，常配防风、秦艽等。

2. 用于热病烦躁神昏，心悸失眠。治温热病热扰心神之烦躁不安、心悸、失眠等，常与生地黄、黄连、竹叶等配伍。

3. 用于痈肿疮毒。常与金银花、连翘等配伍。

【性能特点】本品苦而偏寒，祛瘀生新，作用平和，活血而不伤正，广泛用于各种瘀血病证，尤宜于血热瘀滞之证。且善于调经，为妇科活血调经之要药。

【用量用法】5～15g，煎服，或入丸、散剂。清心除烦宜生用，酒炙后活血祛瘀调经之力增强。

【使用注意】反藜芦。孕妇慎用。

红 花

本品为菊科植物红花 *Carthamus tinctorius* L. 的干燥花。全国各地均有栽培，主产于河南、浙江、四川等地。夏季花色由黄变红时采摘，阴干或晒干，生用。

【性味归经】辛，温。归心、肝经。

【功效】活血通经，散瘀止痛。

【应用】

1. 用于血瘀之多种病证。治血瘀所致经闭、痛经、产后腹痛，常与当归、桃仁、川芎等配伍；治血瘀之心腹瘀痛、癥瘕积聚，常与丹参、瓜蒌等同用；治跌打损伤瘀肿疼痛、血脉闭塞肿痛，常配乳香、没药等。

2. 用于热郁血瘀所致斑疹色暗。常与当归、紫草、大青叶等配伍。

【性能特点】本品辛散温通，入心肝血分。既能活血通经，又能通利血脉，消肿止痛，为治伤科、妇产科瘀血证之要药。此外，尚能化滞消斑，治血热瘀滞斑疹色暗。

【用量用法】3～10g，煎服；外用适量。

【使用注意】孕妇忌用，有出血倾向者慎用。

桃 仁

本品为蔷薇科植物桃 *Prunus persica*（L.）Batsch 或山桃 *Prunus davidiana*（Carr.）Franch. 的干燥成熟种子。前者中国各地均有栽培；后者主产于辽宁、河北、河南等地，野生。果实成熟时收集果核，取出种子，去皮，晒干。生用或炒用。

【性味归经】苦、甘，平。归心、肝、大肠经。

【功效】活血祛瘀，润肠通便，止咳平喘。

【应用】

1. 用于血瘀证。治血瘀之经闭、痛经、产后腹痛、癥瘕积聚、跌打损伤瘀肿疼痛，常与红花、当归、川芎等配伍。

2. 用于肺痈，肠痈。本品善泄痈之热毒壅聚、气血凝滞，治肺痈，常与鱼腥草、冬瓜仁等配伍；治肠痈，常与大黄、牡丹皮等同用。

3. 用于肠燥便秘。常与麻仁、郁李仁等配伍。

4. 用于咳嗽气喘。常配杏仁等。

【性能特点】本品味苦，入血分，善泄滞破瘀，为活血通滞之良药。此外，其质润降泄，能润肠通便治肠燥便秘，又能润肺降气而止咳平喘。

【用量用法】5～10g，煎服，捣碎入煎。桃仁霜入汤剂宜包煎。

【使用注意】孕妇忌用，便溏者慎用。本品有小毒，不宜过量。

益母草

本品为唇形科植物益母草 *Leonurus heterophyllus* Sweet 新鲜或干燥的地上部分。全国各地均生产。夏季花未开或初开时采割，除去杂质，洗净，切段晒干。生用或熬膏用。

【性味归经】苦、辛，微寒。归肝、心包、膀胱经。

【功效】活血调经，利尿消肿，清热解毒。

【应用】

1. 用于血瘀之妇科诸证。本品活血祛瘀调经，治血滞之月经不调、经闭、痛经、产后腹痛、恶露不尽等，可单用本品熬膏服，或与当归、川芎、赤芍等配伍。

2. 用于水肿，小便不利。可与白茅根、泽兰等配伍。

3. 用于跌打损伤瘀肿作痛。常配乳香、没药。

4. 用于疮痈肿毒，皮肤痒疹。常以新鲜单品捣敷或煎汤外洗，也可与苦参、黄柏等配伍。

【性能特点】本品苦泄辛行，主入心肝血分，善活血祛瘀调经，为妇科经产之要药，故得"益母"之名。又因善利水消肿，清热解毒，对水瘀互结之水肿及瘀热之热毒疮肿皆宜使用。

【用量用法】10～30g，煎服；熬膏或入丸剂；外用适量，煎汤外洗或捣烂外敷。

【使用注意】孕妇忌用。阴虚血少及无瘀滞者慎用。

泽 兰

本品为唇形科植物毛叶地瓜儿苗 *Lycopus lucidus* Turcz. var. *hirtus* Regel 的地上部分。全国多地均产。夏、秋二季茎叶茂盛时采收，晒干。切段生用。

【性味归经】苦、辛，微温。归肝、脾经。

【功效】活血调经，祛瘀消痈，利水消肿。

【应用】

1. 用于瘀血阻滞之妇科诸证。本品为妇科活血调经要药，治瘀血阻滞之经闭、痛经、产后腹痛，常与川芎、当归、香附等同用。

2. 用于跌打损伤瘀肿作痛。治跌打伤痛常单用本品捣烂外敷，或与乳香、当归、红花等同用。治胸胁损伤瘀痛，常配以郁金、丹参、延胡索等。

3. 用于疮痈肿毒。常与金银花、赤芍、黄连等配伍。

4. 用于水肿，浮肿，腹水。本品既能活血祛瘀，又能利水消肿，治水瘀互结之水肿、浮肿、腹水，常与防己、茯苓、白术等配伍。

【用量用法】10～15g，煎服，外用适量。

【使用注意】无瘀滞者慎用。

牛 膝

本品为苋科植物牛膝（怀牛膝）*Achyranthes bidentata* Bl. 与川牛膝 *Cyathula officinalis* Kuan 的干燥根。前者主产于河南、河北等地；后者主产于四川、贵州等地。冬季茎叶枯时采挖，洗净，干燥。切断，生用或酒炙用。

【性味归经】苦、甘、酸，平。归肝、肾经。

【功效】逐瘀通经，补肝肾，强筋骨，利尿通淋，引血下行。

【应用】

1.用于多种血瘀证。本品活血通经力强，治瘀血阻滞的月经不调、经闭、痛经、产后腹痛，可与当归、桃仁、红花等配伍；治跌打损伤瘀肿作痛，可配伍续断、当归、乳香、没药等。

2.用于肝肾不足之腰膝酸软无力。治肝肾虚所致腰痛、膝软，常配杜仲、续断等。

3.用于淋证，水肿，小便不利。本品能利尿通淋，导膀胱湿热下行，常与瞿麦、滑石、车前子等同用。

4.用于火热上炎诸证。本品能引热下行，治火热上行之齿痛、口舌生疮、吐血、衄血等，常与石膏、知母、栀子等配伍；治阴虚阳亢之头痛，眩晕，可与牡蛎、代赭石等配伍。

【性能特点】本品性善下行，能活血祛瘀调经，为治妇科、伤科瘀证之良药；又能利尿通淋，引热下行，泄膀胱之热，降上亢、上炎、上逆之火；尚能补肝肾、强筋骨、通血脉、利关节。比较川牛膝与怀牛膝的功效，前者长于活血通经，后者长于补肝肾、强筋骨，二者均能利尿通淋、引火（血）下行。

【用量用法】6～15g，煎服。生用活血通经，利水通淋，引火（血）下行力强；补肝肾、强筋骨宜酒炙用。

【使用注意】月经过多者及孕妇忌服。

鸡血藤

本品为豆科植物米都花密花豆 *Spatholobus suberectus* Dunn 的干燥藤茎，主产于广西。秋、冬二季采割，除去枝叶，切断，晒干。生用或熬制膏用。

【性味归经】苦、甘，温。归肝、肾经。

【功效】活血补血，调经止血，舒筋活络。

【应用】

1.用于月经不调、经闭、痛经、经行不畅等证。本品既能活血，又能补血，治瘀滞所致月经不调，经闭，痛经，经行不畅，常与川芎、红花、香附等配伍；治血虚所致者，常与熟地黄、当归、白芍同用。

2.用于风湿痹痛，肢体瘫痪，血虚萎黄。治风湿痹痛，常与牛膝、杜仲配伍；治手足麻木，肢体瘫痪，常与黄芪、地龙等同用；治血虚萎黄，则配以补益气血之药。

【用量用法】10～15g，煎服。或熬膏服用。

王不留行

本品为石竹科植物麦蓝菜 *Vaccaria segetalis*（Neck.）Garcke 的干燥成熟种子。全国多地均产，主产于山东、河北、江苏等地。夏季果实成熟，果皮未开裂时采割植株，打下种子，除去杂质，晒干。生用或炒用。

【性味归经】苦，平。归肝、胃经。

【功效】活血通经，下乳消肿，利尿通淋。

【应用】

1. 用于瘀血阻滞之经闭，痛经。常与当归、川芎、红花等配伍。

2. 用于产后乳汁不下，乳痈肿痛。治气血不足所致乳汁稀少，常与当归、黄芪、党参、猪蹄等配伍；治产后乳汁不下，常与木通、穿山甲同用；治乳痈肿痛，常配以蒲公英、瓜蒌等。

3. 用于热淋、石淋、血淋。常配以石韦、滑石、瞿麦等。

【用量用法】5～10g，煎服。生用长于消肿；炒用长于活血通经。

【使用注意】孕妇慎用。

西红花

本品为鸢尾科植物番红花 *Crocus sativus* L. 的干燥柱头，又称"藏红花"或"番红花"。原产于欧洲及中亚地区，现我国也有栽培。9～10月于晴天早晨采摘花朵，摘下柱头，干燥用。

【性味归经】甘，平。归心、肝经。

【功效】活血化瘀，凉血解毒，解郁安神。

【应用】

1. 用于血瘀所致多种病证。治血滞之月经不调、经闭、产后腹痛、恶露不绝等，可与丹参、益母草、香附等配伍。治跌打损伤，可单用本品煎液加白酒少许外洗患处。

2. 用于热郁血瘀之斑疹色暗。

3. 用于瘀滞之忧郁痞闷，惊悸发狂。常单以本品泡服。

【用量用法】3～9g，煎服或沸水泡服。

【使用注意】孕妇忌用。

知 识 链 接

1. 丹参有扩张冠状动脉、增加冠脉流量、改善心肌缺血、调整心律、改善微循环、提高耐缺氧能力、抗凝、促进纤溶、抑制血小板聚集、抗血栓形成、降血脂、抗冠状动脉粥样硬化、降低血压、降血糖、保肝、抗炎、镇静、镇痛、抗肿瘤、调节免疫等多种药理作用。

2. 红花有扩张冠状动脉、增加冠脉流量、减轻心肌缺血、调节心率、降压、抑制血小板聚集、促进子宫收缩、降低血脂等多种药理作用。

3. 桃仁有促进子宫收缩、抗凝血、增加脑血流量、改善血流动力学、镇静呼吸中枢、润肠缓下、保肝利胆、抗炎、抗肿瘤等多种药理作用。

4. 益母草有促进子宫收缩、抗着床、抗早孕、扩张血管、增加冠脉流量、减慢心率、改善微循环、抑制血栓形成、扩张外周血管、降低血压、利尿、改善肾功能、抑制真菌等多种药理作用。

第三节 活血疗伤药

本类药物多具辛、苦、咸之性，主入肝、肾经。善活血祛瘀，消肿止痛，续筋接骨疗伤，止血生肌敛疮，主治跌打损伤瘀肿疼痛、骨折筋损等证；亦可用于治疗其他血瘀病证。

土鳖虫

本品为鳖蠊科昆虫地鳖 *Eupolyphaga sinensis* Walker 及冀地鳖 *Steleophaga plancyi*（Boleny）雌虫的干燥体。全国各地均产，主产于湖南、湖北、江苏等地，以江苏产者为优。野生者夏季捕捉，饲养者全年皆可捕捉。沸水烫死，晒干或烘干。生用或炒用。

【性味归经】咸，寒；有小毒。归肝经。

【功效】破血逐瘀，续筋接骨。

【应用】

1. 用于跌打损伤，骨折筋伤，瘀肿疼痛。可单用研末调敷或黄酒冲服，也常与自然铜、骨碎补、乳香等配伍。

2. 用于血瘀之经闭、产后腹痛、癥瘕痞块，可与大黄、桃仁等同用。

【用量用法】3～10g，煎服；研末服每次1～1.5g，以黄酒送服为佳；外用适量。生品宜外用，内服多炒制后用。

【使用注意】孕妇忌用。

马钱子

本品为马钱科植物马钱 *Strychnos nux-vomica* L. 的干燥成熟种子。主产于印度、越南、缅甸等地。冬季果实成熟时采摘，取出种子，晒干。炮制后入药。

【性味归经】苦，温；有大毒。归肝、脾经。

【功效】通络止痛，散结消肿。

【应用】

1.用于跌打损伤，骨折肿痛，痈疽疮毒。治跌打损伤，骨折疼痛，常与三七、乳香、没药等配伍。治痈疽肿毒，常单用研末香油调涂，或配伍穿山甲、僵蚕等。

2.用于风湿顽痹，麻木瘫痪。常与乳香、地龙等配伍。

【用量用法】0.3～0.6g，炮制后入丸、散；外用适量，研末调涂。

【使用注意】本品有大毒，内服宜制，且不可多服久服。本品所含有毒成分能被皮肤吸收，故不宜大面积外涂。孕妇忌用。

苏 木

本品为豆科植物苏木 *Caesalpinia sappan* L. 的心材。主产于广西、广东、云南、台湾等地。多在秋季采伐，除去枝皮与边材，干燥。使用时刨成薄片或砍成小块，或蒸软切片用。

【性味归经】甘、咸，平。归心、肝、脾经。

【功效】活血祛瘀，消肿止痛。

【应用】

1.用于各种血瘀证。治跌打损伤，骨折筋损，瘀肿疼痛，常与乳香、没药、自然铜等配伍，如八里散；治痛经、经闭、产后腹痛等妇科瘀滞诸证，常与红花、川芎、当归等同用；治心腹瘀痛，常配以丹参、延胡索、川芎等。

2.用于痈肿疮毒。常与连翘、金银花、白芷等配伍。

【用量用法】3～9g，煎服；外用适量。

【使用注意】孕妇慎用。

骨碎补

本品为水龙骨科植物槲蕨 *Drynaria fortune*（Kunze）J.Sm. 的根茎。主产于浙江、广东、湖南等地。全年均可采挖，除去叶与鳞片，洗净，干燥。生用或砂烫后用。

【性味归经】苦，温。归肝、肾经。

【功效】疗伤止痛，补肾强骨；外用消风祛斑。

【应用】

1.用于跌打闪挫或筋骨损伤。本品能活血祛瘀止痛，又能续筋骨疗伤。治跌打损伤，常单用本品浸酒服，并外敷；治伤筋断骨，常与自然铜、没药、龟甲等同用。

2.用于肾虚腰痛，足膝痿软，耳鸣耳聋，牙痛久泻。本品入肝肾经，有温阳补肾、强筋壮骨之功效，治肾虚之腰痛腿软，常与牛膝、补骨脂配伍；治肾虚之耳鸣耳聋，常与熟地黄、山茱萸等配伍；治肾虚久泻，常以单品研末，入猪肾中煨熟服用。

3.用于斑秃、白癜风等。常单用本品或与斑蝥同用浸酒，取浸液外涂。

【用量用法】10～15g，煎服。

【使用注意】阴虚或无瘀血者慎用。

血 竭

本品为棕榈科植物麒麟竭 *Daemonorops draco* Bl. 的树脂。主产于印度尼西亚、马来西亚等国，我国广东、台湾等地也有栽种。秋季采集果实，于蒸笼内蒸煮，使树脂渗出，或将树干砍破，使树脂自然渗出凝固而成。打碎研末用。

【性味归经】甘、咸，平。归心、肝经。

【功效】活血定痛，化瘀止血，生肌敛疮。

【应用】

1.用于跌打损伤，瘀滞心腹疼痛。本品入血分，长于散瘀止痛，为伤科要药。常配以乳香、没药、儿茶等，如七厘散；治瘀血阻滞之痛经、经闭、产后腹痛及心腹刺痛，常与三棱、莪术、当归配伍。

2.用于外伤出血，疮疡不敛。常与乳香、没药、儿茶等配伍研末外用。

【用量用法】1～2g，研末，或入丸剂；外用适量，研末撒敷或入膏药用。

第四节 破血消癥药

本类药物性味多辛、苦，药性峻猛，具破血逐瘀消癥之功。以虫类药为多，主治瘀血积聚较重的癥瘕证，也用治血瘀之经闭、瘀肿疼痛、偏瘫等。

使用时常配行气、破气、攻下之药以助逐瘀消癥之力。因本类药物多有毒，易耗血、动血、伤阴、耗气，故出血证、阴血亏虚、气虚体弱者及孕妇慎用或禁用。

莪 术

本品为姜科植物蓬莪术 *Curcuma phaeocaulis* Val.、温郁金 *Curcuma wenyujin* Y.H.Chen et C.Ling 或广西莪术 *Curcuma kwangsiensis* S.G.Lee et C.F.Liang 的根茎。主产于四川、浙

江、广西等地。冬季采挖。除去须根，洗净，蒸或煮至透心，晒干，切片。生用或醋炙用。

【性味归经】辛、苦，温。归肝、脾经。

【功效】行气破血，消积止痛。

【应用】

1. 用于血瘀气滞诸证。本品破血行气止痛力强，治气滞血瘀日久所致癥瘕积聚、经闭及心腹刺痛，常与三棱、当归、丹参等配伍。

2. 用于食积气滞，脘腹胀痛。常配伍槟榔、木香等。

【性能特点】本品辛散苦泄，既入血分，又入气分，温通行滞，性较峻急。能破血祛瘀，行气止痛，尤宜于血瘀气滞重症之癥瘕积聚，为破血消癥之要药。

【用量用法】5～15g，煎服。

【使用注意】孕妇及月经过多者忌用。

三 棱

本品为黑三棱科植物黑三棱 *Sparganium stoloniferum* Buch.-Ham. 的干燥块茎。主产于江苏、山东、河南等地。冬季至次年春采挖，洗净，晒干。润透切片，生用或醋炙用。

【性味归经】辛、苦，平。归肝、脾经。

【功效】破血行气，消积止痛。

【应用】

1. 用于血瘀气滞证。用于癥瘕积聚，血瘀经闭腹痛，常与莪术相须为用，如三棱丸。

2. 用于食积不化，脘腹胀痛。常与青皮、麦芽等同用，如三棱煎。

【用量用法】5～10g，煎服。

【使用注意】月经过多者及孕妇禁用。

水 蛭

本品为水蛭科动物蚂蟥 *Whitmania pigra* Whitman、柳叶蚂蟥 *Whitmania acranulata* Whitman 或水蛭 *Hirudo nipponica* Whitman 的干燥体。全国大多地区均产。夏、秋两季捕捉，洗净，用沸水烫死，切断晒干或低温干燥。生用或以滑石粉烫后用。

【性味归经】咸、苦，平；有小毒。归肝经。

【功效】破血通经，逐瘀消癥。

【应用】用于癥瘕积聚，血瘀经闭，跌打损伤。治癥瘕、经闭，常与桃仁、三棱、莪术等配伍。治跌打损伤，心腹疼痛，配大黄、苏木等。

【性能特点】本品咸苦入血分，苦能降泄，功善行窜。破血逐瘀力峻效宏，为治癥瘕积聚、血瘀经闭、跌打损伤重症之良药。

【用量用法】1.5～3g，煎服；研末吞服，0.3～0.5g。以入丸、散或研末服为宜。

【使用注意】月经过多者及孕妇禁用。

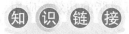

莪术有抗癌、增强免疫、抑制血小板聚集、抗血栓形成、兴奋消化道平滑肌、抗早孕、抑制细菌等多种药理作用。

附：其他活血化瘀药（表17-1）

表17-1 其他活血化瘀药

分类	药名	性味归经	功效与应用	用量用法
活血调经药	川牛膝	甘、微苦，平 归肝、肾经	逐瘀通经，通利关节，利尿通淋 用于血瘀经闭，癥瘕，胞衣不下，关节痹痛，血淋，跌打损伤	5～10g，煎服
	月季花	甘，温 归肝经	活血调经，疏肝解郁 用于月经不调，痛经，经闭，胸腹胀痛，跌打损伤，痈疽肿毒	2～5g，煎服，不宜久煎，亦可泡服或研末服 外用适量
活血疗伤药	自然铜	辛，平 归肝经	散瘀止痛，续筋接骨 用于跌打损伤，骨折筋损，瘀血肿痛	10～15g，煎服 外用适量
	北刘寄奴	苦，寒 归脾、胃、肝、胆经	活血祛瘀，通经止痛，凉血，止血，清热利湿 用于血瘀经闭，产后腹痛，跌打损伤肿痛、出血，癥瘕积聚，血淋，血痢，湿热黄疸，白带过多	3～10g，煎服 外用适量，研末撒敷
	儿茶	苦、涩，微寒 归肺、心经	活血止痛，止血生肌，收湿敛疮，清肺化痰 用于跌打伤痛，出血，疮疡不敛，肺热咳嗽	1～3g，布包煎 外用适量
破血消癥药	斑蝥	辛，热；有大毒 归肝、胃、肾经	破血逐瘀，散结消癥，攻毒蚀疮 用于癥瘕积聚，经闭，痈疽，顽癣，瘰疬	0.03～0.06g，内服多入丸、散剂 外用适量
	穿山甲	咸，微寒 归肝、胃经	活血消癥，通经下乳，消肿排脓，搜风通络 用于癥瘕，经闭，产后乳汁不下，痈肿疮毒，瘰疬，风湿痹痛，中风瘫痪	5～10g，煎服
	干漆	辛，温；有毒 归肝、脾经	破瘀通经，消积杀虫 用于妇女经闭，癥瘕，虫积，痞积	2～5g，煎服

考纲摘要

1. 活血化瘀药的含义、功效、适应范围与使用注意事项。

2. 各类活血化瘀药的性能特点、功效与适应范围。

3. 活血止痛药：川芎、延胡索、郁金、姜黄、乳香、没药、五灵脂的功效、应用、用法用量。

4. 活血调经药：丹参、红花、桃仁、益母草、牛膝的功效、应用、用法用量。

5. 活血疗伤药：土鳖虫、马钱子的功效、应用、用法用量。

6. 破血消癥药：莪术、三棱、水蛭的功效、应用、用法用量。

复习思考

1. 简述活血化瘀药的性能特点、功效、适应范围与使用注意事项。

2. 比较红花与桃仁、三棱与莪术药物功用的异同。

3. 牛膝与益母草均具有什么功效？

4. 简述川芎的性能特点、功效与适应范围。

5. 活血化瘀药中哪些药物具有毒性，使用时需注意什么？

6. 牛膝"性善下行"的性能特点体现在哪些方面？

第十八章

化痰止咳平喘药

【学习目标】

　　掌握化痰止咳平喘药的含义、功效、适应范围与使用注意事项；各类化痰止咳平喘药的性能特点、功效与适应范围；功效相似药物应用的异同点；半夏、天南星、川贝母、浙贝母、瓜蒌、桔梗、苦杏仁、紫苏子、百部、葶苈子、桑白皮的功效、应用、用量用法。

　　熟悉白附子、芥子、旋覆花、白前、竹茹、前胡、竹沥、胖大海、海藻、紫菀、款冬花、马兜铃、枇杷叶、白果的功效、应用、用量用法。

　　了解瓜蒌皮、瓜蒌子、皂荚、平贝母、伊贝母、天竺黄、瓦楞子、青礞石、海浮石、昆布、黄药子、蛤壳、洋金花、罗汉果、矮地茶的功效、应用、用量用法。

　　凡能祛痰或消痰，治疗痰证为主要作用的药物，称化痰药；以制止或减轻咳嗽和喘息为主要作用的药物，称止咳平喘药。因在病证上痰、咳、喘三者常相互兼杂，而化痰药又常兼止咳、平喘作用；止咳平喘药又常兼化痰作用，故将化痰药与止咳平喘药合并为一章介绍。

　　化痰药主治痰证，痰又有寒痰、热痰、燥痰、湿痰、风痰之分，化痰药也相应因药性有温燥与凉润之别而分为温化寒痰药与清化热痰药两类。痰者，既是病理产物，又是致病因素，它"随气升降，无处不到"，所以痰的病证甚多：如痰阻于肺的哮喘痰多；痰蒙心窍的昏厥、癫痫；痰蒙清阳的眩晕；肝风夹痰的中风、惊厥；痰阻经络的肢体麻木、半身不遂、口眼㖞斜；痰火互结的瘰疬、瘿瘤；痰凝肌肉、流注骨节的阴疽流注等，皆可用化痰药治之。止咳平喘药，则用于外感、内伤所致各种咳嗽和喘息。

　　使用化痰止咳平喘药，除应根据病证不同，有针对性地选择不同的化痰药及止咳、平喘药外，因咳喘每多夹痰，痰多易发喘咳，故化痰、止咳、平喘三者常配伍同用。临床上常根据痰、咳、喘的不同病因病机而配伍其他药物，以治病求本，标本兼顾。如外感而致者，常配解表药；火热而致者，常配清热泻火药；里寒者，常配温里散寒药；虚劳者，常配补虚药。此外，如痰厥、惊厥、眩晕、昏迷者，则常配平肝息风、开窍、安神药；痰核、瘰疬、瘿瘤者，常配软坚散结药；阴疽流注者，常配温阳通滞散结药。

使用本章药物时应注意，某些温燥之性强烈的刺激性化痰药，痰中带血等有出血倾向者，宜慎用；麻疹初起有表邪之咳嗽，不宜单投止咳药，当以疏解清宣为主，以免恋邪而致久喘不已及影响麻疹之透发；有毒性的药物，应注意其炮制、用法、用量、不良反应及防治方法。

第一节 温化寒痰药

温化寒痰药味多辛苦，性多温燥，主归肺、脾、肝经，有温肺祛寒、燥湿化痰之功。主治寒痰、湿痰证，如咳嗽气喘、痰多色白、苔腻之证；以及由寒痰、湿痰所致眩晕、肢体麻木、阴疽流注等。

温燥之性的温化寒痰药，不宜用于热痰与燥痰之证。

半 夏

本品为天南星科植物半夏 *Pinellia ternata*（Thunb.）Breit. 的干燥块茎。全国大部分地区均有。主产于四川、湖北、江苏、安徽等地。夏、秋二季茎叶茂盛时采挖，洗净，除去外皮及须根，晒干，为生半夏。一般用姜汁、明矾制过入药。

【性味归经】辛、温；有毒。归脾、胃、肺经。

【功效】燥湿化痰，降逆止呕，消痞散结。

【应用】

1. 用于湿痰、寒痰证。本品味辛性温而燥，为燥湿化痰、温化寒痰之要药。治痰湿阻肺之咳嗽气逆，痰多色白质稀者，常与陈皮、茯苓同用，如二陈汤；治湿痰眩晕，常与天麻、白术等同用以息风化痰，如半夏白术天麻汤。

2. 用于胃气上逆呕吐。半夏降逆和胃，为止呕要药。各种原因的呕吐，皆可随证配伍用之，对痰饮或胃寒呕吐尤宜，常与生姜同用，如小半夏汤；治胃热呕吐，常与黄连、竹茹等同用；治胃阴虚呕吐，常与石斛、麦冬等同用；治胃气虚呕吐，常与人参、白蜜等同用，如大半夏汤。

3. 用于心下痞，结胸，梅核气。半夏辛开散结，化痰消痞。治湿热阻滞致心下痞满者，常与干姜、黄连、黄芩等同用，以辛开苦降，消痞散结，如半夏泻心汤；治痰热结胸，常与瓜蒌、黄连同用，如小陷胸汤；治梅核气，气郁痰凝者，常与紫苏、厚朴、茯苓等同用，以行气解郁，化痰散结，如半夏厚朴汤。

4. 用于瘿瘤，痰核，痈疽肿毒，毒蛇咬伤。本品内服能消痰散结，外用能消肿止痛。治瘿瘤痰核，常与昆布、海藻、贝母等同用；治痈疽发背、无名肿毒、毒蛇咬伤，可用生品磨汁涂或研末以酒调敷患处，也可用鲜品捣敷。

【性能特点】本品辛温而燥，有毒，入脾、胃、肺经。长于燥脾湿而化痰浊，温脏腑而化寒痰，降胃气而止呕吐，为治湿痰、寒痰及止呕要药。又善化痰而消痞散结，治痰气互结之痞证、结胸、胸痹、梅核气等。生品外用又能消肿散结，治瘿瘤痰核、痈疽肿毒及毒蛇咬伤等。

【用量用法】3～9g，煎服，内服一般宜炮制后使用，炮制品有姜半夏、法半夏、半夏曲、竹沥半夏等，其中姜半夏长于降逆止呕；法半夏长于燥湿和胃且温性较弱；半夏曲则有化痰消食之功；竹沥半夏药性由温变凉，能清化热痰，主治热痰、风痰之证。外用生品适量，磨汁涂或研末以酒调敷患处。

【使用注意】不宜与川乌、制川乌、草乌、制草乌、附子同用；生品内服宜慎。阴虚燥咳、血证、热痰、燥痰应慎用。有报道，本品剂量过大（30～90g）或生品内服0.1～2.4g 可引起中毒。主要表现为口内苦涩流涎，口舌麻木，舌干，不能发音，胃部不适，恶心，腹泻；或有胸前压迫感，心悸。误服生半夏中毒时，可给服姜汁、稀醋、浓茶或蛋白等。临床用生半夏时必须煎熟，以免中毒。

天南星

本品为天南星科植物天南星 *Arisaema erubescens*（Wall.）Schott、异叶天南星 *Arisaema heterophyllum* B1. 或东北天南星 *Arisaema amurense* Maxim. 的干燥块茎。天南星主产于河南、河北、四川等地；异叶天南星主产于江苏、浙江等地；东北天南星主产于辽宁、吉林等地。秋、冬二季茎叶枯萎时采挖，除去须根及外皮，干燥，即生南星；用姜汁、明矾制过用，为制南星。

【性味归经】苦、辛，温；有毒。归肺、肝、脾经。

【功效】生品：散结消肿；制天南星：燥湿化痰，祛风止痉，散结消肿。

【应用】

1. 用于湿痰、寒痰证。本品燥湿化痰功似半夏而温燥之性更甚，祛痰作用较强。治顽痰阻肺，咳喘胸闷，常与半夏、枳实等同用；治寒痰咳嗽，常与干姜、细辛等同用；治痰热咳嗽，常与黄芩、瓜蒌等清热化痰药同用。

2. 用于风痰眩晕，中风，癫痫，破伤风。本品归肝经，走经络，善祛风痰而止痉厥。治风痰眩晕，常与半夏、天麻等同用；治风痰留滞经络，半身不遂，手足顽麻，口眼㖞斜等，常与半夏、川乌、白附子等同用；治破伤风角弓反张，痰涎壅盛，常与白附子、天麻、防风等同用；治癫痫，常与全蝎、水牛角、冰片等同用。

3. 用于痈疽肿痛，蛇虫咬伤。治痈疽肿痛、痰核，可研末用醋调敷；治蛇虫咬伤，可配雄黄为末外敷。

【性能特点】本品辛温苦燥，善祛经络风痰，药力颇强。既能燥湿化痰，治顽痰；又能祛风止痉，治风痰诸证及破伤风；还能散结消肿而止痛，治痈疽、瘰疬等。

【用量用法】3～9g，煎服，一般炮制后用。外用生品适量，研末以醋或酒调敷患处。

【使用注意】阴虚燥痰及孕妇慎用；生品内服宜慎。

白附子

本品为大南星科植物独角莲 *Typhonium giganteum* Engl. 的干燥块茎。秋季采挖，除去须根和外皮，晒干。

【性味归经】辛，温；有毒。归胃、肝经。

【功效】祛风痰，定惊搐，解毒散结，止痛。

【应用】

1. 用于中风痰壅，口眼㖞斜，语言謇涩，惊风癫痫，破伤风。本品辛温，善祛风痰而解痉止痛。治中风口眼㖞斜，常与全蝎、僵蚕等同用；治风痰壅盛之惊风、癫痫，常与半夏、天南星等同用；治破伤风，常与防风、天麻、天南星等同用。

2. 用于痰厥头痛，眩晕。本品祛风痰，又能止痛，其性上行，尤擅治头面部诸疾。治痰厥头痛，眩晕，常与半夏、天南星等同用；治偏头痛，常与白芷同用。

3. 用于瘰疬痰核，毒蛇咬伤。治瘰疬痰核，可鲜品捣烂外敷；治毒蛇咬伤可磨汁内服并外敷。

【用量用法】3～6g。一般炮制后用，外用生品适量捣烂，熬膏或研末以酒调敷患处。

【使用注意】孕妇慎用；生品内服宜慎。

芥 子

本品为十字花科植物芥 *Sinapis alba* L. 或芥 *Brassica juncea*（L.）Czern. et Coss. 的干燥成熟种子。前者习称"白芥子"，后者习称"黄芥子"。夏末秋初果实成熟时采割植株，晒干，打下种子，除去杂质。用时捣碎。

【性味归经】辛，温。归肺经。

【功效】温肺豁痰利气，散结通络止痛。

【应用】

1. 用于寒痰咳嗽，胸胁胀痛，悬饮。治寒痰壅肺，咳喘胸闷，痰多难咳，常与紫苏子、莱菔子同用，如三子养亲汤；治悬饮咳喘胸满胁痛者，常与甘遂、大戟等同用。

2.用于痰滞经络，关节肿痛，痰湿流注，阴疽肿毒。治痰湿阻滞之关节肿痛，常与马钱子、没药等同用，亦可单用研末，醋调敷患处；治痰湿流注所致的阴疽肿毒，常与鹿角胶、肉桂、熟地黄等同用，如阳和汤。

【用量用法】3～9g，煎服。外用适量，研末调敷，或作发泡用。

【使用注意】久咳肺虚及阴虚火旺者忌用；消化道溃疡、出血者及皮肤过敏者忌用。内服用量不宜过大。

旋覆花

本品为菊科植物旋覆花 *Inula japonica* Thunb. 或欧亚旋覆花 *Inula britannica* L. 的干燥头状花序。主产于河南、河北、江苏、浙江、安徽等地。夏、秋二季花开放时采收，除去杂质，阴干或晒干。生用或蜜炙用。

【性味归经】苦、辛、咸，微温。归肺、脾、胃、大肠经。

【功效】降气，消痰，行水，止呕。

【应用】

1.用于风寒咳嗽，痰饮蓄积，胸膈痞满，喘咳痰多。治寒痰咳喘，常与紫苏子、半夏等同用；治痰饮蓄积，胸膈痞满，常与海浮石、海蛤壳等同用。

2.用于噫气，呕吐。治痰浊中阻，胃气上逆所致者，常与代赭石、半夏、生姜等同用，如旋覆代赭汤。

【用量用法】3～9g，煎服，宜布包煎。

【使用注意】阴虚劳嗽，津伤燥咳者禁用。因本品有绒毛，易刺激咽喉作痒而致呛咳呕吐，故须布包入煎。

白 前

本品为萝摩科植物柳叶白前 *Cynanchum stauntonii*（Decne.）Schltr.ex Levl. 或芫花叶白前 *Cynanchum glaucescens*（Decne.）Hand.–Mazz. 的干燥根茎及根。主产于浙江、安徽、江苏、福建、湖北、江西、湖南等地。秋季采挖，洗净，晒干。生用或蜜炙用。

【性味归经】辛、苦，微温。归肺经。

【功效】降气，消痰，止咳。

【应用】本品性微温而不燥烈，长于祛痰，降肺气以平咳喘。用于肺气壅实，咳嗽痰多，胸满喘急。治外感风寒咳嗽，咳痰不爽者，常与荆芥、桔梗等同用，如止嗽散。治咳喘浮肿，喉中痰鸣，不能平卧，常与紫菀、半夏、大戟等同用。

【用量用法】3～10g，煎服。

【使用注意】肺虚干咳不宜用。

半夏有镇咳、祛痰、镇吐和催吐、抗肿瘤、调节胃肠运动、对胃黏膜的影响、抗生育、抗早孕、抗心律失常、降血脂等多种病理作用。

第二节　清化热痰药

清化热痰药性多寒凉，有清化热痰之功。部分药物质润，兼能润燥；部分药物味咸，兼能软坚散结。主治热痰证，如咳嗽气喘，痰黄质稠者；若痰稠难咳，唇舌干燥之燥痰证，宜选质润之润燥化痰药。其他如痰热痰火所致的癫痫、中风、惊厥、瘿瘤、瘰疬等，均可以清化热痰药治之。

药性寒凉的清化热痰药、润燥化痰药，不宜用于寒痰与湿痰证。

川贝母

本品为百合科植物川贝母 *Fritillaria cirrhosa* D.Don、暗紫贝母 *Fritillaria unibracteata* Hsiao et K.C.Hsia、甘肃贝母 *Fritillaria przewalskii* Maxim. 或梭砂贝母 *Fritillaria delavayi* Franch.、太白贝母 *Fritillaria taipaiensis* P. Y. Li 或瓦布贝母 *Fritillaria unibracteata* Hsiao et K. C. Hsia var *wabuensis*（Y. Tang et S. C. Yue）Z. D. Liu, S. Wang et S. C. Chen 的干燥鳞茎。按性状不同分别习称"松贝""青贝""炉贝"和"栽培品"。夏、秋二季或积雪融化后采挖，除去须根、粗皮及泥沙，晒干或低温干燥。生用。

【性味归经】苦、甘，微寒。归肺、心经。

【功效】清热润肺，化痰止咳，散结消痈。

【应用】

1.用于肺热燥咳，干咳少痰。常与前胡、知母、瓜蒌等同用，以清肺润燥，化痰止咳。

2.用于阴虚劳嗽，咳痰带血。常与沙参、麦冬等同用，以养阴润肺，化痰止咳。

3.用于疮痈、瘰疬、肺痈、乳痈等。治痰火郁结之瘰疬，常与玄参、牡蛎等同用；治热毒壅结之疮痈、肺痈、乳痈，常与蒲公英、鱼腥草等同用。

【性能特点】本品苦甘微寒，入肺心经。能清肺泄热化痰，又味甘质润能润肺止咳，尤宜于内伤久咳、燥痰、热痰之证，为润肺止咳化痰要药。且具有清热解郁、化痰散结之功，以治痰火、热毒壅结之证。

【用量用法】3 ～ 10g，煎服；研末冲服，每次 1 ～ 2g。

【使用注意】不宜与川乌、制川乌、草乌、制草乌、附子同用。寒痰、湿痰不宜用。

浙贝母

本品为百合科植物浙贝母 *Fritillaria thunbergii* Miq. 的干燥鳞茎。原产于浙江象山，现主产于浙江鄞州区。此外，江苏、安徽、湖南、江西等地亦产。初夏植株枯萎时采挖，洗净。大小分开，大者除去芯芽，习称"大贝"；小者不去芯芽，习称"珠贝"。分别撞擦，除去外皮，拌以煅过的贝壳粉，吸去擦出的浆汁，干燥；或取鳞茎，大小分开，洗净，除去芯芽，趁鲜切成厚片，干燥，习称"浙贝片"。生用。

【性味归经】苦，寒。归肺、心经。

【功效】清热化痰止咳，解毒散结消痈。

【应用】

1. 用于风热犯肺，痰火咳嗽。治风热咳嗽，常与桑叶、前胡等同用；治痰热郁肺之咳嗽，常与瓜蒌、知母等同用。

2. 用于瘰疬，瘿瘤，乳痈疮毒，肺痈。治瘰疬，常与玄参、牡蛎等同用；治瘿瘤，常与海藻、昆布等同用；治乳痈疮毒，常与连翘、蒲公英等同用；治肺痈，常与鱼腥草、芦根等同用。

【性能特点】本品苦寒清泄，为清泄开散之品。功似川贝母而长于清泄热邪、散结解毒，多用于外感风热、痰热咳嗽及痰火、热毒壅结之瘰疬疮痈等证。

【用量用法】5 ～ 10g，煎服。

【使用注意】不宜与川乌、制川乌、草乌、制草乌、附子同用。寒痰、湿痰者不宜用。

瓜 蒌

本品为葫芦科植物栝楼 *Trichosanthes kirilowii* Maxim. 或双边栝楼 *Trichosanthes rosthornii* Harms 的干燥成熟果实。全国均有，主产于河北、河南、安徽、浙江、山东、江苏等地。秋季果实成熟，连果梗剪下，置通风处阴干，生用。或剖开去瓤，将壳与种子分别干燥，瓜蒌皮、瓜蒌子生用或炒用。

【性味归经】甘、苦，寒。归肺、胃、大肠经。

【功效】清热涤痰，宽胸散结，润燥滑肠。

【应用】

1. 用于痰热咳喘。治痰热内结，咳痰黄稠，胸闷而大便不畅者，常与黄芩、胆南星、枳实等同用，如清气化痰丸。

2. 用于胸痹心痛，结胸痞满。治痰浊痹阻，胸阳不通之胸痹，常与薤白、半夏等同用，如瓜蒌薤白白酒汤、瓜蒌薤白半夏汤；治痰热结胸，胸膈痞满，按之则痛者，常与黄连、半夏同用，如小陷胸汤。

3. 用于肺痈，肠痈，乳痈。本品能清热消肿散结。治肺痈咳吐脓血，常与鱼腥草、芦根等同用；治肠痈，常与败酱草、红藤等同用；治乳痈初起，红肿热痛，常与当归、乳香、没药等同用。

4. 用于肠燥便秘。瓜蒌子有润肠通便之功，常与火麻仁、郁李仁等同用。

【性能特点】本品甘寒滑润，入肺胃大肠经。上能清肺润肺而化痰，治肺热、痰热、肺燥之咳喘；下可滑肠润燥以通便，治肠燥便秘；又善于利气宽胸，为治胸痹之要药；并能清热散结以消痈，治热毒结聚的疮痈肿毒。瓜蒌皮功偏利气宽胸；瓜蒌子功偏润肺滑肠。

【用量用法】9～15g，煎服。

【使用注意】不宜与川乌、制川乌、草乌、制草乌、附子同用。脾虚便溏及寒痰、湿痰证禁用。

附：瓜蒌皮、瓜蒌子

瓜蒌皮为葫芦科植物栝楼或双边栝楼的干燥成熟果皮。性味甘，寒；归肺、胃经。功能清热化痰，利气宽胸。用于痰热咳嗽，胸闷胁痛。6～10g，煎服。不宜与川乌、制川乌、草乌、制草乌、附子同用。

瓜蒌子为葫芦科植物栝楼或双边栝楼的干燥成熟种子。性味甘，寒；归肺、胃、大肠经。功能润肺化痰，滑肠通便。用于燥咳痰黏，肠燥便秘。9～15g，煎服。不宜与川乌、制川乌、草乌、制草乌、附子同用。

竹　茹

本品为禾本科植物青秆竹 *Bambusa tuldoides* Munro、大头典竹 *Sinocalamus beecheyanus*（Munro）McClure var.*pubescens* P.F.Li 或淡竹 *Phyllostachys nigra*（Lodd.）Munro var. *henonis*（Miff.）Stapf ex Rendle 的茎秆的干燥中间层。主产于长江流域和南方各省。全年均可采制，取新鲜茎，除去外皮，将稍带绿色的中间层刮成丝条，或削成薄片，捆扎成束，阴干。前者称"散竹茹"，后者称"齐竹茹"。生用或姜汁炙用。

【性味归经】甘，微寒。归肺、胃、心、胆经。

【功效】清热化痰，除烦，止呕。

【应用】

1. 用于痰热咳嗽。治肺热咳嗽，痰黄稠者，常与瓜蒌、桑白皮等同用。

2. 用于痰热扰心之心烦失眠，惊悸不宁。常与枳实、半夏、茯苓等同用，如温胆汤。

3.用于胃热呕吐，妊娠恶阻。常与陈皮、人参、生姜等同用，如橘皮竹茹汤。

【用量用法】5～10g，煎服。生用清化热痰，姜汁炙用止呕作用强。

前　胡

本品为伞形科植物白花前胡 *Peucedanum praeruptorum* Dunn 的干燥根。冬季至次春茎叶枯萎或未抽花茎时采挖，除去须根，洗净，晒干或低温干燥。

【性味归经】苦、辛，微寒。归肺经。

【功效】降气化痰，散风清热。

【应用】

1.用于痰热喘满。治肺失宣降之咳喘胸满，咳痰黄稠，常与杏仁、桑白皮等同用。

2.用于风热咳嗽。治外感风热，咳嗽痰多，常与桑叶、牛蒡子、桔梗等同用。

【用法与用量】3～10g，煎服。

桔　梗

本品为桔梗科植物桔梗 *Platycodon grandiflorum*（Jacq.）A.DC. 的干燥根。全国大部分地区均有。以东北、华北地区产量较大，华东地区质量较优。春、秋二季采挖，洗净，除去须根，趁鲜剥去外皮或不去外皮，干燥。切片，生用。

【性味归经】苦、辛，平。归肺经。

【功效】宣肺，利咽，祛痰，排脓。

【应用】

1.用于咳嗽痰多，胸闷不畅。本品性平，无论属寒属热均可应用。属风寒者，常与紫苏、杏仁等同用，如杏苏散；属风热者，常与桑叶、菊花、杏仁等同用，如桑菊饮；若治痰阻气滞，胸膈痞闷者，常与枳壳同用。

2.用于咽喉肿痛，音哑。治咽喉肿痛，热毒盛者，常与射干、马勃、板蓝根等同用；治外邪犯肺，咽痛失音者，常与甘草、牛蒡子等同用。

3.用于肺痈吐脓。治肺痈咳嗽胸痛，咳吐脓血，痰黄腥臭者，常与甘草同用，如桔梗汤；临床上亦常配以鱼腥草、冬瓜仁等，以加强清肺排脓之效。

【性能特点】本品辛散苦泄，性平和且善上行，专走肺经，为肺经气分要药。善宣肺利咽化痰而治咳嗽痰多，无论外感内伤、属寒属热均可应用；并治咽痛失音。又能宽胸快膈、排脓而治肺痈吐脓。

【用量用法】3～10g，煎服。

【使用注意】本品性升散，凡气机上逆、呕吐、呛咳、眩晕、阴虚火旺咯血等不宜用。用量过大易引起恶心呕吐。

竹 沥

本品来源同竹茹。为新鲜的禾本科植物青杆竹、大头典竹或淡竹的竹杆烤灼而流出的淡黄色澄清液汁。

【性味归经】甘，寒。归肺、心、肝经。

【功效】清热豁痰，定惊利窍。

【应用】

1.用于痰热咳喘。治痰热咳喘，痰稠难咳，顽痰胶结者最宜。常与黄芩、杏仁、贝母等同用。

2.用于中风痰迷，惊痫癫狂。治小儿惊风，常与胆南星、牛黄等同用。

【用量用法】30～50g，冲服。本品不能久藏，但可熬膏瓶贮，称竹沥膏；近年用安瓿瓶密封存放，可以久藏。

【使用注意】寒痰及脾胃虚寒便溏者禁用。

胖大海

本品为梧桐科植物胖大海 *Sterculia lychnophora* Hance 的干燥成熟种子。主产于泰国、柬埔寨、马来西亚、印度尼西亚、越南、印度等国。4～6月果实成熟开裂时，采收种子，晒干。

【性味归经】甘，寒。归肺、大肠经。

【功效】清热润肺，利咽开音，润肠通便。

【应用】

1.用于肺热声哑，干咳无痰，咽喉干痛。常单味泡服，亦常与桔梗、甘草等同用。

2.用于燥热便秘，头痛目赤。可单味泡服，亦常与清热泻下药同用。

【用量用法】2～3枚，沸水泡服或煎服。

海 藻

本品为马尾藻科植物海蒿子 *Sargassum pallidum*（Turn.）C.Ag. 或羊栖菜 *Sargassum fusiforme*（Harv.）Setch. 的干燥藻体。前者习称"大叶海藻"，后者习称"小叶海藻"。夏、秋二季采捞，除去杂质，洗净，晒干，稍晾，切段，干燥。

【性味归经】苦、咸，寒。归肝、胃、肾经。

【功效】消痰软坚散结，利水消肿。

【应用】

1.用于瘿瘤，瘰疬，睾丸肿痛。治瘿瘤，常与昆布、贝母等同用，如海藻玉壶汤；治瘰疬，常与夏枯草、玄参、连翘等同用；治睾丸肿痛，常与橘核、昆布、川楝子等同用。

2.用于痰饮水肿。常与茯苓、猪苓、泽泻等利湿药同用。

【用量用法】6～12g，煎服。

【使用注意】不宜与甘草同用。

知识链接

1.川贝母有镇咳祛痰、抗病原微生物、降压、升高血糖、缓解胃肠痉挛及抗溃疡等多种药理作用。

2.浙贝母有镇咳、中枢抑制、扩张支气管平滑肌、降压、呼吸抑制等多种病理作用。

3.桔梗有祛痰、镇咳、抗炎、镇静、镇痛、抗溃疡、扩张外周血管、减慢心率、降血糖、降血脂等多种药理作用。

第三节　止咳平喘药

止咳平喘药其味或辛或苦或甘，其性或温或寒，由于药物性味不同，质地润燥有异，止咳平喘作用也就有宣肺、清肺、润肺、降肺、敛肺及化痰之别，其中有的药物偏于止咳，有的偏于平喘，有的则兼而有之。因咳喘之证，有外感内伤之别，寒热虚实之异，临床应用时常审证求因，随证选用不同的止咳、平喘药，并配伍相应的有关药物。

个别麻醉镇咳定喘药，因易成瘾，易恋邪，用之宜慎。

苦杏仁

本品为蔷薇科植物山杏 *Prunus armeniaca* L.var.*ansu* Maxim.、西伯利亚杏 *Prunus sibirica* L.、东北杏 *Prunus mandshurica*（Maxim.）Koehne 或杏 *Prunus armeniaca* L. 的干燥成熟种子。主产于我国东北、华北、西北及长江流域。夏季采收成熟果实，除去果肉及核壳，晒干。生用。

【性味归经】苦，微温；有小毒。归肺、大肠经。

【功效】降气止咳平喘，润肠通便。

【应用】

1.用于咳嗽气喘。随证配伍可用于多种咳喘病证。治风寒咳喘，常与麻黄、甘草同用，如三拗汤；治风热咳嗽，常与桑叶、菊花等同用，如桑菊饮；治燥热咳嗽，常与桑叶、贝母、沙参等同用，如桑杏汤；治肺热咳喘，常与石膏等同用，如麻杏石甘汤。

2.用于肠燥便秘。常与柏子仁、郁李仁等同用，如五仁丸。

【性能特点】本品主入肺经，味苦能降，上能降肺气以止咳喘，下能润肠燥以通大便，且于降肺气中兼宣肺之功，故可用于多种咳喘证，为治咳喘之要药。

【用量用法】5～10g，煎服，宜打碎入煎。生品入煎剂宜后下。

【使用注意】阴虚咳喘及大便溏泻者禁用。本品有小毒，用量不宜过大；婴儿慎用。

紫苏子

本品为唇形科植物紫苏 *Perilla frutescens*（L.）Britt. 的干燥成熟果实。主产于江苏、安徽、河南等地。秋季果实成熟时采收，除去杂质，晒干。生用或微炒，用时捣碎。

【性味归经】辛，温。归肺经。

【功效】降气化痰，止咳平喘，润肠通便。

【应用】

1.用于痰壅气逆，咳嗽气喘。常与白芥子、莱菔子同用，如三子养亲汤。治上盛下虚之久咳痰喘，常与肉桂、当归、厚朴等同用，如苏子降气汤。

2.用于肠燥便秘。常与苦杏仁、瓜蒌仁、火麻仁等同用。

【性能特点】本品辛温润降，入肺经而善降气化痰、止咳平喘，入大肠质润而能润肠通便。

【用量用法】3～10g，煎服。

【使用注意】阴虚咳喘及脾虚便溏者慎用。

百　部

本品为百部科植物直立百部 *Stemona sessilifolia*（Miq.）Miq.、蔓生百部 *Stemona japonica*（BL.）Miq. 或对叶百部 *Stemona tuberosa* Lour. 的干燥块根。主产于安徽、江苏、湖北、浙江、山东等地。春、秋二季采挖，除去须根，洗净，置沸水中略烫或蒸至无白心，取出，晒干。切片生用或蜜炙用。

【性味归经】甘、苦，微温。归肺经。

【功效】润肺下气止咳，杀虫灭虱。

【应用】

1.用于新久咳嗽，百日咳，肺痨咳嗽。可单用或配伍应用。治风寒咳嗽，常与荆芥、桔梗、紫菀等同用，如止嗽散；治久咳不已，气阴两虚者，常与黄芪、沙参、麦冬等同用；治阴虚肺痨咳嗽，常与沙参、麦冬、川贝母等同用；治百日咳，可单用，亦常与贝母、紫菀、白前等同用。

2.用于蛲虫、阴道滴虫、头虱及疥癣等。治蛲虫病，以本品浓煎，睡前保留灌肠；治阴道滴虫，可单用，或与蛇床子、苦参等煎汤坐浴外洗；治头虱、体虱及疥癣，可制成20%乙醇液，或50%水煎剂外搽。

【性能特点】本品甘润苦降，微温不燥，功专润肺止咳，无论外感内伤、暴咳、久嗽，皆可用之，为治肺痨咳嗽及百日咳要药。又善杀虫灭虱，治蛲虫、阴道滴虫、疥癣及头虱等。

【用量用法】3～9g，煎服。外用适量，水煎或酒浸。久咳虚嗽宜蜜炙用。

紫菀

本品为菊科植物紫菀 *Aster tataricus* L.f. 的干燥根及根茎。主产于河北、安徽、河南、黑龙江、江西等地。春、秋二季采挖，除去有节的根茎（习称"母根"）和泥沙，编成辫状晒干，或直接晒干。切段生用或蜜炙用。

【性味归经】辛、苦，温。归肺经。

【功效】润肺下气，消痰止咳。

【应用】用于痰多喘咳，新久咳嗽，劳嗽咯血。治风寒咳嗽，咽痒，常与荆芥、桔梗等同用，如止嗽散；治肺虚劳嗽，阴虚久咳，痰中带血，常与阿胶、贝母等同用。

此外，取本品开宣肺气作用，与黄芪、肉桂、车前子等同用，还可用于肺痈、胸痹及小便不通等。

【用量用法】5～10g，煎服。外感暴咳宜生用，肺虚久咳宜蜜炙用。

款冬花

本品为菊科植物款冬 *Tussilago farfara* L. 的干燥花蕾。主产于河南、甘肃、山西、陕西等地。12月或地冻前当花尚未出土时采挖，除去花梗及泥沙，阴干。生用或蜜炙用。

【性味归经】辛、微苦，温。归肺经。

【功效】润肺下气，止咳化痰。

【应用】用于新久咳嗽，喘咳痰多，劳嗽咯血。本品为治咳嗽常用药，药性功效与紫菀相似，紫菀长于化痰，款冬花长于止咳，二者常相须为用。然本品辛温而润，尤宜于寒嗽，常与麻黄、干姜等同用。治肺热咳喘，常与桑叶、知母、川贝母等同用，如款冬花汤；治肺气虚而咳者，常与人参、黄芪等同用；治阴虚燥咳，常与沙参、麦冬等同用；治喘咳日久，痰中带血，常与百合同用；治肺痈咳吐脓痰，常与桔梗、薏苡仁等同用。

【用量用法】5～10g，煎服。外感暴咳宜生用，内伤久咳宜蜜炙用。

马兜铃

本品为马兜铃科植物北马兜铃 *Aristolochia contorta* Bge. 或马兜铃 *Aristolochia debilis* Sieb.et Zucc. 的干燥成熟果实。前者主产于黑龙江、吉林、河北等地，后者主产于江苏、安徽、浙江等地。秋季果实由绿变黄时采收，干燥。生用或蜜炙用。

【性味归经】苦，微寒。归肺、大肠经。

【功效】清肺降气，止咳平喘，清肠消痔。

【应用】

1. 用于肺热咳喘。常与桑白皮、黄芩、前胡等同用。

2. 用于肺虚有热咳嗽或痰中带血。常与阿胶等同用。

3. 用于痔疮肿痛或出血。常与生地黄、白术等药煎汤内服，或与地榆、槐角煎汤熏洗患处。

【用量用法】3～9g，煎服。外用适量，煎汤熏洗。一般生用，肺虚久咳宜蜜炙用。

【使用注意】本品用量不宜过大，以免引起呕吐。虚寒咳喘及脾虚便溏者禁用。

枇杷叶

本品为蔷薇科植物枇杷 *Eriobotrya japonica*（Thunb.）Lindl. 的干燥叶。全国大部分地区均有栽培。主产于广东、江苏、浙江、福建、湖北等地。全年均可采收，晒至七八成干时，扎成小把，再晒干。刷去毛，切丝生用或蜜炙用。

【性味归经】苦，微寒。归肺、胃经。

【功效】清肺止咳，降逆止呕。

【应用】

1. 用于肺热咳嗽，气逆喘急。可单用制成煎膏服用，或与黄芩、桑白皮、栀子等同用。治燥热咳喘，常与桑白皮、知母、沙参等同用；治肺虚久咳，常与阿胶、百合等养阴润肺药同用。

2. 用于胃热呕吐，呃逆。常与竹茹、陈皮等同用。

此外，取其清胃止渴之功，还可用于烦热口渴及消渴。

【用量用法】6～10g，煎服。止呕宜生用，止咳宜蜜炙用。

葶苈子

本品为十字花科植物独行菜 *Lepidium apetalum* Willd. 或播娘蒿 *Descurinia sophia*（L.）Webb ex Prantl 的干燥成熟种子。前者称"北葶苈"，主产于河北、辽宁、内蒙古、吉林等地；后者称"南葶苈"，主产于江苏、山东、安徽、浙江等地。夏季果实成熟时采割植株，晒干，搓出种子，除去杂质。生用或炒用。

【性味归经】辛、苦，大寒。归肺、膀胱经。

【功效】泻肺平喘，行水消肿。

【应用】

1. 用于痰涎壅盛，喘咳痰多，不得平卧。常与紫苏子、桑白皮、杏仁等同用；亦常佐大枣以缓其苦寒之性，如葶苈大枣泻肺汤。

2. 用于胸腹水肿，小便不利。治腹水肿满属湿热蕴结者，常与防己、椒目、大黄等同用；治痰热结胸之胸胁积水者，常与杏仁、大黄、芒硝同用，如大陷胸丸。

现代临床有单用本品研末服，或与生脉散、参附汤等同用，治疗肺源性心脏病心力衰竭，见水肿喘满者，有较好疗效。

【性能特点】本品苦降辛散，性寒清热，入肺与膀胱经，专泻肺中水饮及痰火而平喘咳。为泻肺平喘之要药。又能泄肺气之壅闭而通调水道，利水消肿，为治胸腹积水之常品。唯药力峻猛，用之宜慎。

【用量用法】3～10g，煎服，宜包煎；研末冲服，每次3～6g。

桑白皮

本品为桑科植物桑 *Morus alba* L. 的干燥根皮。全国大部分地区均产，主产于安徽、河南、浙江、江苏、湖南等地。秋末叶落时至次春发芽前采挖根部，刮去黄棕色粗皮，纵向剖开，剥取根皮，晒干。切丝生用或蜜炙用。

【性味归经】甘，寒。归肺经。

【功效】泻肺平喘，利水消肿。

【应用】

1. 用于肺热咳喘。常与地骨皮同用，如泻白散；治水饮停肺，胀满喘急，常与麻黄、杏仁、葶苈子等同用。

2. 用于水肿胀满尿少，面目肌肤浮肿。常与茯苓皮、大腹皮等同用，如五皮散。

【性能特点】本品甘寒，主入肺经，既善泄肺热与肺中水气而止咳平喘，为治肺热咳喘所常用；又能清降肺气而通调水道，利水消肿，多用于皮肤水肿。

【用量用法】6～12g，煎服。泻肺利水宜生用；治肺虚咳嗽宜蜜炙用。

白 果

本品为银杏科植物银杏 *Ginkgo biloba* L. 的干燥成熟种子。全国各地均有栽培。秋季种子成熟时采收，除去肉质外种皮，洗净，稍蒸或略煮后，烘干。除去硬壳，生用或炒用。

【性味归经】甘、苦、涩，平；有毒。归肺、肾经。

【功效】敛肺定喘，止带缩尿。

【应用】

1. 用于哮喘痰嗽。治肺肾两虚之虚喘，常与五味子、胡桃肉等同用；治寒喘由风寒之邪引发者，常与麻黄同用；治外感风寒、内有蕴热而喘者，常与麻黄、黄芩等同用，如定喘汤；治肺热燥咳，喘咳无痰者，常与天冬、麦冬、款冬花等同用。

2. 用于带下，白浊，小便频数，遗尿。治妇女带下，属脾肾亏虚带下清稀者，为本品所宜，常与山药、莲子等同用；治小便频数，遗尿，常与熟地黄、山萸肉、覆盆子等同用。

【用量用法】5～10g，煎服。用时捣碎。

【使用注意】生食有毒。煎服不可过量，小儿尤当注意。

知 识 链 接

苦杏仁有镇咳、平喘、祛痰、抗炎、润肠通便、抗肿瘤、对消化系统的影响、增强免疫功能及镇痛等多种药理作用。

附：其他化痰止咳平喘药（表18-1）

表18-1　其他化痰止咳平喘药

分类	药名	性味归经	功效与应用	用量用法
温化寒痰	皂荚	辛、咸，温；有小毒 归肺、大肠经	祛顽痰，通窍开闭，祛风杀虫 用于顽痰阻肺，咳喘痰多，中风，痰厥，癫痫，喉痹痰盛	研末服，1～1.5g；亦可入汤剂，1.5～5g
清热化痰	平贝母	苦、甘，微寒 归肺、心经	清热润肺，化痰止咳 用于肺热燥咳，干咳少痰，阴虚劳嗽，咳痰带血	3～9g，煎服；研粉冲服，每次1～2g；不宜与川乌、制川乌、草乌、制草乌、附子同用
	伊贝母	苦、甘，微寒 归肺、心经	清热润肺，化痰止咳 用于肺热燥咳，干咳少痰，阴虚劳嗽，咳痰带血	3～9g，煎服 不宜与川乌、制川乌、草乌、制草乌、附子同用
	天竺黄	甘，寒 归心、肝经	清热豁痰，凉心定惊 用于热病神昏，中风痰迷，小儿痰热惊痫、抽搐、夜啼	3～9g，煎服；研粉冲服，每次0.6～1g

续表

分类	药名	性味归经	功效与应用	用量用法
清热化痰	瓦楞子	咸，平 归肺、胃、肝经	消痰化瘀，软坚散结，制酸止痛 用于顽痰胶结，黏稠难咳，瘿瘤，瘰疬，癥瘕痞块，胃痛泛酸	9～15g，先煎
	青礞石	甘、咸，平 归肺、心、肝经	坠痰下气，平肝镇惊 用于顽痰胶结，咳逆喘急，癫痫发狂，烦躁胸闷，惊风抽搐	多入丸、散服，3～6g；煎汤10～15g，布包先煎
	海浮石	咸，寒 归肺、肾经	清肺火，化老痰，软坚，通淋 用于痰热喘咳，老痰积块，瘿瘤，瘰疬，淋病，疝气，疮肿，目翳	9～15g，煎服；外用研末调敷
	昆布	咸，寒 归肝、胃、肾经	消痰软坚散结，利水消肿 用于瘿瘤，瘰疬，睾丸肿痛，痰饮水肿	6～12g，煎服
	黄药子	苦，平；有毒 归肺、肝经	消痰软坚散结，清热解毒 用于瘿瘤，疮疡肿毒，咽喉肿痛，毒蛇咬伤等，亦可治咳嗽，气喘，百日咳	5～15g，煎服；研末服，1～2g 外用研末调敷
	蛤壳	苦、咸，寒 归肺、肾、胃经	清肺化痰，软坚散结，制酸止痛；外用收湿敛疮 用于痰火咳嗽，胸胁疼痛，痰中带血，瘰疬瘿瘤，胃痛吞酸；外治湿疹，烫伤	6～15g，煎服，宜先煎，蛤粉宜包煎 外用适量，研极细粉撒布或油调后敷患处
止咳平喘	洋金花	辛，温；有毒 归肺、肝经	平喘止咳，解痉定痛 用于哮喘咳嗽，脘腹冷痛，风湿痹痛，小儿慢惊；外科麻醉	内服0.3～0.6g，宜入丸、散剂；作卷烟吸，一日量不超过1.5g，外用适量 孕妇、外感及痰热咳喘、青光眼、高血压及心动过速患者禁用
	罗汉果	甘，凉 归肺、大肠经	清热润肺，利咽开音，滑肠通便 用于肺热燥咳，咽痛失音，肠燥便秘	9～15g，煎服
	矮地茶	辛，微苦，平 归肺、肝经	化痰止咳，清利湿热，活血化瘀 用于新久咳嗽，喘满痰多，湿热黄疸，经闭瘀阻，风湿痹痛，跌打损伤	15～30g，煎服

✐ 考纲摘要

1.化痰止咳平喘药的含义、功效、适应范围与使用注意事项。

2.各类化痰止咳平喘药的性能特点、功效与适应范围。

3.温化寒痰药：半夏、天南星的功效、应用、用法用量。

4.清化热痰药：川贝母、浙贝母、瓜蒌、桔梗的功效、应用、用法用量。

5.止咳平喘药：苦杏仁、紫苏子、百部、葶苈子、桑白皮的功效、应用、用法用量。

复习思考

1. 化痰止咳平喘药的含义、功效、适应范围各是什么?

2. 化痰止咳平喘药分为哪几类? 各适用于何种病证?

3. 鉴别下列各组药物功用的异同点:

半夏与天南星　川贝母与浙贝母　紫菀与款冬花　桑白皮与葶苈子

4. 简述桔梗、苦杏仁、百部的性能特点。

5. 写出下列药物的特殊用法:蛤壳、旋覆花、苦杏仁。

第十九章

安神药

【学习目标】

掌握安神药的含义、功效、适应范围与使用注意事项；各类安神药的性能特点、功效与适应范围；功效相似药物应用的异同点；朱砂、磁石、龙骨、酸枣仁、远志的功效、应用、用量用法。

熟悉琥珀、柏子仁、灵芝、首乌藤、合欢皮的功效、应用、用量用法。

了解合欢花的功效、应用、用量用法。

凡以安神定志为主要作用，用以治疗神志不安的药物，称为安神药。

安神药多为矿石、贝壳或植物种子类药物。矿石、贝壳类药物，因质重沉降，多以重镇安神为主要作用；植物种子类药物，因质润滋养，多以养心安神为主要作用。故安神药根据其药性及功效应用的不同，可分为重镇安神药与养心安神药两类。

安神药主要用于心神不宁，心悸怔忡，失眠多梦，以及惊风、癫狂等。部分安神药还可用于热毒疮肿，肝阳眩晕，自汗盗汗，肠燥便秘，痰多咳喘等。

神志不安证，可由多种病因引发，故在运用时常根据不同的病因病机，选择适宜的安神药，并进行相应的配伍。如心火亢盛者，常配伍清心降火药物；痰热扰心者，常配伍化痰、清热药物；肝阳上亢者，常配伍平肝潜阳药物；血瘀气滞者，常配伍活血化瘀行气药物；血亏阴虚者，常配伍补血、养阴药物及养心神药物；心脾气虚者，常配伍补气养心健脾药物。至于惊风、癫狂等证，多以化痰开窍或平肝息风药物为主，本类药物多作辅助之品。

矿石类安神药，入汤剂者，有效成分不易煎出，故宜打碎先煎、久煎；入丸、散者，易伤脾胃，故只宜暂用，不可久服，应中病即止，须酌情配伍健脾养胃之品。另外，使用有毒的安神药时，更须谨慎，以防中毒。

第一节　重镇安神药

重镇安神药多为矿石、化石、贝壳类药物，具有质重沉降之性。重则能镇，重可祛怯，故有重镇安神、平惊定志、平肝潜阳等作用。主要用于心火炽盛，痰火扰心，惊吓等引起心神不宁、心悸失眠、惊痫及癫狂等证。部分药物兼有平肝潜阳作用，可用于肝阳上亢、头晕目眩等证。

朱　砂

本品为硫化物类矿物辰砂族辰砂，主含硫化汞（HgS）。主产于贵州、湖南、四川、云南等地。随时开采，采挖后，选取纯净者，用磁铁吸净含铁的杂质，再用水淘去杂石和泥沙。照水飞法研成极细粉末，晾干或40℃以下干燥，装瓶备用。

【性味归经】甘，微寒；有毒。归心经。

【功效】清心镇惊，安神，明目，解毒。

【应用】

1. 用于心悸易惊，失眠多梦。治心火亢盛之心神不宁，烦躁不眠，常与黄连、栀子、磁石等同用，以增强清心安神作用；治心血虚者，常与当归、生地黄等同用，如朱砂安神丸；治阴血虚者，常与酸枣仁、柏子仁、当归等养心安神药同用。

2. 用于惊风，癫痫。治高热神昏，惊厥，常与牛黄、麝香等开窍、息风药同用，如安宫牛黄丸；治小儿惊风，常与牛黄、全蝎、钩藤等同用，如牛黄散；治癫痫卒昏抽搐，常与磁石同用。

3. 用于疮疡肿毒，咽喉肿痛，口舌生疮。治疮疡肿毒，常与雄黄、大戟、山慈菇等同用，如紫金锭；治咽喉肿痛，口舌生疮，常与冰片、硼砂等同用，如冰硼散。

【性能特点】本品质重气寒，专入心经，重可镇惊，寒能胜热，故有清心镇惊、安神解毒功效，为安神要药。经配伍可治各种原因的神志失常，尤宜用于心火亢盛之心神不宁、烦躁不眠；又有较强的清热解毒作用，治疮疡肿毒、咽喉肿痛、口舌生疮。唯本品有毒，用之宜慎。

【用量用法】每次 0.1～0.5g，入丸、散剂或研末冲服。不入煎剂。外用适量。

【使用注意】本品有毒，不宜大量服用，也不宜少量久服；孕妇及肝肾功能不全者禁用。入药只宜生用，忌火煅，火煅则析出水银，有剧毒。

磁　石

本品为氧化物类矿物尖晶石族磁铁矿，主含四氧化三铁（Fe_3O_4）。主产于江苏、山东、辽宁、广东、安徽、河北等地。随时可采，采挖后，除去杂石，选择吸铁能力强者（习称"活磁石"或"灵磁石"）入药。生用或醋淬研细用。

【性味归经】咸，寒。归肝、心、肾经。

【功效】镇惊安神，平肝潜阳，聪耳明目，纳气平喘。

【应用】

1.用于心神不宁，惊悸失眠，癫痫。治肾虚肝旺，肝火上炎，扰动心神，或惊恐气乱，神不守舍所致者，常与朱砂、神曲同用，如磁朱丸。

2.用于头晕目眩。治肝阳上亢所致头晕目眩、急躁易怒等，常与石决明、牡蛎、白芍等平肝潜阳药物同用。

3.用于耳鸣耳聋，视物昏花。治肾虚耳鸣耳聋，常与熟地黄、山茱萸、五味子等滋肾之品同用。如耳聋左慈丸；治肝肾不足，目暗不明，视物昏花，常与枸杞子、白菊花、女贞子等补肝肾明目之品同用。

4.用于肾虚气喘。常与五味子、胡桃肉、蛤蚧等同用。

【性能特点】本品质重沉降，入心有镇惊安神之功；味咸入肾，又有益肾之效。能护真阴，镇浮阳，安心神，故常治肾虚肝旺，肝火上炎，扰动心神，或惊恐气乱，神不守舍所致之心神不宁、惊悸失眠及癫痫。又益肾阴、敛浮阳而镇潜肝阳，治肝阳上亢之头晕目眩。还能益肾而聪耳明目，纳气平喘，治肾虚耳鸣耳聋、视物昏花及肾虚气喘等证。

【用量用法】9～30g，煎服，宜打碎先煎。入丸、散剂，每次1～3g。

【使用注意】入丸、散剂，不可多服、久服。脾胃虚弱者慎用。

龙　骨

本品为古代大型哺乳动物的骨骼化石。主产于河南、山东、甘肃、山西、陕西等地。生用或煅用。

【性味归经】甘、涩，平。归心、肝、肾经。

【功效】镇惊安神，平肝潜阳，收敛固涩。

【应用】

1.用于阴虚阳亢所致烦躁易怒，头晕目眩。常与牡蛎、白芍等同用。

2.用于心神不宁，心悸失眠及惊痫癫狂。常与朱砂、远志、酸枣仁等同用。

3.用于虚汗，遗精，崩漏，带下。治虚汗常与牡蛎、五味子等同用；治肾虚遗精，常与牡蛎、芡实等同用；治带下赤白及月经过多，常与牡蛎、海螵蛸、山药等同用。

【性能特点】本品味甘性平养阴，质重镇惊，涩可固脱，并能潜镇浮阳。生龙骨主要用于镇惊安神，平肝潜阳力胜，多用于失眠、怔忡、惊痫、癫狂、眩晕。煅龙骨收敛固涩力强，多用于自汗、盗汗、遗精、带下、久泻及疮疡不和等。

【用量用法】15～30g，煎服，宜先煎。外用适量。

琥　珀

本品为古代松科植物的树脂埋藏地下经年久转化而成的化石样物质。主产于云南、广西、辽宁、河南、福建等地。随时可采，从地下或煤层挖出后，除去砂石、泥土等杂质。研末用。

【性味归经】甘，平。归心、肝、膀胱经。

【功效】镇惊安神，活血化瘀，利尿通淋。

【应用】

1. 用于心神不宁，心悸失眠，惊风，癫痫。治心神不宁、心悸失眠、健忘多梦等，常与茯神、远志、石菖蒲等同用；治小儿惊风、高热、神昏抽搐，以及癫痫发作、痉挛抽搐等，常与天南星、天竺黄、朱砂等同用。

2. 用于血滞经闭，心腹刺痛，癥瘕疼痛。治血瘀气阻之经闭痛经，常与当归、莪术、乌药等同用，如琥珀散。

3. 用于淋证，癃闭。治石淋或热淋，常与金钱草、海金沙、木通等利尿通淋之品同用。

【用量用法】每次 1.5～3g，研末冲服；或入丸、散剂。不入煎剂。

第二节　养心安神药

养心安神药多为植物种子、种仁类药物，具有甘润滋养之性，故有滋养心肝、养阴补血、交通心肾等作用。主要用于阴血不足、心脾两虚、心肾不交等导致的心悸怔忡、虚烦不眠、健忘多梦、遗精、盗汗等证。

酸枣仁

本品为鼠李科植物酸枣 Ziziphus jujuba Mill.var.spinosa（Bunge）Hu ex H.F.Chou 的干燥成熟种子。主产于河北、陕西、山西、山东等地。秋末冬初果实成熟时采收，除去果肉，碾碎果核，取出种子，晒干。生用或炒用，用时捣碎。

【性味归经】甘、酸，平。归肝、胆、心经。

【功效】养心补肝，宁心安神，敛汗，生津。

【应用】

1. 用于虚烦不眠，惊悸多梦。治心肝血虚之惊悸失眠，常与当归、何首乌、龙眼肉等同用；治肝虚有热之虚烦不眠，常与知母、茯苓、川芎等同用，如酸枣仁汤；治心脾两虚、气血不足之惊悸不安、体倦失眠者，常与当归、黄芪、人参等同用，如归脾汤；治心肾不足，阴虚阳亢之心悸失眠，健忘梦遗，常与麦冬、生地黄、远志等同用，如天王补心丹。

2. 用于体虚自汗，盗汗。常与黄芪、五味子、山茱萸等同用。

3. 用于津伤口渴。常与生地黄、麦冬、天花粉等养阴生津药同用。

【性能特点】本品甘酸而气平，入心、肝、胆经，有内补外敛之效。既能内补营血以安神，又能外敛营阴以止汗，故有养心安神、敛阴止汗、生津之功效。常用治阴血不足，心肝两虚，心失所养之虚烦不眠、惊悸多梦；并可治体虚自汗，盗汗及津伤口渴。

【用量用法】10～15g，煎服；研末吞服，每次1.5～2g。

柏子仁

本品为柏科植物侧柏 *Platycladus orientalis*（L.）Franco 的干燥成熟种仁。主产于山东、河南、河北、陕西、湖北、甘肃、云南等地。秋、冬二季采收成熟种子，晒干，除去种皮，收集种仁。生用或制霜用。

【性味归经】甘，平。归心、肾、大肠经。

【功效】养心安神，润肠通便，止汗。

【应用】

1. 用于虚烦失眠，心悸怔忡。常用治阴血不足，心神失养所致者，尤宜于心阴虚及心肾不交之心悸失眠，常与麦冬、熟地黄、石菖蒲等同用，如柏子养心丸。

2. 用于肠燥便秘。治阴血亏虚，老年、产后等所致肠燥便秘，常与松子仁、郁李仁等同用，如五仁丸。

3. 用于阴虚盗汗。

【用量用法】3～10g，煎服。

【使用注意】便溏及多痰者慎用。

灵 芝

本品为多孔菌科真菌赤芝 *Ganoderma lucidum*（Leyss. ex Fr.）Karst. 或紫芝 *Ganoderma sinense* Zhao, Xu et Zhang 的干燥子实体。全年采收，除去杂质，剪除附有朽木、泥沙或培养基质的下端菌柄，阴干或在40～50°C烘干。

【性味归经】甘，平。归心、肺、肝、肾经。

【功效】补气安神，止咳平喘。

【应用】

1. 用于心神不宁，失眠心悸。治气血不足、心神失养之心神不宁、失眠、惊悸、多梦，常与当归、白芍、酸枣仁等同用。

2. 用于肺虚咳喘。治肺虚咳嗽、痰多气喘者，常与党参、干姜、半夏等同用。

3. 用于虚劳短气。常与山茱萸、人参、地黄等补虚药同用。

【用量用法】6～12g，煎服。

首乌藤

本品为蓼科植物何首乌 *Polygonum multiflorum* Thunb. 的干燥藤茎。秋、冬二季采割，除去残叶，洗净，捆成把或趁鲜切段，干燥。

【性味归经】甘，平。归心、肝经。

【功效】养血安神，祛风通络。

【应用】

1. 用于失眠多梦。治阴虚血少之失眠多梦、心神不宁，常与合欢皮、柏子仁、酸枣仁等同用。

2. 用于血虚身痛，风湿痹痛。治血虚身痛，常与鸡血藤、川芎、当归等同用；治风湿痹痛，常与羌活、独活、秦艽等同用。

3. 用于皮肤瘙痒。常与蝉蜕、蛇床子、地肤子等同用，煎汤外洗，共收祛风止痒之效。

【用量用法】9～15g，煎服。外用适量，煎水洗患处。

远　志

本品为远志科植物远志 *Polygala tenuifolia* Willd. 或卵叶远志 *Polygala sibirica* L. 的干燥根。主产于河北、山西、陕西、吉林、河南等地。春、秋二季采挖，除去须根和泥沙，晒干。生用或炙用。

【性味归经】辛、苦，温。归心、肾、肺经。

【功效】安神益智，交通心肾，祛痰，消肿。

【应用】

1. 用于失眠多梦，心悸怔忡，健忘。多用治心肾不交所致者，常与人参、龙齿、茯神等同用，如远志丸。

2. 用于痰阻心窍，癫痫惊狂。治癫痫昏仆，痉挛抽搐，常与半夏、天麻、全蝎等同用；治惊狂发作，常与石菖蒲、郁金、白矾等同用。

3. 用于咳嗽痰多。常与杏仁、贝母、瓜蒌、桔梗等同用。

4. 用于痈疽疮毒，乳房肿痛，喉痹。内服可单用研末，黄酒送服；外用可隔水蒸软，加少量黄酒捣烂敷患处。

【性能特点】本品辛散苦泄温通，既能助心阳、益心气，使肾气上交于心而安神益智，又善祛痰而开窍，为治心神不安或痰阻心窍诸证所常用。还能消散痈肿，治疮痈肿痛。

【用量用法】3～10g，煎服。外用适量。化痰止咳宜炙用。

【使用注意】有胃炎及胃溃疡者慎用。

合欢皮

本品为豆科植物合欢 *Albizia julibrissin* Durazz. 的干燥树皮。全国大部分地区都有分布，主产于长江流域各省。夏、秋二季剥取树皮，晒干，切段生用。

【性味归经】甘，平。归心、肝、肺经。

【功效】解郁安神，活血消肿。

【应用】

1.用于心神不宁，忧郁失眠。可单用或与柏子仁、酸枣仁、首乌藤、郁金等安神解郁药同用。

2.用于跌打骨折，血瘀肿痛。常与桃仁、红花、乳香、没药、骨碎补等活血疗伤、续筋接骨药同用。

3.用于肺痈，疮痈肿毒。常与鱼腥草、冬瓜仁、桃仁、芦根等清热消痈排脓药同用；治疮痈肿毒，常与蒲公英、紫花地丁、连翘、野菊花等清热解毒药同用。

【用量用法】煎服，6～12g。外用适量，研末调敷。

【使用注意】孕妇慎用。

附：合欢花

本品为合欢的干燥花序或花蕾。性味甘，平。归心、肝经。功能解郁安神。用于心神不安，忧郁失眠。5～10g，煎服。

知 识 链 接

1.酸枣仁有镇静催眠、抗惊厥、免疫调节、抗心肌缺血、抗心律失常、降血压、降血脂等多种药理作用。

2.远志有镇静、镇咳祛痰、抗衰老、增强记忆、兴奋平滑肌等多种药理作用。

考纲摘要

1.安神药的含义、功效、适应范围与使用注意事项。

2. 各类安神药的性能特点、功效与适应范围。

3. 重镇安神药：朱砂、磁石、龙骨的功效、应用、用法用量。

4. 养心安神药：酸枣仁和远志的功效、应用、用法用量。

复习思考

1. 安神药的含义、功效、适应范围各是什么？

2. 安神药分为哪几类？各适用于何种病证？

3. 鉴别下列各组药物功用的异同点：

　朱砂与磁石　　酸枣仁与柏子仁

4. 叙述朱砂、琥珀的用量用法和使用注意。

第二十章

平肝息风药

【学习目标】

掌握平肝息风药的含义、功效、适应范围；各类平肝息风药的性能特点和使用注意；功效相似药物应用的异同点；石决明、牡蛎、赭石、羚羊角、牛黄、钩藤、天麻、全蝎、蜈蚣的功效、应用、用量用法。

熟悉蒺藜、珍珠母、罗布麻叶、地龙、僵蚕的功效、应用、用量用法。

凡以平肝潜阳、息风止痉为主要功效的药物，称为平肝息风药。

平肝息风药大多味咸性寒，主入肝经，以介类、虫类等动物及矿物类药居多，具有平肝潜阳、缓和或制止肝阳上亢及息风止痉、制止或缓解痉挛抽搐的作用，主要适用于肝阳上亢所致头晕、头痛、耳鸣和肝风内动所致惊痫、抽搐、震颤等两类病证。

由于功效及应用的不同，可将平肝息风药分为平抑肝阳药和息风止痉药两类。但由于肝风内动以肝阳化风为多见，息风止痉药又兼具平肝潜阳之功，两类药物临床常互相配合应用，故将两类药物合称为平肝息风药。

使用平肝息风药时，常根据具体情况进行配伍。如治疗肝阳上亢证时，为了益阴以制阳，常配伍滋养肝肾之阴的药物，以标本兼顾。对于肝风内动，属肝阳化风者，应将息风止痉药与平抑肝阳药配伍同用；属热极生风所致者，当配伍清热泻火、滋阴舒筋药；属阴血亏虚所致虚风内动者，可配伍滋阴养血药物。此外，兼有窍闭神昏者，可配伍开窍醒神药物；兼有心神不安者，可配伍安神药；兼有痰者，可配伍祛痰药；兼有肝火旺者，又可配伍清泻肝火药物等。

平肝息风药的药性有寒凉和温燥的不同，临床使用时应注意区别。凡脾虚慢惊者，不宜使用寒凉之品；阴虚血亏者，则温燥之品当禁用。

平肝息风药中的矿物及介贝类药物，入汤剂有效成分不易煎出，用量应大，生用且宜

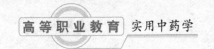

打碎先煎或久煎；入丸、散则有碍胃之弊，故应适当配伍益脾健胃药物。

第一节　平抑肝阳药

平抑肝阳药性味咸寒，质重善降，以平肝潜阳或平抑肝阳为主要作用。适用于肝阳上亢所致头晕目眩、头痛、目胀耳鸣和肝火上攻所致面红、口苦、目赤肿痛、头痛头昏、烦躁易怒等证。平抑肝阳药也常与息风止痉药配伍，治疗肝风内动所致痉挛抽搐；与安神药配伍，治疗浮阳上扰所致烦躁不眠。

石决明

本品为鲍科动物杂色鲍 *Haliotis diversicolor* Reeve、皱纹盘鲍 *Haliotis discus hannai* Ino、羊鲍 *Haliotis ovina* Gmelin、澳洲鲍 *Haliotis ruber*（Leach）、耳鲍 *Haliotis asinina* Linnaeus 或白鲍 *Haliotis laevigata*（Donovan）的贝壳。主产于广东、福建、辽宁、山东、海南等地。夏、秋二季捕取，去肉，洗净贝壳，晒干。生用或煅用。

【性味归经】咸，寒。归肝经。

【功效】平肝潜阳，清肝明目。

【应用】

1. 用于肝阳上亢所致头晕目眩。治肝肾阴虚、肝阳上亢所致眩晕，常与生地黄、白芍药、牡蛎等同用；治肝阳亢盛而有热象所致头晕头痛、失眠、烦躁易怒者，常与菊花、黄芩、栀子、天麻、钩藤等同用。

2. 用于目赤肿痛、翳障、视物昏花、青盲雀目等目疾。治肝火上炎所致目赤肿痛，常与夏枯草、决明子、菊花等同用；治外感风热之目赤肿痛，翳膜遮睛，常与菊花、木贼、蝉蜕等同用；治阴虚血少之目暗不明、雀盲眼花，常与熟地黄、枸杞子、菟丝子等同用。

此外，煅石决明还有收敛、制酸、止痛、止血等作用，内服可用于胃酸过多之胃脘痛，研末外敷则可用于外伤出血。

【性能特点】本品性咸寒质重，入肝经，质重可镇潜肝阳，性寒可清泄肝热，故有平肝潜阳、清泄肝热、明目退翳之效，为镇肝、凉肝之要药，善治肝阳上亢和肝火上攻之头晕、头痛及目赤翳障、视物昏花等目疾。

【用量用法】6～20g，打碎先煎。平肝、清肝宜生用；外用、制酸、止血宜煅用，点眼当水飞。

牡　蛎

本品为牡蛎科动物长牡蛎 *Ostrea gigas* Thunberg、大连湾牡蛎 *Ostrea talienwhanensis*

Crosse 或近江牡蛎 *Ostrea rivularis* Gould 的贝壳。主产于沿海一带。全年均可捕捞，去肉，洗净贝壳，晒干。生用或煅用。

【性味归经】咸，微寒。归肝、胆、肾经。

【功效】重镇安神，潜阳补阴，软坚散结。

【应用】

1.用于肝阳上亢，头晕目眩。治肝肾阴虚、肝阳上亢所致头晕目眩、目胀耳鸣，常与赭石、龙骨、牛膝、龟甲等药同用；对于热病伤阴，虚风内动之四肢抽搐亦可应用，常与白芍、生地黄、龟甲、鳖甲等药同用。

2.用于惊悸失眠，心神不安。本品能重镇安神，凡惊悸怔忡、失眠多梦等，常与龙骨同用。

3.用于痰核、瘰疬、癥瘕积聚。治痰火郁结所致痰核、瘰疬，常与浙贝母、玄参等药同用；治血瘀气结所致癥瘕痞块，常与鳖甲、莪术、丹参等药同用。

4.用于滑脱诸证。本品煅用长于收敛固涩，常与煅龙骨相须为用，治多种正虚不固的滑脱之证。治自汗、盗汗，常与麻黄根、浮小麦等药同用；治肾虚精关不固之遗精、滑精，常与沙苑子、龙骨、芡实等药同用；治尿频、遗尿，常与桑螵蛸、金樱子、益智仁等药同用；治崩漏、带下证，常与山药、海螵蛸、芡实等药同用。

此外，煅牡蛎有制酸止痛作用，可用于胃酸过多、胃溃疡等。

【性能特点】本品味咸质重，入肝肾。质重沉降以镇潜，善平肝潜阳，重镇安神；味咸，可软坚散结，咸寒尚能益阴；煅用性涩，又能收敛固涩、制酸止痛。平肝潜阳的作用类似石决明，镇惊安神、收敛固涩之功又与龙骨相似，但力弱于龙骨。

【用量用法】9～30g，打碎先煎。潜阳、软坚宜生用；收敛固涩、制酸宜煅用。

赭 石

本品为氧化物类矿物刚玉族赤铁矿，主含三氧化二铁（Fe_2O_3）。主产于山西、河北、河南、山东等地。采挖后，除去杂石泥土，打碎生用或醋淬研粉用。

【性味归经】苦，寒。归肝、心、肺、胃经。

【功效】平肝潜阳，重镇降逆，凉血止血。

【应用】

1.用于肝阳上亢所致眩晕，头痛，耳鸣。本品为矿石类药物，质重善降，入肝经，故为镇潜肝阳之佳品。治肝肾阴虚，肝阳上亢之头晕、头痛、目胀、耳鸣等，常与牡蛎、白芍、牛膝、龟甲等同用；治肝阳上亢兼肝火盛之头晕头痛，常与牛膝、石决明、夏枯草等同用。

2.用于胃气上逆所致呕吐，呃逆，噫气。如因胃气亏虚、痰浊阻滞而致者，常与旋覆花、半夏、生姜、人参等同用。若因宿食结于肠间所致兼大便不通者，常与朴硝、甘遂等同用。

3. 用于肺气上逆所致之喘证。治肺肾不足、阴阳两虚之虚喘，常与山茱萸、党参、胡桃肉等同用。

4. 用于吐衄，崩漏下血。本品性寒沉降，入肝心血分，善降逆气、凉血而止血。如胃热盛、火气上逆所致之吐血、衄血，常与白芍、清半夏、竹茹等同用。若治妇人血气不足、脾肾虚寒、冲任失固之崩漏下血，常与禹余粮、五灵脂、赤石脂等同用。

【性能特点】本品为矿石类药物，质重沉降而长于镇降逆气，入肝经，能平肝潜阳以治肝阳上亢之头晕头痛、目胀耳鸣；入肺胃经，又可降肺气而平喘、降胃气而止呕、止呃、止噫。其性味苦寒，入肝心血分，还可清降肝火及凉血止血。

【用量用法】9～30g，打碎先煎。平肝、降逆宜生用；止血宜煅用。

【使用注意】孕妇慎用。因含微量砷，故不宜长期服用。

蒺藜

本品为蒺藜科植物蒺藜 *Tribulus terrestris* L. 的干燥成熟果实。全国各地均有分布。秋季果实成熟时采割植株，晒干，打下果实，除去杂质。

【性味归经】辛、苦，微温；有小毒。归肝经。

【功效】平肝解郁，活血祛风，明目，止痒。

【应用】

1. 用于肝阳上亢，头痛眩晕。本品苦降辛散，入肝经，具平抑肝阳的功效。治肝阳上亢之头疼眩晕者，常与菊花、珍珠母等同用。

2. 用于肝郁气滞证。有疏肝解郁、调理气机之功效。治肝气郁结之胸肋疼痛，配青皮、香附等。产后乳汁不通、乳房胀痛，单用或与王不留行、穿山甲等同用。

3. 用于风热目赤翳障。治风热上犯之目赤肿痛，常与菊花、决明子等同用。

4. 用于风疹瘙痒。治风疹瘙痒，常与伍防风、地肤子、荆芥等同用；治白癜风，可单用研末吞服。

【用量用法】6～10g，煎服。

珍珠母

本品为蚌科动物三角帆蚌 *Hyriopsis cumingii*（Lea）、褶纹冠蚌 *Cristaria plicata*（Leach）或珍珠贝科动物马氏珍珠贝 *Pteria martensii*（Dunker）的贝壳。三角帆蚌和褶纹冠蚌在全国各地的江河湖沼中均产，马氏珍珠贝主产于海南岛、广西、广东沿海。全年均可采收。

去肉，洗净，刮去外层黑皮，晒干。生用或煅用。

【性味归经】咸，寒。归肝、心经。

【功效】平肝潜阳，安神定惊，明目退翳。

【应用】

1. 用于肝阳上亢所致头痛、眩晕。本品咸寒质重，入肝经，长于平肝潜阳、清泻肝火。治肝阳上亢之头晕、头痛，常与牡蛎、磁石等同用；若兼具肝热见烦躁易怒者，常与钩藤、菊花、夏枯草等同用。

2. 用于目赤翳障、视物昏花等目疾。治肝热所致之目赤、翳障，常与石决明、菊花、车前子等同用；治肝肾阴虚之目暗、视物昏花，常与枸杞子、女贞子、黑芝麻等同用；治夜盲雀目，常与苍术、猪肝或鸡肝同煮服用。

3. 用于心神不安，惊悸失眠。本品质重入心经，兼具镇惊安神之功。治阴血不足、肝阳偏亢之惊悸失眠，常与朱砂、琥珀、龙骨等同用；治癫痫，惊风抽搐，常与天麻、天南星、钩藤等同用。

此外，本品研细末外用，能燥湿敛疮，用于湿疮、溃疡久不收口。

【用量用法】10～25g，入汤剂，打碎先煎。

罗布麻叶

本品为夹竹桃科植物罗布麻 *Apocynum venetum* L. 的干燥叶。主产于我国新疆、青海、甘肃、陕西等地。夏季采摘，晒干或阴干，除去杂质，干燥。

【性味归经】甘、苦，凉。归肝经。

【功效】平肝安神，清热利水。

【应用】

1. 用于肝阳上亢之头晕目眩。本品味苦性凉，专入肝经，既有平抑肝阳之功，又有清泄肝热之效。治肝阳上亢之头晕目眩，单用本品有效，煎服或开水浸泡代茶饮，亦可与牡蛎、石决明、代赭石等同用；兼肝火上攻者，则常与钩藤、野菊花、夏枯草等同用。

2. 用于水肿，小便不利。本品具有较好的清热利尿作用，其根效果尤佳。治水肿、小便不利而有热者，单用即可，或与车前子、木通、猪苓、泽泻等同用。

3. 用于心悸失眠。本品味苦善降，有安神定悸之功。治心神不安、心悸失眠等，常与牡蛎、珍珠母、酸枣仁、夜交藤等同用。

【用量用法】6～12g，煎服或开水泡服。

【使用注意】本品有小毒，不宜过量或长期服用，以免中毒。

第二节 息风止痉药

息风止痉药以动物类或虫类药物居多，有平息肝风、止痉挛抽搐的功效。适用于温热病热极动风、肝阳化风及血虚、阴虚生风等所致眩晕欲仆、项强肢颤、痉挛抽搐等。部分息风止痉药物还兼有平肝潜阳、清泻肝火等功效，可用于肝阳上亢所致头晕、目眩及肝火上攻所致目赤、头昏等。此外，某些息风止痉药，尚兼开窍醒神或祛风通络之效，还可用于热闭神昏或风中经络之口眼㖞斜、肢麻痉挛、痹证等。

羚羊角

本品为牛科动物赛加羚羊 *Saiga tatarica* Linnaeus 的角。主产于新疆、青海等地。全年均可捕捉，但以秋季猎取最佳。猎取后锯取其角，晒干。用时镑成薄片、锉末或磨汁。

【性味归经】咸，寒。归肝、心经。

【功效】平肝息风，清肝明目，散血解毒。

【应用】

1. 用于肝风内动，惊痫抽搐。本品息风止痉之力较强，为治肝风内动、惊痫抽搐之佳品。治温热病热邪炽盛、热极动风所致高热神昏、惊厥抽搐，常与钩藤、菊花、白芍等同用；治痰热蒙蔽之癫痫见昏仆抽搐、口吐白沫，常与天麻、全蝎、天竺黄、郁金、石菖蒲等同用；治妇女妊娠中风之子痫见目吊口噤、角弓反张，可与防风、独活、酸枣仁等同用。

2. 用于肝阳上亢，头痛眩晕。本品质重沉降，能平潜肝阳。治肝阳上亢兼肝火内盛之头痛眩晕，常与石决明、龟板、菊花、夏枯草、白芍等同用。

3. 用于肝火上炎，目赤翳障。本品性寒入肝，善清泻肝火。治风热毒邪上攻眼目所致之暴发赤肿、隐涩羞明，常与龙胆草、决明子、黄芩等同用。治肝热上攻之目生赤膜、胬肉攀睛，常与茺蔚子、玄参、黄芩、栀子等同用。

4. 用于热毒发斑，痈肿疮毒。本品性味咸寒，为血肉有情之品，入心肝二经，具清热解毒、凉血散血之功。治温热病之壮热、谵语发斑，常与石膏、知母、犀角等同用。治热毒内盛之痈肿热疮，常与生地黄、赤芍等同用。

【性能特点】本品咸寒质重，入肝、心二经。质重沉降，既长于息风止痉，治肝风内动、惊痫抽搐（尤宜于热极生风者）；还可平肝潜阳，治肝阳上亢之头痛眩晕。性寒善清热，既能清泻肝火，以治肝火上攻之目赤翳障等目疾；还能清热解毒、凉血散血，以治血分热盛之发斑、痈肿疮毒。

【用量用法】入煎剂，1～3g，宜另煎 2 小时以上；磨汁或研粉服，每次 0.3～0.6g。

牛 黄

本品为牛科动物牛 *Bos taurus domesticus* Gmelin 的干燥胆结石（天然牛黄）。主产于我国西北和东北地区。宰牛时，如发现有牛黄，应滤去胆汁，立即将牛黄取出，除去外部薄膜，阴干。用时研极细粉末。

【性味归经】甘，凉。归心、肝经。

【功效】清心，豁痰，开窍，凉肝，息风，解毒。

【应用】

1. 用于惊痫抽搐。本品性凉入肝经，善于凉肝息风止痉。治小儿急惊风之高热、惊厥抽搐，常与钩藤、全蝎、朱砂等同用；治癫痫发作之突然昏仆、口吐涎沫、四肢抽搐属痰热蒙蔽者，常与胆南星、珍珠、远志等同用。

2. 用于热病神昏，中风痰迷，癫痫发狂。本品性凉入心，气味芳香，善清心豁痰、开窍醒神。治温病热闭心包及中风、癫痫属痰热蒙蔽心窍所致之神昏、谵语者，常与麝香、冰片、栀子、黄连等同用。

3. 用于热毒炽盛之咽喉肿痛，口舌生疮，痈肿疔疮。本品性凉，长于清热解毒，为治热毒壅滞之疮疡痈肿之良药，不论内服、外用均有良效。治咽喉肿痛，口舌生疮，常与黄芩、雄黄、大黄等同用；治痈疽疔疮，常配金银花、生甘草等。

【性能特点】本品性味甘凉，其气芳香，入心、肝二经。既能凉肝息风而止痉抽，又可清心热、化痰开窍而醒神，为治肝热生风抽搐及痰热蒙蔽心窍神昏之要药。并善清热解毒，内服外用以治热毒郁结之疮痈诸证。

【用量用法】0.15～0.35g，多入丸、散用。外用适量，研细末敷患处。

【使用注意】孕妇慎用。

钩 藤

本品为茜草科植物钩藤 *Uncaria rhynchophylla*（Miq.）Miq.ex Havil.、大叶钩藤 *Uncaria macrophylla* Wall.、毛钩藤 *Uncaria hirsuta* Havil.、华钩藤 *Uncaria sinensis*（Oliv.）Havil. 或无柄果钩藤 *Uncaria sessilifructus* Roxb. 的带钩茎枝。主产于长江以南。秋、冬二季采收，去叶，切段，晒干。

【性味归经】甘，凉。归肝、心包经。

【功效】息风定惊，清热平肝。

【应用】

1. 用于肝风内动，惊痫抽搐。本品能息风止痉，因其性寒凉，故尤适宜于属实证、热证者。治温病热极生风之高热抽搐，常与羚羊角、白芍、生地黄等同用；治痰热壅盛之小儿天钓惊风见高热惊厥、手足抽搐、头目仰视者，常与天麻、全蝎、羚羊角等同用；治诸痫啼叫、痉挛抽搐者，常与天竺黄、蝉蜕等同用。

2. 用于肝阳上亢，头痛晕眩。本品性凉入肝，善平抑肝阳、清泄肝热。治肝阳上亢之头痛晕眩、失眠，常与天麻、石决明、夜交藤等同用；治肝火上攻之头痛口苦、急躁善怒，常与夏枯草、龙胆草等同用。

此外，本品性寒入心包、肝经，能清心凉肝止惊，故与蝉蜕、薄荷等同用，也可用治受惊吓或积热所致之小儿惊啼、夜啼。

【性能特点】本品味甘性凉，入肝和心包经。既能凉肝息风而定惊，又善平抑肝阳而止眩晕，且作用和缓，为治肝风内动、惊痫抽搐属实热者及肝阳上亢或兼肝热上攻之头痛眩晕之良药。

【用量用法】3 ～ 12g，煎服，后下。

天 麻

本品为兰科植物天麻 *Gastrodia elata* Bl. 的干燥块茎。我国南北各地均有分布，主产于四川、云南、贵州等地。冬春二季采挖，冬季茎枯时采挖者名为"冬麻"，质量优良；春季发芽时采挖者名为"春麻"，质量较差。采挖后除去地上茎及须根，洗净，蒸透，晒干、晾干或烘干。用时润透，切片。

【性味归经】甘，平。归肝经。

【功效】息风止痉，平抑肝阳，祛风通络。

【应用】

1. 用于肝风内动，惊痫抽搐。本品能息风止痉，但药性平和，故肝风内动病证不论寒热虚实，皆可应用。对于痰热壅盛所致之小儿急惊风，常与钩藤、羚羊角、全蝎等同用；治小儿脾虚所致慢惊风，常与人参、全蝎、白僵蚕等同用；对于风痰闭阻之癫痫抽搐，常配全蝎、胆南星等药物；也可适用于破伤风之痉挛抽搐，常与天南星、白附子等同用。

2. 用于眩晕，头痛。本品甘平柔润，善平抑肝阳，适用于肝肾阴虚，阴不制阳，肝阳上亢所致眩晕、头痛，常与钩藤、石决明、牛膝等同用；因本品又可息风，对于痰湿内盛，引动肝风，风痰上扰所致者也可应用，常与半夏、白术、茯苓等燥湿化痰药同用。

3. 用于肢体麻木，手足不遂，风湿痹痛。本品还能祛外风，通经络而止痹痛。对于风湿瘀阻、肝肾不足所致痹证，见肢体拘挛、手足麻木、腰腿酸痛者，常与羌活、独活、制附子等同用，如天麻丸；治风湿所致之肩背臂膊疼痛，常与秦艽、羌活、川芎、桑枝等同用。

【性能特点】本品专入肝经，味甘质润，作用平和，既能息肝风、止痉抽，又善平肝阳而止眩晕，为治惊痫抽搐及眩晕头痛之良药，通过配伍，可用于多种原因所致惊痫抽搐及眩晕头痛。本品既息内风，还祛外风，对于肢体麻木、手足不遂、拘挛痹痛等属风湿为患也可配伍使用，而获祛风通络止痛之效。

【用量用法】3～10g，煎服；研末冲服，每次1～1.5g。

全 蝎

本品为钳蝎科动物东亚钳蝎 *Buthus martensii* Karsch 的干燥体。主产于河南、湖北、山东、安徽等地。饲养蝎一般在秋季，隔年收捕一次；野生蝎春末至秋初均可捕捉。捕得后，先浸入清水中，待其吐出泥土，置沸水或沸盐水中，煮至全身僵硬，捞出，阴干。

【性味归经】辛，平；有毒。归肝经。

【功效】息风镇痉，通络止痛，攻毒散结。

【应用】

1. 用于痉挛抽搐。本品性善走窜，有较强的息风止痉之功，为治痉挛抽搐之要药。如与蜈蚣等量同用，即止痉散，研细末内服，可治各种原因所致痉挛抽搐。治小儿急惊风之高热抽搐，常与钩藤、羚羊角、天麻等同用；治小儿慢惊风，常与天麻、白僵蚕、人参等同用；治癫痫抽搐，常与天麻、胆南星等同用；治破伤风痉挛抽搐，常与蜈蚣、天南星、蝉蜕同用；治风中经络之口眼㖞斜，常与白僵蚕、白附子同用。

2. 用于风湿顽痹，偏正头痛。本品味辛善走，长于通络搜风而止痛。对于风湿顽痹之筋脉拘挛，甚则关节变形者，常与川乌、白花蛇、没药等同用。治偏正头痛，单用研末即可，病情重者可配蜈蚣、地龙、川芎等药，以增其效。

3. 用于疮疡肿毒，瘰疬结核。本品味辛散结，以毒攻毒，为疮疡肿毒、瘰疬结核所常用，单用即效。配栀子，用麻油煎黑去渣，入黄蜡为膏外敷，可治诸疮肿毒。

【性能特点】本品辛平有毒，专入肝经，性善走窜，息风镇痉、通络搜风、止痛之力较强，为治肝风内动、小儿惊风、破伤风、中风后遗症之痉挛抽搐及风湿顽痹、偏正头痛之良药。又善攻毒散结，也为治疮疡肿毒、瘰疬结核之佳品。

【用量用法】入汤剂，3～6g；研末吞服，每次0.6～1g。外用适量。

【使用注意】孕妇禁用。

蜈 蚣

本品为蜈蚣科动物少棘巨蜈蚣 *Scolopendra subspinipes mutilans* L.Koch 的干燥体。主产于江苏、浙江、河南、陕西、湖北、湖南等地。春、夏二季捕捉，用两端削尖的竹片插入头、尾，绷直，干燥。

【性味归经】辛，温；有毒。归肝经。

【功效】息风镇痉，通络止痛，攻毒散结。

【应用】

1. 用于痉挛抽搐。本品性味辛温，息风镇痉定搐之力甚强，常用治多种原因引起的痉挛抽搐。治急性热病痉厥、小儿急惊风、癫痫、破伤风等所致痉挛抽搐，常与全蝎同用；治小儿撮口，手足抽搐，常与全蝎、钩藤、僵蚕等同用。与全蝎、白花蛇等同用，也可治中风口㖞、半身不遂。

2. 用于风湿顽痹，偏正头痛。本品药性温燥，善于走窜通达，其搜风、通络止痛之力俱佳。治风湿顽痹，常与防风、独活、威灵仙等同用；治久治不愈之顽固性头部抽掣疼痛或偏正头痛，多与全蝎合用，或配天麻、川芎、白僵蚕等药物，以增通络止痛之效。

3. 用于疮疡肿毒，瘰疬结核。本品有毒能攻毒，味辛可散结，有较强的解毒散结作用。如不二散，用本品配雄黄、猪胆汁，制膏外敷善治肿毒恶疮；与茶叶研末外敷，可治瘰疬溃烂。以本品单味焙黄，研末冲服，或配生甘草、黄连、大黄等，又能治毒蛇咬伤。

【性能特点】本品辛温有毒，专入肝经，辛行温通，性善走窜通达，力猛而燥，其息风镇痉、通络止痛、攻毒散结之力均强于全蝎，常与全蝎相须使用，以治各种原因引起的痉挛抽搐、风湿痹证、偏正头痛、疮疡瘰疬等病情较重者。

【用量用法】入汤剂，3～5g；研末吞服，每次0.6～1g。外用适量。

【使用注意】孕妇禁用。

地 龙

本品为钜蚓科动物参环毛蚓 *Pheretima aspergillum*（E.Perrier）、通俗环毛蚓 *Pheretima vulgaris* Chen、威廉环毛蚓 *Pheretima guillelmi*（Michaelsen）或栉盲环毛蚓 *Pheretima pectinifera* Michaelsen 的干燥体。第一种习称"广地龙"，主产于广东、广西、福建等地；后三种习称"沪地龙"，主产于上海。广地龙春季至秋季捕捉，沪地龙夏季捕捉，及时剖开腹部，洗去内脏及泥沙，晒干或低温干燥。生用或鲜用。

【性味归经】咸，寒。归肝、脾、膀胱经。

【功效】清热定惊，通络，平喘，利尿。

【应用】

1. 用于高热神昏，惊痫抽搐。本品性味咸寒，入肝经，既能息风定痉，又善清泄热邪。对于热极生风、小儿惊风、癫痫等见惊痫抽搐、高热神昏属于热证者，尤其适宜，可单用本品同盐化水服，或与钩藤、牛黄、白僵蚕等同用。

2. 用于肢体麻木，半身不遂。本品性善走窜，通行经络力优。如补阳还五汤，即为本品配伍黄芪、川芎、桃仁、红花等药物，以治中风之肢体麻木、口眼㖞斜、半身不遂等属气虚血滞、脉络不利所致者。

3. 用于痹证之关节痹痛。本品有通络止痛之功，因性寒尤宜于热痹证。治热痹所致关节红肿疼痛、屈伸不利，常与防己、秦艽等同用；若配伍川乌、草乌、天南星、乳香等祛风除湿、温里散寒、通络止痛之品，也可用于风寒湿痹所致肢体关节麻木、疼痛、屈伸不利，如大、小活络丹。

4.用于肺热喘咳。可单用本品研末内服，或与麻黄、石膏、杏仁等同用。

5.用于水肿，尿少。治热结膀胱之小便不利、肢体浮肿，可单用，或与车前子、木通、泽泻等同用。

【用量用法】入汤剂，5～10g，鲜品10～20g；研末吞服，每次1～2g。外用适量。

僵　蚕

本品为蚕蛾科昆虫家蚕 *Bombyx mori* Linnaeus 4~5 龄的幼虫感染（或人工接种）白僵菌 *Beauveria bassiana*（Bals.）Vuillant 而致死的干燥体。主产于浙江、江苏、广东、四川等地。春秋二季捕捉，将感染白僵菌病死的蚕干燥。生用或炒用。

【性味归经】咸、辛，平。归肝、肺、胃经。

【功效】息风止痉，祛风止痛，化痰散结。

【应用】

1.用于惊痫抽搐。本品咸辛平，入肝、肺、胃经，既能息风止痉，又化痰定惊。治小儿痰热惊风、手足抽搐，常与全蝎、牛黄等同用；治小儿脾虚久泻、慢惊抽搐，常与全蝎、党参等同用。

2.用于风中经络。本品能祛外风而通络止痉，常与川牛膝、全蝎等同用。

3.用于风热头痛、目赤、咽痛。治肝经风热上攻之头痛、目赤肿痛等，常配桑叶、荆芥等；治风热上攻之咽喉肿痛，咽干音哑，常与金银花、板蓝根等同用。

4.用于瘰疬、痰核。治瘰疬、痰核，常与夏枯草、浙贝母等同用。

【用量用法】5～10g，煎服；研末吞服，每次1～1.5g。

知识链接

1.羚羊角有镇静催眠、镇咳祛痰、镇痛、抗惊厥、抗癫痫、抗炎、解热、抗病原微生物、抗血栓、改变血管通透性、抗高血压及增强免疫等多种药理作用。

2.钩藤有镇静、降血压、扩张血管、抗心律失常、抗动脉粥样硬化、抗癫痫、抗惊厥、抗血小板聚集、抗血栓形成及抗癌等多种药理作用。

3.天麻有镇静、镇痛、抗血栓、抗惊厥、抗血小板聚集、抗抑郁、降血压、增强免疫及延缓衰老等多种药理作用。

4.地龙有防止心血管阻塞、调节血液循环、增强免疫、改善肝肾功能、抗肿瘤、抗氧化、抗血栓形成及抗癌等多种药理作用。

考纲摘要

1. 平肝息风药的含义、功效、适应范围与使用注意事项。
2. 各类平肝息风药的性能特点、功效与适应范围。
3. 平抑肝阳药：石决明、珍珠母、牡蛎、代赭石、罗布麻的功效、应用、用法用量。
4. 息风止痉药：羚羊角、牛黄、钩藤、天麻、全蝎、蜈蚣的功效、应用、用法用量。

复习思考

1. 试述平肝息风药的含义、性能特点、功效、适应范围及使用注意。
2. 简述平抑肝阳药的性能特点、功效和适应范围。
3. 试述石决明、赭石、牡蛎、羚羊角、牛黄的性能特点、功效、应用及用量用法。
4. 试述珍珠母、罗布麻、地龙的功效及应用。
5. 比较下列各组药物在功效、应用方面的异同点：
   天麻与钩藤　全蝎与蜈蚣

第二十一章

开窍药

【学习目标】

掌握开窍药的含义、功效、适应范围、性能特点和使用注意；功效相似药物应用的异同点；麝香和冰片的功效、应用、用量用法。

熟悉苏合香、石菖蒲和安息香的功效、应用、用量用法。

凡具辛香走窜之性，以开窍醒神为主要功效的药物，称为开窍药。

开窍药主要用于治疗闭证神昏病证。心主神明，为君主之官，实邪蒙蔽清窍则神明内闭，易致神志昏迷、不省人事。本类药物，味辛入心，气味芳香，善于行散走窜，能通关启闭、开窍醒神，故主要用治温病热邪内陷心包、痰浊蒙蔽清窍之神昏谵语，以及惊风、癫痫、中风等见卒然昏厥等症者。部分药物兼有行气、活血、止痛、解毒之功。

神志昏迷的起因有虚、实之分。虚证即脱证，治当补虚固脱，非本章药物所宜。实证为实邪蒙蔽心窍所致，故又称为闭证，可首选开窍药。闭证根据病机不同可分为热闭和寒闭，热闭多因热邪或痰热闭阻所致，常伴面红、身热、苔黄、脉数，治宜凉开，常配伍清热解毒之品；寒闭多因寒痰秽浊之邪闭阻所致，可伴面青、身凉、苔白、脉迟，治当温开，常配伍温里祛寒、化痰理气之品。兼惊厥抽搐者，须配伍息风止痉药；兼疼痛者，须配伍理气、活血药物。

开窍药辛香走窜，易耗伤正气，故仅为治标、救急之品，只宜暂用，不可久服。因本类药物味辛芳香，其有效成分易于挥发，内服多入丸、散剂，不宜入煎剂使用。

麝 香

本品为鹿科动物林麝 *Moschus berezovskii* Flerov、马麝 *Moschus sifanicus* Przewalski 或原麝 *Moschus moschiferus* Linnaeus 成熟雄体香囊中的干燥分泌物。主产于四川、西藏、云

南、陕西、甘肃、内蒙古等地。野生麝多在冬季至次春猎取，猎取后，割取香囊，阴干，习称"毛壳麝香"；用时剖开香囊，除去囊壳，称"麝香仁"。人工驯养麝多采用手术取香法，直接从香囊中取出麝香仁，阴干或用干燥器密闭干燥。

【性味归经】辛，温。归心、脾经。

【功效】开窍醒神，活血通经，消肿止痛。

【应用】

1. 用于闭证神昏。本品辛散温通，气香走窜，开窍醒神之力峻烈。治温病热陷心包、小儿惊风神昏、中风昏厥等属热闭者，常与牛黄、冰片、朱砂等同用；治中风痰厥、气郁暴厥、中恶昏迷等属寒闭神昏者，常与苏合香、檀香、丁香、安息香等同用。

2. 用于痈肿瘰疬，咽喉肿痛。本品辛香行散，能活血散结、消肿止痛，内服、外用均可。治疮疡肿毒，常与雄黄、乳香、没药等同用；治瘰疬，常与皂荚子等同用；治咽喉肿痛，常与牛黄、蟾酥、珍珠等同用。

3. 用于经闭、癥瘕、胸痹心痛、心腹暴痛、跌仆伤痛、痹痛麻木。本品具有辛行温通之性，善活血通经、消肿止痛，故常用治血瘀所致之上述诸证。治虚火久蒸、瘀血内阻之经闭，常与红花、桃仁、川芎等同用；治胸痹心痛、心腹暴痛，常与苏合香、檀香、乳香等同用；治跌仆肿痛，常与乳香、没药、红花等同用；治顽痹疼痛，常与独活、威灵仙等同用。

4. 用于难产，胎死腹中，胎衣不下。本品尚有催生下胎之效，常与猪牙皂、天花粉同用。

【性能特点】本品辛温，气味极香，走窜之性甚烈，开窍通闭醒神作用极强，为醒神回苏之要药，对于闭证神昏，无论寒闭、热闭，皆为首选。其辛香、开通行散之性，又可开经络之壅遏、行血中之瘀滞，无论内服、外用，皆有良好的活血散结、消肿止痛作用，故又常用于治痈肿瘰疬、血瘀痛证及难产、经闭等妇科诸疾。

【用量用法】入丸、散剂，每次 0.03～0.1g。外用适量。

【使用注意】本品应密闭，避光贮存。孕妇禁用。

冰　片

本品为龙脑香科植物龙脑香 *Dryobalanops aromatica* Gaertn.f. 树脂的加工品，或龙脑香的树干经蒸馏冷却而得的结晶，称"龙脑冰片"，亦称"梅片"。由菊科植物艾纳香（大艾）*Blumea balsamifera*（L.）DC. 叶的升华物经加工劈削而成，称"艾片"。现多用松节油、樟脑等，经化学方法合成，称"机制冰片"。龙脑香主产于东南亚地区，我国台湾有引种，艾纳香主产于广东、广西、贵州、云南等地。冰片成品须贮于阴凉处，密闭。研粉用。

【性味归经】辛、苦，微寒。归心、脾、肺经。

【功效】开窍醒神,清热止痛。

【应用】

1. 用于闭证神昏。治热闭神昏及中风昏迷、小儿惊厥,常与麝香、牛黄、黄连等同用;治中风痰厥、气郁暴厥、中恶昏迷,常与苏麝香、苏合香、檀香等温开药同用;治寒凝气滞、心脉不通之胸痹心痛,常与苏合香、檀香、乳香等同用。

2. 用于目赤肿痛,喉痹口疮。治目赤肿痛,单用或与炉甘石、硼砂、熊胆等同用;治咽喉肿痛、口舌生疮,常与硼砂、朱砂、玄明粉等同用。

3. 用于疮疡肿痛,溃后不敛。治疮疡疼痛不可忍,常与乳香、没药等同用;治疮疡溃后久不收敛,常与乳香、血竭、橡皮等同用。

【性能特点】本品辛香走窜,有开窍醒神之效,善治闭证神昏,功似麝香但药力较弱,因性偏寒凉,为凉开之佳品,尤宜于热闭神昏者。本品又能清热解毒、消肿止痛,外用常用治疮肿目赤、喉痹口疮,为五官及皮肤疾患之常用要药。

【用量用法】入丸、散剂,每次 0.15 ～ 0.3g。不宜入煎剂。外用适量。

【使用注意】孕妇慎用。

苏合香

本品为金缕梅科植物苏合香树 *Liquidambar orientalis* Mill. 的树干渗出的香树脂经加工精制而成。主产于非洲、印度及土耳其等地,我国广西也有栽培。初夏时将树皮击伤或割破,深达木部,使香树脂渗入树皮内。至秋季剥下树皮,榨取香树脂,即为普通苏合香。如将普通苏合香溶解于酒精中,过滤,蒸去酒精,则为精制苏合香。成品应置阴凉处,密闭保存。

【性味归经】辛,温。归心、脾经。

【功效】开窍,辟秽,止痛。

【应用】

1. 用于寒闭神昏。本品辛温行散,气味芳香,善开窍醒神、辟秽化浊。治中风痰厥、惊痫、中暑等属寒邪、痰湿秽浊内闭之神昏者,常与麝香、安息香、檀香等同用。

2. 用于胸痹心痛,胸腹冷痛。治寒凝心脉之胸痹心痛,常与檀香、乳香、木香等同用;治胸腹冷痛,常与檀香、丁香、乳香、没药等同用。

【用量用法】入丸、散剂,每次 0.3 ～ 1g。不宜入煎剂。

石菖蒲

本品为天南星科植物石菖蒲 *Acorus tatarinowii* Schott. 的干燥根茎。我国长江流域以南各省均有分布,主产于四川、浙江、江苏等地。秋、冬二季采挖,除去叶、须根及泥沙,晒干。生用。

【性味归经】辛、苦，温。归心、胃经。

【功效】开窍豁痰，醒神益智，化湿开胃。

【应用】

1. 用于痰蒙清窍，神昏癫痫。治痰迷心窍之中风神昏、舌强不语者，常与天南星、半夏、橘红等同用；治痰热蒙蔽之高热神昏，常与郁金、半夏、竹沥等同用；治痰热癫痫，可与黄连、竹茹等同用。

2. 用于健忘，失眠，耳鸣，耳聋。治健忘，常与人参、茯神、远志等同用。治心血不足、虚火内扰之心悸失眠、头晕耳鸣，常与五味子、丹参、安神膏等同用。

3. 用于脘痞不饥，噤口下痢。治湿阻中焦之脘痞不饥，常与苍术、砂仁、厚朴等同用；治湿热蕴结肠中之噤口痢，常与黄连、茯苓等同用。

【用量用法】3～10g，煎服，鲜品加倍。外用适量。

安息香

本品为安息香科植物白花树 *Styrax tonkinensis*（Pierre）Craib ex Hart. 的干燥树脂。主产于泰国、印度尼西亚，我国广西、云南等地也有栽培。树干经自然损伤或于夏、秋二季割裂树干，收集流出的树脂，阴干。

【性味归经】辛、苦，平。归心、脾经。

【功效】开窍醒神，行气活血，止痛。

【应用】

1. 用于闭证神昏。治热病神昏、中暑、中风、小儿惊厥，常与麝香、冰片、牛黄等同用；治寒痰秽浊之邪，蒙蔽心窍所致之中风、气郁暴厥见神昏、苔白脉迟者，常与苏合香、麝香、檀香等同用。

2. 用于心腹疼痛，产后血晕。治突发心痛，时发时止者，单用研末开水送服；治小儿腹痛，曲脚而啼，常与沉香、木香、丁香等同用；治瘀血阻滞之产后血晕，见恶露过少，少腹疼痛，心下急满，甚则神昏口噤，牙关紧闭者，常与五灵脂同用。

【用量用法】0.6～1.5g，多入丸、散用。

知 识 链 接

1. 麝香有改善心肌缺血、抗炎、增强子宫收缩、增强免疫及抗肿瘤等多种药理作用。

2. 石菖蒲有降脂、抗肿瘤、抗炎、抗菌杀虫、抗痴呆、抗惊厥、抗癫痫、抗抑郁及改善记忆等多种药理作用。

📝考纲摘要

1. 开窍药的含义、功效、适应范围与使用注意事项。
2. 麝香、冰片、苏合香的功效、适应范围、用法用量。

复习思考

1. 试述开窍药的含义、性能特点、功效、适应范围及使用注意。
2. 麝香、冰片的功效、性能特点、适应范围及用量用法各是什么?
3. 苏合香、石菖蒲、安息香的功效、适应范围及用量用法各是什么?

第二十二章

补虚药

【学习目标】

掌握补虚药的含义、功效、适应范围与使用注意事项；各类补虚药的性能特点、功效与适应范围；功效相似药物应用的异同点；人参、党参、黄芪、白术、山药、甘草、鹿茸、肉苁蓉、益智、蛤蚧、淫羊藿、杜仲、续断、补骨脂、菟丝子、当归、熟地黄、阿胶、白芍、何首乌、北沙参、南沙参、麦冬、枸杞子、鳖甲、龟甲的功效、应用、用量用法。

熟悉西洋参、太子参、大枣、沙苑子、锁阳、紫河车、冬虫夏草、巴戟天、龙眼肉、百合、天冬、石斛、玉竹、黄精、女贞子、桑椹的功效、应用、用量用法。

了解紫人参叶、白扁豆、刺五加、绞股蓝、红景天、沙棘、蜂蜜、鹿角、仙茅、核桃仁、海马、海龙、韭菜子、胡芦巴、哈蟆油、楮实子、明党参、黑芝麻、墨旱莲的功效、应用、用量用法。

凡以补虚扶弱，纠正人体气血阴阳虚衰的病理偏向，消除虚弱证候为主要功效的药物，称为补虚药，亦称补益药。

补虚药主要适用于先天不足，后天失养；大病之后正气虚衰；正虚邪实，病邪未尽，正气已衰的病证。虚证的临床表现比较复杂，但就其"证型"概括起来，不外气虚、阳虚、血虚、阴虚四类。补虚药也可根据其功效和主要适应证的不同而分为补气药、补阳药、补血药、补阴药四类。

人体气血阴阳之间，存在相互联系、相互依存的关系。一般说来，阳虚者多兼有气虚，而气虚者也易致阳虚；气虚和阳虚表示人体功能活动的衰减。阴虚者每兼见血虚，而血虚者也易致阴虚；血虚和阴虚，表示体内精血津液的耗损。与此相应，各类补虚药之间也有一定联系和共通之处。如补气药和补阳药多性温，属阳，主要能改善或消除阳气虚弱而引起的形衰乏力、畏寒肢冷等；补血药和补阴药多性寒凉，属阴，主要能补充耗损的阴液，改善或消除精血津液不足的证候。故补气药和补阳药，补血药和补阴药，往往相辅而用。补虚药除有上述"补可扶弱"的功能外，还可配伍祛邪药，用于邪盛正衰或正气虚弱而病邪未尽的证候，以起到"扶正祛邪"的作用，达到邪去正复的目的。

使用补虚药忌不当补而误补，邪实而正不虚者，误用补虚药有"闭门留寇"之弊。补虚药多滋腻，在服用时应当照顾脾胃，或适当与健脾开胃的药物同用，以免妨碍消化吸收，影响疗效。补虚药如作汤剂，一般宜适当久煎，使药味尽出。虚弱证一般病程较长，补虚药宜采用蜜丸、煎膏等便于保存、服用的剂型。

第一节 补气药

补气药性味以甘温或甘平为主，以补益脏腑之气、纠正脏腑气虚为主要作用。大多数补气药主要能补益脾肺之气，适用于脾气虚所致神疲乏力、食欲不振、脘腹虚胀、面色萎黄、大便溏薄，甚或浮肿、脱肛、脏器下垂等；肺气虚所致少气懒言、语音低微，甚或喘促、易出虚汗等。

应用时，除根据不同的气虚证选择相适宜的补气药外，还常根据兼证情况酌情配伍，如兼见阳虚者配补阳药、兼见阴虚者配补阴药等。

补气药性多壅滞，易致中满，应用时常适当辅以理气药。

人 参

本品为五加科植物人参 *Panax ginseng* C.A. Mey. 的干燥根及根茎。主产吉林、辽宁、黑龙江等地，以吉林抚松县产量最大，质量为佳。多于秋季采挖，洗净晒干或烘干。栽培者称"园参"；播种在山林野生状态下自然生长的又称"林下参"，习称"籽海"。园参经晒干或烘干，称"生晒参"；蒸熟晒干或烘干，称"红参"；细根称"参须"。切片或粉碎用。

【性味归经】甘、微苦，微温。归脾、肺、心、肾经。

【功效】大补元气，复脉固脱，补脾益肺，生津养血，安神益智。

【应用】

1.用于元气虚脱证。适用于因大汗、大吐、大泻、大失血或大病、久病所致元气虚极欲脱，气短神疲，脉微欲绝的危急证候，为拯危救脱要药。可单用浓煎取汁服，如独参汤。现代常用独参汤治心力衰竭、心源性休克，有较好疗效。如兼见汗出、四肢逆冷者，常与附子同用，以增强补气固脱与回阳救逆作用，如参附汤；如兼见汗多口渴，气阴两伤者，常与麦冬、五味子同用，以补气养阴，复脉固脱，如生脉散。

2.用于脾肺气虚证。补脾气，可改善倦怠乏力、食少便溏等脾气虚衰症状，常与白术、茯苓、炙甘草等健脾胃药同用，如四君子汤。补肺气，可改善短气喘促、懒言声微等肺气虚衰症状，常与胡桃肉、蛤蚧等药同用。

3.用于热病气虚津伤口渴及消渴证。对于热病气津两伤、口渴、脉大无力者，人参既能补气，又能生津，常与石膏、知母、甘草、粳米同用；消渴一病，往往存在气阴两伤情况，人参既能补益肺脾之气，又能生津止渴，常与生地黄、玄参、麦冬等养阴生津药同用。

4.用于心气虚衰所致惊悸失眠、心神不安、失眠多梦、惊悸健忘，常与当归、龙眼肉、酸枣仁等同用。

此外，本品还常与解表药、攻下药等祛邪药配伍，用于气虚外感或里实热结邪实正虚之候，以扶正祛邪。

【性能特点】本品性平，微苦而不燥，补益脾肺之效甚佳，尤善大补元气、益气救脱，为治元气虚脱的要药。元气充沛则血旺津生，故凡一切气、血、津液不足之证皆可应用。生晒参药性平和，适用于气阴不足者；红参之性偏温，适用于气弱阳虚者。

【用量用法】3～9g，另煎兑入汤剂服；也可研粉吞服，每次2g，一日2次。挽救虚脱时，可用15～30g。

【使用注意】不宜与藜芦、莱菔子同用；畏五灵脂；不宜同时吃白萝卜或喝茶，以免影响补益作用。近年有长期服人参或人参制剂，出现腹泻、皮疹、失眠、神经过敏、血压升高、忧郁、性欲亢进（或性功能减退）、头痛、心悸等不良反应的报道。

附：人参叶

本品为人参的干燥叶。性味苦、甘，寒。归肺、胃经。功能补气，益肺，祛暑，生津。用于气虚咳嗽，暑热烦躁，津伤口渴，头目不清，四肢倦乏。用量3～9g，煎服。不宜与藜芦、五灵脂同用。

西洋参

本品为五加科植物西洋参 *Panax quinquefolium* L. 的干燥根。主产于美国、加拿大及法国，我国东北、华北、西北等地亦有栽培。秋季采挖生长3～6年的根，洗净，晒干或低温干燥。切片生用。

【性味归经】甘、微苦，凉。归心、肺、肾经。

【功效】补气养阴，清热生津。

【应用】

1.用于气虚阴亏证。本品能补益元气，但作用弱于人参。性味苦凉，兼能清热养阴生津，适用于热病或大汗、大泻、大失血，耗伤气阴所致神疲乏力、气息短促、自汗、心烦口渴等，常与五味子、麦冬等同用。

2. 用于阴虚火旺的喘咳痰血证。常与知母、川贝母、阿胶等养阴清肺、止咳化痰兼可止血的药物同用。

3. 用于热病气虚津伤口渴及消渴。本品不仅能补气、养阴生津，还能清热，适用于热伤气津所致诸证。临床亦常用于消渴病气阴两伤之证。

【用量用法】3～6g，另煎兑服。

【使用注意】不宜与藜芦同用。

党 参

本品为桔梗科植物党参 *Codonopsis pilosula*（Franch.）Nannf.、素花党参 *Codonopsis pilosula* Nannf.var.*modesta*（Nannf.）L.T.Shen 或川党参 *Codonopsis tangshen* Oliv. 的干燥根。主产于山西、陕西、甘肃、四川等地。秋季采挖，洗净，晒干。切片，生用。

【性味归经】甘，平。归脾、肺经。

【功效】健脾益肺，养血生津。

【应用】

1. 用于脾肺气虚证。本品有类似人参而弱于人参的补脾益肺作用，适用于中气不足的体虚倦怠、食少便溏等证。临床常用以代替治疗脾肺气虚诸证的古方中的人参，以治疗脾肺气虚的轻证。

2. 用于气津两伤证。本品对于热伤气津之气短口渴，亦有类似人参而弱于人参的补气生津作用，适用于气津两伤的轻证，常与麦冬、五味子等养阴生津药同用。

3. 用于气血亏虚证。治气虚不能生血，或血虚无以化气，而见面色苍白或萎黄、乏力、头晕、心悸等的气血亏虚证，常与黄芪、白术、当归、熟地黄等同用，以增强补气养血的作用。

【性能特点】本品性味甘平，不燥不腻，补气之功较为缓和。一般的脾肺气虚轻证，可以代人参使用。但人参大补元气，善治气虚欲脱，为党参所不具；而党参有养血之功，并宜于血虚之证。

【用量用法】9～30g，煎服。

【使用注意】不宜与藜芦同用。

太子参

本品为石竹科植物孩儿参 *Peseudostellaria heterophylla*（Miq.）Pax ex Pax et Hoffm. 的干燥块根。主产于江苏、安徽、山东等省。夏季茎叶大部分枯萎时采挖，除去须根，置沸水中略烫后晒干或直接晒干，生用。

【药性】甘、微苦，平。归脾、肺经。

【功效】益气健脾，生津润肺。

【应用】用于脾虚体倦、食欲不振、病后虚弱、气阴不足、自汗口渴、肺燥干咳等，常与北沙参、山药、石斛等益脾气、养胃阴之品同用。

【用量用法】9～30g，煎服。

黄 芪

本品为豆科植物蒙古黄芪 *Astragalus membranaceus*（Fisch.）Bge. var.*mongholicus*（Bge.）Hsiao 或膜荚黄芪 *Astragalus membranaceus*（Fisch.）Bge. 的干燥根。主产于山西、黑龙江、内蒙古等地。春、秋二季采挖，除去须根及根头，晒干。切片，生用或蜜炙用。

【性味归经】甘，微温。归肺、脾经。

【功效】补气升阳，固表止汗，利水消肿，生津养血，行滞通痹，托毒排脓，敛疮生肌。

【应用】

1.用于脾气虚证。治脾气虚弱、倦怠乏力、食少便溏等，常与人参、白术等补气健脾药同用；治中气下陷、久泻脱肛、子宫脱垂等，常与升麻、柴胡等同用，如补中益气汤；对脾虚水湿失运，以致浮肿尿少者，本品既能补脾益气以治本，又能利尿消肿以治标，常与防己、白术等同用。

2.用于肺气虚证。尤宜于脾肺气虚所致卫气不固，表虚自汗，常与白术、防风、煅牡蛎、浮小麦、麻黄根等同用。

3.用于气血亏虚，疮疡难溃难腐，或久溃不敛。治气血亏虚，疮疡难溃难腐，常与当归、穿山甲、皂角刺等同用；治疮痈久溃不敛，常与人参、当归、肉桂等同用，可生肌敛疮。

此外，对气虚血瘀之偏瘫，可重用黄芪，并与地龙、当归、川芎等同用，如补阳还五汤。现代临床可用于慢性肾炎蛋白尿、糖尿病。

【性能特点】本品甘温益脾，既补中益气，又升阳举陷，为治脾虚气陷之要药；且能补肺气，又补气固表，亦为治疗表虚自汗的要药。此外，本品能托毒排脓，敛疮生肌，为"疮痈圣药"，善治气血亏虚之疮痈脓成不溃或溃后脓出清稀、久不收口。

【用量用法】9～30g，煎服。益气补中宜蜜炙用，其余多生用。

白　术

本品为菊科植物白术 *Atractylodes macrocephala* Koidz. 的干燥根茎。主产于浙江、湖北、湖南、江西等地。冬季下部叶枯黄、上部叶变脆时采收，除去泥沙，烘干或晒干，再除去须根。切片，生用或土炒、麸炒用。

【性味归经】甘、苦，温。归脾、胃经。

【功效】健脾益气，燥湿利水，止汗，安胎。

【应用】

1. 用于脾气虚证。对脾虚湿滞之食少、便溏或泄泻、痰饮、水肿、带下诸证，本品既长于补气以健脾，又能燥湿、利尿，有标本兼顾之效。治脾气虚弱、食少便溏或泄泻，常与人参、茯苓等同用，如四君子汤；治脾胃虚寒，腹满泄泻，常与人参、干姜等同用，如理中汤。

2. 用于气虚自汗。本品对于脾气虚弱、卫气不固、表虚自汗者，能补脾益气、固表止汗，可单用为散服，或与黄芪、防风等同用，如玉屏风散。

3. 用于脾虚胎动不安。常与黄芩、砂仁、杜仲、续断、桑寄生等同用。

【性能特点】本品味甘，主归脾胃以健脾益气；其性温燥，为燥湿之常用药物。因脾主运化，易虚而生湿，白术能与脾虚多兼湿阻而喜温燥之性相合，故为补气健脾要药。白术善健脾益气而奏固表止汗之效，亦为表虚自汗所常用。此外，白术又有健脾益气而安胎之效，妊娠胎动不安，不论寒热虚实，均可用本品配伍相关药物治之。

【用量用法】6 ～ 12g，煎服。用于健脾、和胃、安胎，宜用炒白术。

【使用注意】热病伤津及阴虚燥渴者慎用。气滞胀闷者禁用。

山　药

本品为薯蓣科植物薯蓣 *Dioscorea opposita* Thunb. 的干燥根茎。主产于河南、江苏、广西、湖南等地。冬季茎叶枯萎后采挖，切去根头，洗净，除去外皮及须根，干燥。也有选择肥大顺直的干燥山药，置清水中，浸至无干心，闷透，切齐两端，用木板搓压成圆柱状，晒干，打光，习称"光山药"。润透，切片，生用或麸炒用。

【性味归经】甘，平。归脾、肺、肾经。

【功效】补脾养胃，生津益肺，补肾涩精。

【应用】

1. 用于脾虚证。本品既补脾气，又益脾阴，且兼涩性，能止泻。适用于脾虚气弱，食少便溏或久泻不止，常与人参（或党参）、白术、茯苓等同用，如参苓白术散。

2. 用于肺虚证。本品能补益肺气，兼能滋养肺阴，适用于肺虚咳喘，常与太子参、南沙参等同用，共起补肺定喘之效。

3.用于肾虚证。治肾虚不固的遗精、尿频等，常与熟地黄、山茱萸、菟丝子、金樱子等同用；治肾虚不固，带下清稀，绵绵不止，常与熟地黄、山茱萸、五味子等同用。

4.用于消渴气阴两虚证。常与黄芪、生地黄、天花粉等同用。

【性能特点】本品甘平，既补气又养阴，补而不滞，滋而不腻，为平补脾胃之佳品。并能补肾气，兼能滋养肾阴，适用于肾气虚之遗精、尿频、妇女白带过多。

【用量用法】15～30g，煎服。用于补脾止泻，宜用麸炒山药。

甘 草

本品为豆科植物甘草 *Glycyrrhiza uralensis* Fisch.、胀果甘草 *Glycyrrhiza inflata* Bat. 或光果甘草 *Glycyrrhiza glabra* L. 的干燥根及根茎。主产于内蒙古、山西、甘肃、新疆等地。春、秋二季采挖，除去须根，晒干。切片，生用或蜜炙用。

【性味归经】甘，平。归心、肺、脾、胃经。

【功效】补脾益气，清热解毒，祛痰止咳，缓急止痛，调和诸药。

【应用】

1.用于心气不足所致脉结代、心悸。常以甘草为主，配伍人参、阿胶、桂枝等同用，如炙甘草汤。

2.用于脾气虚证。本品补益脾气之力不强，常与人参、白术、黄芪等补脾益气药配伍应用。

3.用于咳嗽痰多。治风寒咳嗽，常与麻黄、杏仁等同用；治肺热咳喘，常与石膏、麻黄、杏仁等同用；治寒痰咳喘，常与干姜、细辛等同用；治湿痰咳嗽，常与半夏、茯苓等同用。

4.用于脘腹、四肢挛急疼痛。治阴血不足、筋失所养而挛急作痛者，常与白芍同用，如芍药甘草汤；治脾胃虚寒、营血不能温养所致者，常与白芍、饴糖等同用，如小建中汤。

5.用于热毒疮疡，咽喉肿痛及药物、食物中毒。治热毒疮疡，常与金银花、连翘等同用；治咽喉肿痛，常与桔梗同用；治药物、食物中毒，在尽早送医院抢救的同时，可用本品辅助解毒急救，亦常与绿豆或大豆煎汤服。

6.用于调和药性。许多方剂中常用本品调和诸药，以缓和药物烈性或减轻毒副作用，如调胃承气汤用甘草以缓和芒硝、大黄之性，使泻下不致太猛，并避免其刺激大肠而产生腹痛；又如半夏泻心汤，甘草与半夏、干姜、黄芩、黄连同用，能在其中调和寒热，平调升降，起协合作用。

【性能特点】本品药性甘缓，补益作用缓和，是甘味药中能缓能和的要药。治心气不足之心悸怔忡、脉结代,能补益心脾以复脉;治脾胃虚弱,中气不足,能补脾而益气;治肺失宣降之咳喘,能润肺而祛痰止咳;治疮疡肿毒,药物、食物中毒,能解疮毒、食毒和百药毒;治脘腹或四肢挛急疼痛,能缓解拘挛而止疼痛。又善和百药,如与热性药同用能缓和其热,以防燥热伤阴;与寒性药同用能缓和其寒,以防伤及脾胃阳气;与寒热药同用,能调和药性以得其平;与峻热药同用,又能缓和药物的作用等,故有"国老"之美称。

【用量用法】2～10g,煎服。清热解毒宜生用;补中缓急宜炙用。

【使用注意】不宜与京大戟、芫花、甘遂、海藻同用。湿盛胀满、浮肿者不宜用。久服较大剂量的生甘草,可引起浮肿。

大 枣

本品为鼠李科植物枣 *Ziziphus jujuba* Mill. 的干燥成熟果实。主产于河北、河南、山东、陕西等地。秋季果实成熟时采收,晒干。生用。

【性味归经】甘,温。归脾、胃、心经。

【功效】补中益气,养血安神。

【应用】

1. 用于脾虚食少便溏,倦怠乏力。常与党参、白术等同用。

2. 用于脏躁及失眠证。本品能养血安神,为治疗心神无主而脏躁的要药,常与甘草、浮小麦同用,如甘麦大枣汤。

此外,本品用于药性较峻烈的方剂中,可以减少烈性药的副作用,并保护正气。如十枣汤,可缓解甘遂、大戟、芫花之烈性与毒性,保护脾胃。

【用量用法】6～15g,破开或去核煎服。

知 识 链 接

1. 人参能调节中枢神经兴奋和抑制过程的平衡,提高机体应激状态,兴奋垂体性腺系统;有抗心肌缺血、缺氧,从而有强心、抗休克作用;对血压、血糖有双向调节作用;有抗动脉粥样硬化、提高机体免疫、抗肿瘤等多种药理作用。

2. 党参有降压、抗缺氧、抗衰老、抗溃疡、增强人体免疫力、调节胃肠运动、抑制胃酸分泌、降低胃蛋白酶活性、辅助抗肿瘤等多种药理作用。

3. 黄芪能提高免疫功能,增强抗氧化、抗辐射和抗肿瘤作用;有舒张血管平滑肌、激素样作用;有抗菌、抗病毒、降血脂、降血糖、减少糖尿病并发症等多种药理作用。

4. 甘草有抗消化性溃疡、保肝、解痉、抗心律失常、镇咳祛痰、解毒、抗炎、抗菌、抗病毒、抗变态反应、肾上腺皮质激素样作用及抗肿瘤、抗突变等多种药理作用。

第二节　补阳药

补阳药性味以甘温为主，以补助阳气、纠正阳气虚衰为主要作用，补阳包括补肾阳、补脾阳、补心阳等，由于肾阳为元阳，其他阳虚往往与肾阳不足有关，所以补阳主要是温补肾阳。主要适用于肾阳不足所致畏寒肢冷，腰膝酸软，性欲淡漠，阳痿早泄，宫冷不孕，尿频遗尿；肾阳虚而不能纳气的呼多吸少，咳嗽喘促；肾阳衰微、脾失温运的脘腹冷痛，五更泄泻，水肿；肾阳虚衰、精血不足的眩晕耳鸣，须发早白，筋骨痿软，小儿发育不良，囟门不合，齿迟行迟；肾阳亏虚、下元虚冷、崩漏带下等证。

应用补阳药时，若以其助心阳、温脾阳，多配伍温里药；若兼见气虚，多配伍补脾益肺之品；精血亏虚者，多配伍养阴补血益精药。

补阳药性多温燥，易助火伤阴，故阴虚火旺者禁用。

鹿　茸

本品为鹿科动物梅花鹿 *Cervus nippon* Temminck 或马鹿 *Cervus elaphus* Linnaeus 的雄鹿未骨化密生茸毛的幼角。前者习称"花鹿茸"，后者习称"马鹿茸"，主产于吉林、辽宁、黑龙江、新疆、青海等地。夏、秋二季锯取鹿茸，经加工后，阴干或烘干。用时燎去毛，横切薄片，或劈成碎块，研细粉用。

【性味归经】甘、咸，温。归肾、肝经。

【功效】壮肾阳，益精血，强筋骨，调冲任，托疮毒。

【应用】

1. 用于肾阳虚衰、精血不足证。治肾阳虚、精血不足所致阳痿早泄、滑精、宫冷不孕、尿频不禁、头晕耳鸣、腰膝酸痛、肢冷神疲等。为温肾壮阳、补督脉、益精血的要药。可单服，或同山药浸酒服，亦常与人参、巴戟天等同用，如参茸固本丸。

2. 用于肾虚骨弱，腰膝无力或小儿五迟。治肝肾精血不足所致筋骨痿软、小儿发育不良、囟门过期不合、齿迟、行迟等，常与山茱萸、熟地黄等同用。

3. 用于妇女冲任虚寒，崩漏带下。治崩漏不止，常与当归、阿胶、蒲黄等同用；治白带过多，常与狗脊、白蔹等同用。

4. 用于疮疡久溃不敛，脓出清稀，或阴疽内陷不起。常与黄芪、当归、肉桂等同用，如阳和汤。

【性能特点】本品温补元阳之力较强，又益精血，为血肉有情之品，是治元阳不足、精血亏虚之要药。常用于肾阳虚之重症，且本品使阳生阴长，从而可用于精血亏虚诸证。

【用量用法】1～2g，研末冲服；或入丸、散剂。

【使用注意】服用本品宜从小量开始，缓缓渐加，以免骤用大量而阳升风动，头晕目赤，或伤阴动血而致鼻衄。此乃温补之品，凡阴虚阳亢、血分有热、胃火炽盛或肺有痰热，以及外感热病者，均应忌服。

附：鹿角

本品为鹿科动物马鹿或梅花鹿已骨化的角或锯茸后翌年春季脱落的角基，分别习称"马鹿角""梅花鹿角""鹿角脱盘"。性味咸，温。归肾、肝经。功能温肾阳，强筋骨，行血消肿。用于肾阳不足，阳痿遗精，腰脊冷痛，阴疽疮疡，乳痈初起，瘀血肿痛。用量6～15g，煎服。

肉苁蓉

本品为列当科植物肉苁蓉 Cistanche deserticola Y.C.Ma 或管花肉苁蓉 Cistanche tubulosa（Schrenk）Wight 的干燥带鳞叶的肉质茎。主产于内蒙古、甘肃、新疆、青海等地。春季苗未出土或刚出土时采挖，除去花序，切段，晒干。

【性味归经】甘、咸，温。归肾、大肠经。

【功效】补肾阳，益精血，润肠通便。

【应用】

1.用于肾阳不足，精血亏虚证。常与巴戟天、杜仲等同用。

2.用于肠燥便秘。对肠燥便秘兼有精血亏虚者，可单用大剂量煎服，或与当归、牛膝等同用。

【性能特点】本品甘咸性温质润，善温补肾阳，益精补血，又无燥性，兼有润肠通便的作用。对于肾阳不足、精血亏虚所致腰痛、膝软、阳痿、性机能减退、眩晕耳鸣、肠燥便秘等尤宜。

【用量用法】6～10g，煎服。

益 智

本品为姜科植物益智 Alpinia oxyphylla Miq. 的干燥成熟果实。主产于海南、广东、广西、云南等地。夏、秋间果实由绿变红时采收，晒干或低温干燥。

【性味归经】辛，温。归肾、脾经。

【功效】暖肾固精缩尿，温脾止泻摄唾。

【应用】用于脾寒泄泻，腹中冷痛，口多唾涎，肾虚遗尿，小便频数，遗精白浊。

【性能特点】本品甘温，能温补肾阳，味涩功兼固涩，尤善于固精缩尿止带。并有温肾暖脾、止泻摄唾之效，用治口中多涎、多唾、小儿流涎不止、久泻。

【用量用法】3～10g，煎服。

蛤 蚧

本品为壁虎科动物蛤蚧 *Gekko gecko* Linnaeus 的干燥体。主产于广西，广东、云南等地亦产。全年均可捕捉，除去内脏，拭净，用竹片撑开，使全体扁平顺直，低温干燥。

【性味归经】咸，平。归肺、肾经。

【功效】补肺益肾，纳气定喘，助阳益精。

【应用】

1. 用于肺虚咳嗽、肾虚作喘、虚劳喘咳。常与贝母、紫菀、杏仁等同用，治虚劳咳嗽；或与人参、贝母、杏仁等同用，治肺肾虚喘。

2. 用于肾虚阳痿。可单用浸酒服；或与益智仁、巴戟天、补骨脂等同用。

【性能特点】本品质润不燥，补肾助阳兼能益精养血，有固本培元之功；兼入肺肾二经，长于补肺气、助肾阳、定喘咳，为治多种虚证喘咳之佳品。

【用量用法】3～6g，多入丸、散或酒剂。

淫羊藿

本品为小檗科植物淫羊藿 *Epimedium brevicornum* Maxim.、箭叶淫羊藿 *Epimedium sagittatum*（Sieb.et Zucc.）Maxim.、柔毛淫羊藿 *Epimedium pubescens* Maxim.、巫山淫羊藿 *Epimedium wushanense* T.S.Ying 或朝鲜淫羊藿 *Epimedium koreanum* Nakai. 的干燥地上部分。主产于陕西、辽宁、山西、四川等地。夏、秋季茎叶茂盛时采割，除去粗梗及杂质，晒干或阴干。切丝生用或以羊脂油炙用。

【性味归经】辛、甘，温。归肝、肾经。

【功效】补肾阳，强筋骨，祛风湿。

【应用】

1. 用于阳痿遗精，筋骨痿软。治肾阳虚之阳痿不育，可单味浸酒服，亦常与熟地黄、枸杞子、巴戟天等同用。治肾阳虚之尿频、遗尿，常与巴戟天、桑螵蛸等同用。

2. 用于风湿痹痛，麻木拘挛。治肢体麻木拘挛，可单用浸酒服，兼见筋骨痿软、步履艰难者，常与杜仲、巴戟天、桑寄生等同用。

此外，现代用于肾阳虚的喘咳及妇女更年期高血压等，亦有较好疗效。

【性能特点】本品能补肾阳，以壮阳见长，主要用于肾阳虚之男子阳痿不育。本品兼能祛风湿、强筋骨，故尤宜于久病及肾，或素体肾阳不足、筋骨不健而患风湿痹证者。

【用量用法】6～10g，煎服。

【使用注意】阴虚火旺者禁用。

杜 仲

本品为杜仲科植物杜仲 *Eucommia ulmoides* Oliv. 的干燥树皮。主产于四川、云南、贵州、湖北等地。4～6月剥取，刮去粗皮，堆置"发汗"至内皮呈紫褐色，晒干。切块或丝，生用或盐水炙用。

【性味归经】甘，温。归肝、肾经。

【功效】补肝肾，强筋骨，安胎。

【应用】

1.用于肾虚腰痛，筋骨无力。可单用浸酒服，或常与补骨脂、胡桃肉同用。治肝肾不足的阳痿尿频，常与山萸肉、菟丝子、覆盆子等同用。

2.用于妊娠出血，胎动不安，或习惯性流产。治胎动腰痛如坠，常配续断研末，枣肉为丸服。亦常与续断、菟丝子、阿胶等同用。

现代临床用于高血压病，有可靠的降血压作用，尤宜于高血压病患者有肾阳不足表现者。对老人肾虚而又血压高者，常与淫羊藿、桑寄生、怀牛膝等同用；若肝阳肝火偏亢者，常与夏枯草、菊花、黄芩等同用。

【性能特点】本品甘温，归肝肾经。功能温补肝肾，强筋健骨，药力颇强。以治肾虚筋骨不健之腰膝酸痛、下肢痿软无力见长，为治肝肾不足之腰痛、筋骨无力的要药。此外，又能安胎、降血压。

【用量用法】6～10g，煎服。

【使用注意】本品含杜仲胶，炒用可破坏其胶质，有利于有效成分煎出，故炒用疗效更佳。阴虚火旺者慎用。

续 断

本品为川续断科植物川续断 *Dipsacus asper* Wall.ex Henry 的干燥根。主产于四川、湖北、湖南、贵州等地。秋季采挖，除去根头及须根，用微火烘至半干，堆置"发汗"至内部变绿色时再烘干。切薄片，生用或酒炙或盐炙用。

【性味归经】苦、辛，微温。归肝、肾经。

【功效】补肝肾，强筋骨，续折伤，止崩漏。

【应用】

1. 用于腰膝酸软，风湿痹痛。治肝肾不足之腰膝酸痛，软弱无力，常与杜仲、牛膝、补骨脂等同用；治风寒湿痹，筋挛骨痛，常与萆薢、防风、牛膝等同用。

2. 用于跌扑损伤，筋伤骨折。本品为伤科常用药。常与骨碎补、自然铜、土鳖虫等同用。

3. 用于崩漏下血，胎动不安。治崩漏经多，常与黄芪、地榆、艾叶等同用；治胎动欲坠或习惯性流产，常与桑寄生、菟丝子、阿胶等同用。

【性能特点】本品补阳之力不强，因其补而能行，兼能强筋骨，故以治肝肾不足、腰膝酸痛、足膝无力或风寒湿痹、筋骨挛急疼痛见长。其味苦辛，有行血脉、消肿止痛之效，故可治跌扑损伤、骨折、肿痛等。还能调冲任、止血安胎，治崩漏经多、胎动欲坠或习惯性流产。

【用量用法】9 ～ 15g，煎服。外用适量研末敷。治风湿痹痛、跌扑损伤宜酒炙用；治腰膝酸软宜盐炙用。

【使用注意】风湿热痹者禁用。

补骨脂

本品为豆科植物补骨脂 *Psoralea corylifolia* L. 的干燥成熟果实。主产于河南、四川、陕西等地。秋季果实成熟时采收果序，晒干，搓出果实，除去杂质。生用或盐水炙用。

【性味归经】辛、苦，温。归肾、脾经。

【功效】温肾助阳，纳气平喘，温脾止泻；外用消风祛斑。

【应用】

1. 用于肾虚阳痿，腰膝冷痛。治肾虚阳痿，常与菟丝子、沉香、胡桃肉同用；治腰膝冷痛，常与杜仲、胡桃肉同用。

2. 用于肾虚遗精，遗尿，尿频。治遗精，常与青盐等份同炒为末服；治肾气虚冷，小便无度，用补骨脂与茴香等份制丸服。

3. 用于肾不纳气，虚寒喘咳。常与人参、肉桂、沉香等同用。

4. 用于脾肾阳虚，五更泄泻。常与五味子、肉豆蔻、吴茱萸同用，如四神丸。

此外，可将本品制成酊剂，外涂局部用于治疗白癜风、斑秃。

【性能特点】本品辛苦温，入肾、脾经。功擅补火助阳，兼具收涩之性，为治脾肾阳虚、下元不固之要药。治肾阳不足，下元虚冷之阳痿、腰膝冷痛，用之能补火壮阳、强腰健膝；治下元不固之滑精、遗精、遗尿、尿频，用之能固精缩尿；治脾肾阳虚之泄泻，用之能补火温脾而止泻；治虚寒咳喘，用之能温肾纳气而平咳喘。

【用量用法】6 ～ 10g，煎服。外用20% ～ 30% 酊剂涂患处。

【使用注意】阴虚火旺及大便秘结者禁用。

菟丝子

本品为旋花科植物南方菟丝子 *Cuscuta australis* R.Br. 或菟丝子 *Cuscuta chinensis* Lam. 的干燥成熟种子。我国大部分地区均有分布。秋季果实成熟时采收植株，晒干，打下种子，除去杂质，生用或盐水炙用。

【性味归经】辛、甘，平。归肝、肾、脾经。

【功效】补益肝肾，固精缩尿，安胎，明目，止泻；外用消风祛斑。

【应用】

1.用于肾虚腰痛，阳痿遗精，尿频，带下。治腰膝酸痛，常与杜仲同用；治阳痿遗精，常与枸杞子、五味子、覆盆子等同用，如五子衍宗丸；治尿有余沥，遗尿尿频，常与桑螵蛸、鹿茸、五味子等同用；治带下、尿浊，常与茯苓、莲子、芡实等同用。

2.用于肝肾不足，目昏耳鸣，视力减退。本品能益肾养肝，使精血上注而明目。常与熟地黄、枸杞子、车前子等同用。

3.用于脾肾虚泻。能温肾补脾而止虚泻，常与人参、白术、补骨脂等同用。

4.用于肝肾不足所致胎动不安，常与续断、桑寄生、阿胶等同用。

此外，菟丝子还能治肾虚消渴，常与天花粉、五味子、鹿茸等同用。治白癜风，可单用浸酒外涂。

【性能特点】本品甘温，入肝、肾、脾经。既能补肾阳，又能益肾精，不燥不滞，为平补肝、肾、脾三经之良药，且有固精、缩尿、明目、止泻、安胎等作用。既适用于肾虚所致腰膝酸痛，阳痿，滑精，尿频，白带过多；又适用于肝肾不足之目暗不明，胎动不安，消渴。尚可用治脾肾虚弱之便溏或泄泻。

【用量用法】6～12g，煎服。外用适量。

【使用注意】阴虚火旺、大便燥结及小便短赤者禁用。

沙苑子

本品为豆科植物扁茎黄芪 *Astragalus complanatus* R.Br. 的干燥成熟种子。主产内蒙古和东北、西北地区。秋末冬初果实成熟尚未开裂时割取或连根拔出，晒干，打下种子，除去杂质。生用或盐水炒用。

【性味归经】甘，温。归肝、肾经。

【功效】补肾助阳，固精缩尿，养肝明目。

【应用】

1.用于肾虚腰痛、阳痿遗精、遗尿尿频、白带过多。补肾固精缩尿，可单用；也可与莲子、莲须、芡实等同用，治遗精遗尿带下，如金锁固精丸。

2. 用于眩晕目昏，常与枸杞子、菟丝子、菊花等同用。

【用量用法】9～15g，煎服。

【使用注意】阴虚火旺及小便不利者慎用。

锁　阳

本品为锁阳科植物锁阳 *Cynomorium songaricum* Rupr. 的干燥肉质茎。主产于内蒙古、甘肃、青海、新疆等省区。春季采收。除去花序，置沙土中半埋半露，连晒带烫，使之干燥，防霉。切片生用。

【性味归经】甘，温。归肝、肾、大肠经。

【功效】补肾阳，益精血，润肠通便。

【应用】

1. 用于肾阳亏虚、精血不足之阳痿、不孕、下肢痿软、筋骨无力等，常与肉苁蓉、鹿茸、菟丝子等同用。

2. 用于血虚津亏之肠燥便秘。可单用熬膏服，或与肉苁蓉、火麻仁、生地黄等同用。

【用量用法】5～10g，煎服。

【使用注意】阴虚阳亢、脾虚泄泻、实热便秘均忌服。

紫河车

本品为健康产妇的胎盘。将新鲜胎盘除去羊膜及脐带，反复冲洗至去净血液，蒸或置沸水中略煮后，干燥。研粉用，亦可鲜用。

【性味归经】甘、咸，温。归心、肺、肾经。

【功效】温肾补精，益气养血。

【应用】

1. 用于肾气不足、精血亏虚的不孕、阳痿遗精、腰酸耳鸣等。可单用，或与鹿茸、人参、当归、菟丝子等补肾温阳益精之品同用。

2. 用于肺肾两虚的咳嗽气喘。本品善补益肺肾、纳气平喘，为治肺肾两虚所致虚喘证之良药。可单用，或随证与人参、蛤蚧、冬虫夏草、五味子等补肾纳气平喘药同用。

3. 用于气血不足诸证。治虚劳羸瘦、食少气短、体倦乏力、产后乳少等，可单用本品研粉服；或用鲜品煮烂食之；或随证与党参、黄芪、当归、熟地黄等同用。

《中国药典》（2015 年版）未收载紫河车，以紫河车为配方的中成药也不再收入品种目录，但临床仍可酌情使用。

【用量用法】2～3g，研末或装胶囊吞服。

冬虫夏草

本品为麦角菌科真菌冬虫夏草菌 *Cordyeps sinensis*（Berk.）Sacc. 寄生在蝙蝠蛾科昆虫幼虫上的子座和幼虫尸体的干燥复合体。主产于四川、青海，云南、贵州、西藏、甘肃亦产。夏初子座出土、孢子未发散时挖取，晒至六七成干，除去似纤维状的附着物及杂质，晒干或低温干燥。

【性味归经】甘，平。归肺、肾经。

【功效】补肾益肺，止血化痰。

【应用】

1.用于肾阳不足、精血亏虚所致阳痿遗精、腰膝酸痛。可单用浸酒服，或与淫羊藿、杜仲、巴戟天等同用。

2.用于久咳虚喘、劳嗽痰血。可单用，或与沙参、川贝母、阿胶、生地黄、麦冬等同用。若肺肾两虚、摄纳无权、气虚作喘者，可与人参、黄芪、胡桃肉等同用。

此外，还可用于病后体虚不复或自汗畏寒，可以本品与鸡、鸭、猪肉等炖服。

【用量用法】3～9g，煎服。也可入丸、散。

巴戟天

本品为茜草科植物巴戟天 *Morinda officinalis* How 的干燥根。主产于广东、广西、福建等地。全年均可采挖，洗净，除去须根，晒至六七成干，轻轻捶扁，晒干。用时润透或蒸透，除去木质心，切段，干燥。生用或盐水炙用。

【性味归经】甘、辛，微温。归肾、肝经。

【功效】补肾阳，强筋骨，祛风湿。

【应用】

1.用于阳痿遗精，宫冷不孕，月经不调，少腹冷痛。治阳痿、不孕，常与淫羊藿、仙茅、枸杞子等同用；治下元虚冷，月经不调，少腹冷痛，常与高良姜、肉桂、吴茱萸等同用。

2.用于风湿痹痛，筋骨痿软。治肾阳虚或风湿之腰膝疼痛或软弱无力，步履艰难，既可补阳益精而强筋骨，又兼能祛风除湿而止痹痛，常与杜仲、续断等同用。

【用量用法】3～10g，煎服。

【使用注意】阴虚火旺或有湿热者禁用。

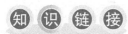

1.鹿茸有性激素样、抗疲劳、抗骨质增生、抗缺氧、增强免疫、延缓衰老、

抗心肌缺血、改善神经功能、抗菌、抗炎等多种药理作用。

2. 淫羊藿有性激素样、增强免疫、保肝肾、抗骨质增生、抗心肌缺血、抗老年痴呆、抗血栓、促进造血等多种药理作用。

第三节 补血药

补血药性味以甘温或甘平为主，个别药物性微寒，以滋养营血、纠正营血亏虚为主要作用。主要适用于心肝血虚所致面色萎黄、唇甲色淡、眩晕耳鸣、心悸怔忡、失眠健忘、或月经愆期、量少色淡，甚至经闭、脉细弱等证。

应用时，如兼见气虚者，常配伍补气药，使气旺以生血；兼见阴虚者，常配伍补阴药，或选用补血而又兼能补阴的阿胶、熟地黄、桑椹之类。"后天之本在脾"，脾的运化功能衰弱，补血药就不能充分发挥作用，故还常适当配伍健运脾胃药。

补血药多滋腻黏滞，妨碍运化，故凡脾虚湿滞、脘腹胀满、食少便溏者应慎用。必要时，常配伍健脾消食药，以助运化。

当 归

本品为伞形科植物当归 *Angelica sinensis*（Oliv.）Diels 的干燥根。主产于甘肃，陕西、四川、云南等地也有栽培。秋末采挖，除去须根及泥沙，待水分稍蒸发后，捆成小把，上棚，用烟火慢慢熏干。切薄片，生用或酒炙用。

【性味归经】甘、辛，温。归肝、心、脾经。

【功效】补血活血，调经止痛，润肠通便。

【应用】

1. 用于血虚诸证。本品甘温质润，为补血之圣药，适用于血虚引起的各种证候，如面色萎黄、眩晕心悸等，常与熟地黄、白芍等同用，如四物汤。若气血两虚者，常与黄芪、人参等同用，如当归补血汤。

2. 用于血虚或血虚而兼有瘀滞的月经不调、经闭痛经等证。当归既能补血、活血，又能调经，为妇科要药，常与补血调经药同用，如四物汤既为补血之要剂，又为妇科调经的基础方。若兼气虚者，常配人参、黄芪；若兼气滞血瘀者，常配香附、桃仁、红花；若血虚寒凝者，常配肉桂、艾叶；若兼血热者，常配赤芍、牡丹皮等。

3. 用于虚寒腹痛，风湿痹痛，跌扑损伤。当归补血活血，又兼能散寒止痛，故可随证配伍应用。治虚寒腹痛，常与桂枝、白芍等同用；治血痢腹痛，常与黄芩、黄连、木香等同用；治跌扑损伤，常与乳香、没药等同用；治风湿痹痛、肢体麻木，常与羌活、桂枝、秦艽等同用。

4. 用于痈疽疮疡。疮疡初期，常与金银花、连翘、穿山甲等同用，以消肿止痛；痈疽溃后，气血亏虚，常与人参、黄芪、熟地黄等同用，以补血生肌。

5. 用于血虚肠燥便秘。常与火麻仁、肉苁蓉等同用。

【性能特点】本品甘辛温润，味甘能补，为补血之圣药，用于血虚诸证。味辛能行，可活血止痛，其温润之性，可散寒，既可用于血虚或血虚而兼有瘀滞的月经不调、经闭痛经等证，又可用于虚寒腹痛、风湿痹痛、跌扑损伤、痈疽疮疡等。当归补血而兼行血，血虚与血瘀皆宜，但尤宜于血虚而兼瘀滞疼痛者。此外，当归既补血，又质润，故善治血虚肠燥便秘。

【用量用法】6～12g，煎服。一般生用，若为加强活血通经作用时则酒炒用。

【使用注意】湿盛中满、大便溏泄者禁用。

熟地黄

本品为玄参科植物地黄 *Rehmannia glutinosa* Libosch. 的根经加工炮制而成。主产于河南，浙江、河北、辽宁、山东、四川等地亦产，以河南怀庆产者最著名。切片或块，干燥。

【性味归经】甘，微温。归肝、肾经。

【功效】补血滋阴，益精填髓。

【应用】

1. 用于血虚诸证，为养血补虚之要药。治血虚面色萎黄、眩晕、心悸、失眠、月经不调、崩漏等，常与当归、白芍等同用，并随证配伍相应的药物。

2. 用于肝肾阴虚诸证，为滋补肾阴之要药。治骨蒸潮热、盗汗、遗精、内热消渴等。常与山茱萸、山药等同用，如六味地黄丸。

3. 用于肝肾精血亏虚证。治腰膝酸软、眩晕耳鸣、须发早白等，能补精益髓，常与制何首乌、枸杞子、菟丝子等补精血、乌须发药同用。本品还可用于肾精亏虚所致小儿生长发育迟缓及成人早衰诸证。

【性能特点】本品味甘厚柔润，性微温，长于补血滋阴，益精填髓，为治肝肾阴虚之要药。故凡血虚、肾阴虚及肝肾精血亏虚所致各种证候，用之均有良效。

【用量用法】9～15g，煎服。

【使用注意】脾胃虚弱、中满痰盛及食少便溏者慎用。

阿 胶

本品为马科动物驴 *Equus asinus* L. 的干燥皮或鲜皮经煎煮、浓缩制成的固体胶。主产于山东、浙江、江苏等地。以原胶块用，或捣成碎块；或以蛤粉烫炒成珠用。

【性味归经】甘，平。归肺、肝、肾经。

【功效】补血滋阴，润燥，止血。

【应用】

1. 用于血虚诸证。本品为补血要药，治血虚面色萎黄、眩晕心悸、肌痿无力等，常与熟地黄、当归、黄芪等补益气血药同用。因其长于止血，故多用于失血所致血虚证；又兼能滋阴，对阴血俱虚者有兼顾之效。

2. 用于阴虚证及燥证。治温燥伤肺，干咳无痰，常与麦冬、杏仁等同用，如清燥救肺汤；治热病伤阴，心烦不眠，常与白芍、鸡子黄等同用；治热病伤阴，虚风内动，手足瘛疭，常与龟甲、牡蛎、白芍、生地黄等同用，如大定风珠。

3. 用于多种出血证。本品止血作用良好，对出血而兼见阴虚、血虚证者，尤为适宜。治血热吐衄，常与蒲黄、生地黄同用；治先便后血，常与白芍、黄连等同用；治冲任不固、崩漏及妊娠出血，常与生地黄、艾叶等同用。

【性能特点】本品甘平滋润，入肺、肝、肾经，为补血、止血、滋阴要药，且具清肺润燥之功。治血虚眩晕、心悸，或阴虚心烦、失眠，用之能补血滋阴；治咯血、吐血、衄血、便血、尿血、崩漏等多种出血证，用之有良好的止血作用。其补血与止血之效俱佳，特别对失血而兼见阴虚、血虚者尤宜，用蛤粉烫制成珠后，可增强其止血作用；治虚劳咳嗽，或阴虚燥咳，用之能滋阴清肺润燥而平咳喘。

【用量用法】3～9g，烊化兑服。止血常用阿胶珠或用蒲黄炒；润肺常用蛤粉炒阿胶。

【使用注意】本品性滋腻，有碍消化，脾胃虚弱便溏者慎用。

白 芍

本品为毛茛科植物芍药 *Paeonia lactiflora* Pall. 的干燥根。主产于浙江、安徽、四川等地。夏、秋二季采挖，洗净，除去头尾及细根，置沸水中煮后除去外皮，或去皮后再煮至无硬心，捞起晒干。切薄片，生用，或炒用、酒炙用。

【性味归经】苦、酸，微寒。归肝、脾经。

【功效】养血调经，敛阴止汗，柔肝止痛，平抑肝阳。

【应用】

1. 用于肝血亏虚，月经不调。治肝血亏虚、面色萎黄，或月经不调、崩漏等，常与当归、熟地黄等同用，如四物汤；若阴虚有热，月经先期、量多，或崩漏不止，常与阿胶、地骨皮等同用。

2. 用于阴虚盗汗，表虚自汗。治阴虚盗汗，常与生地黄、牡蛎、浮小麦等同用，以敛阴而止汗；治营卫不和，表虚自汗，常与桂枝同用，以调和营卫而止汗，如桂枝汤。

3.用于头痛眩晕，胁痛腹痛，四肢挛痛。本品有养肝阴，调肝气，平肝阳，缓急止痛之效。治肝阳上亢的头痛眩晕，常与生地黄、牛膝、石决明等同用；治肝郁胁肋疼痛，常与当归、白术、柴胡等同用，如逍遥散；治肝脾不和，腹痛泄泻，常与防风、白术同用，如痛泻要方；治脘腹手足挛急疼痛，常与甘草同用，如芍药甘草汤。

【性能特点】本品主入肝经，尤善调经，适用于血虚萎黄、月经不调。功善敛阴止汗，柔肝止痛，主治血虚阴亏、肝阳偏亢诸证。又白芍长于养血柔肝，缓急止痛，对肝阴不足、血虚肝旺、肝气不舒所致胁肋疼痛、脘腹四肢拘挛作痛，治之每有良效。且能敛阴和营而止汗，治阴虚盗汗及营卫不和之表虚自汗。

【用量用法】6～15g，煎服。大剂量可用至 15～30g。

【使用注意】不宜与藜芦同用。阳衰虚寒之证忌用。

何首乌

本品为蓼科植物何首乌 *Polygonum multiflorum* Thunb. 的干燥块根。我国大部分地区，如河南、湖北、广西、广东、贵州、四川、江苏等地均有出产。秋、冬二季叶枯萎时采挖，削去两端，洗净，切片，干燥，称生何首乌；若以黑豆汁拌匀，蒸至内外均呈棕褐色，晒干，称为制何首乌。

【性味归经】苦、甘、涩，微温。归肝、心、肾经。

【功效】何首乌：解毒，消痈，截疟，润肠通便；制何首乌：补肝肾，益精血，乌须发，强筋骨，化浊降脂。

【应用】

1.用于体虚久疟，痈疽，瘰疬，肠燥便秘。何首乌有截疟，解毒消痈，润肠通便之效。治体虚久疟、气血耗伤者，常与人参、当归等同用；治痈疽疮疡，常与金银花、连翘等同用；治瘰疬结核，常与夏枯草、土贝母、香附等同用；治肠燥便秘，血虚津亏者，常与当归、火麻仁等同用。

2.用于血虚所致头昏目眩、心悸失眠、萎黄乏力，及肝肾精血亏虚所致眩晕耳鸣、腰膝酸软、肢体麻木、遗精、崩漏带下、须发早白。制何首乌能补肝肾，益精血，乌须发，强筋骨。治血虚萎黄、失眠健忘等，常与熟地黄、当归、酸枣仁等同用；治肝肾精血亏虚诸证，常与当归、枸杞子、菟丝子等同用。

此外，现代将制何首乌用于高血脂有肝肾精血不足表现者，有较好效果。

【性能特点】本品制用甘涩微温，不燥不腻，入肝、肾经。功能补肝肾，益精血，且可收敛精气，为滋补良药，尤为治须发早白、早衰之要药。常用治肝肾精血亏虚之眩晕耳鸣、腰膝酸软、须发早白及遗精、崩漏等。生用补益力弱，且无收敛之性，功能截疟，解毒消痈，润肠通便，可用治体虚久疟、痈疽瘰疬及肠燥便秘等证。

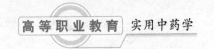

【用量用法】何首乌：3～6g，煎服；制何首乌6～12g，煎服。

龙眼肉

本品为无患子科植物龙眼 *Dimocarpus longan* Lour. 的假种皮。主产于广东、福建、台湾、广西等地。夏、秋二季采收成熟果实，干燥，除去壳、核，晒至干爽不黏。

【性味归经】甘，温。归心、脾经。

【功效】补益心脾，养血安神。

【应用】用于心脾两虚、气血不足所致的心悸怔忡、健忘失眠、面色萎黄、气短乏力等，常与当归、酸枣仁、黄芪等同用。

【用量用法】9～15g，煎服。

知 识 链 接

1. 当归有抗心律失常、抗心肌缺血缺氧、抑制血小板聚集、镇静、镇痛、抗炎、抗缺氧、抗辐射损伤、抗肿瘤、降血脂及增强免疫功能等多种药理作用。

2. 何首乌有促进造血、增强免疫、降血脂、抗动脉粥样硬化、增加冠脉血流量、抗心肌缺血、延缓衰老、抗炎镇痛等多种药理作用。

3. 白芍有抗菌、解热、抗炎、增加冠状动脉流量、扩张血管、对抗急性心肌缺血、抑制血小板聚集、镇静、镇痛、解痉、抗溃疡、调节血糖等多种药理作用。

第四节 补阴药

补阴药性多甘寒质润，能补阴、滋液、润燥，以治疗阴虚液亏之证为主。历代医家相沿以"甘寒养阴"来概括其性用。"阴虚则内热"，而补阴药的寒凉之性又可以清除阴虚不足之热，故阴虚内热者用之尤宜。阴虚证多见于热病后期及若干慢性疾病。最常见的证候为肺、胃及肝、肾阴虚。补阴药各有其长，有的长于补肺阴、胃阴，有的长于补肝阴、肾阴，常随证选用。

应用时，还常随证配伍。如热邪伤阴而邪热未尽者，常配伍清热药；阴虚内热者，常配伍清虚热药；阴虚阳亢者，常配伍潜阳药；阴虚风动者，常配伍息风药；阴血俱虚者，常配补血之品。

补阴药大多甘寒滋腻，凡脾胃虚弱、痰湿内阻、腹满便溏者不宜用。

北沙参

本品为伞形科植物珊瑚菜 *Glehnia littoralis* Fr.Schmidt ex Miq. 的干燥根。主产于山东、河北、辽宁、江苏等地。夏、秋二季采挖，除去须根，洗净，稍晾，置沸水中烫后，除去外皮，干燥。或洗净直接干燥，切段，生用。

【性味归经】甘、微苦，微寒。归肺、胃经。

【功效】养阴清肺，益胃生津。

【应用】

1.用于肺阴虚证。见肺热燥咳、干咳少痰，或痨嗽痰血、久咳、咽干音哑等，常与麦冬、玉竹、天花粉、川贝母等同用。

2.用于胃阴虚证。见口渴咽干、舌质红绛、胃脘隐痛、嘈杂、干呕等，常与麦冬、石斛等同用。

【性能特点】本品甘而微寒，入肺、胃二经。能补肺阴、清肺热、润肺燥、养胃阴、清热生津。善治肺阴虚或燥热伤肺之干咳少痰、胃阴虚或热伤胃阴、津液不足之口渴咽干等。为治肺胃阴虚有热之证的常用药物。

【用量用法】5 ～ 12g，煎服。

【使用注意】不宜与藜芦同用。风寒咳嗽及肺胃虚寒者禁用。

南沙参

本品为桔梗科植物轮叶沙参 *Adenophora tetraphylla*（Thunb.）Fisch. 或沙参 *Adenophora stricta* Miq. 的干燥根。主产于安徽、江苏、浙江、贵州等地。春、秋二季采挖，除去须根，洗后趁鲜刮去粗皮，洗净，干燥。切片或短段，生用。

【性味归经】甘，微寒。归肺、胃经。

【功效】养阴清肺，益胃生津，化痰，益气。

【应用】

1.用于肺阴虚证。见燥热咳嗽、干咳痰黏等，常与麦冬、桑叶、知母、川贝母等同用。

2.用于胃阴虚证。见咽干口燥、舌红少津、饥不欲食者，常与石斛、麦冬、山药、谷芽等同用。

【性能特点】本品甘微寒，入肺经，既能养肺阴、清肺热，又可化痰止咳，故多用于肺阴虚的燥热咳嗽、痰黏难咳者；入胃经，既能养胃阴、生津液，又兼益气之功，故又常用于热病后气津不足或脾胃虚弱之咽干口燥、饥不欲食者，为治气阴两伤及燥痰咳嗽之证的常用药物。

【用量用法】9～15g，煎服。

【使用注意】不宜与藜芦同用。风寒咳嗽、寒饮喘咳及肺胃虚寒者慎用。

百 合

本品为百合科植物卷丹 *Lilium lancifolium* Thunb.、百合 *Lilium brownii* F.E. Brown var. *viridulum* Baker 或细叶百合 *Lilium pumilum* DC. 的干燥肉质鳞叶。全国各地均产，以湖南、浙江产者为多。秋季采挖，洗净，剥取鳞叶，置沸水中略烫，干燥。生用或蜜炙用。

【性味归经】甘，寒。归肺、心经。

【功效】养阴润肺，清心安神。

【应用】

1. 用于阴虚久咳，痰中带血。治阴虚肺燥有热之干咳少痰、咯血、咽干音哑等，常与款冬花同用；治肺虚久咳，痰中带血，常与生地黄、玄参、川贝母等同用，如百合固金汤。

2. 用于虚烦惊悸，失眠多梦，精神恍惚。治热病伤阴、余热未尽所致者，常与知母、生地黄等同用。

【用量用法】6～12g，煎服。清心宜生用，润肺蜜炙用。

【使用注意】风寒咳嗽及中寒便溏者禁用。

麦 冬

本品为百合科植物麦冬 *Ophiopogon japonicus*（Thunb.）Ker-Gawl. 的干燥块根。主产于四川、浙江、江苏、湖北等地。夏季采挖，洗净，反复曝晒、堆置，至七八成干，除去须根，干燥。生用。

【性味归经】甘、微苦，微寒。归肺、胃、心经。

【功效】养阴生津，润肺清心。

【应用】

1. 用于胃阴虚证。本品能滋养胃阴，兼清胃热，广泛用于胃阴虚有热之津伤口渴、胃脘疼痛、饥不欲食、呕逆、肠燥便秘等。治热伤胃阴的口渴，常与玉竹、沙参等同用；治热病津伤，肠燥便秘，常与玄参、生地黄等同用；治内热消渴，常与天花粉、乌梅等同用。

2. 用于肺阴虚证。本品能养肺阴，清肺热，适用于阴虚肺燥有热之咽干鼻燥、干咳痰少。治燥咳痰黏、咽干鼻燥，常与桑叶、杏仁、阿胶等同用，如清燥救肺汤；治劳嗽咯血，常与天冬同用。

3. 用于心阴虚证。本品能养心阴，清心热，并略具除烦安神作用，适用于心阴虚有热之心烦、失眠、健忘、心悸怔忡等。治心烦失眠，常与生地黄、酸枣仁等同用，如天王补心丹；治邪扰心营、身热烦躁、舌绛而干等，常与黄连、生地黄、玄参等同用，如清营汤。

【性能特点】本品甘以养阴，苦寒清热，归肺、胃、心经。此三经阴虚或热病耗津之证，皆宜使用。尤以养胃阴、生津液之功为佳。此外，还可用于热病伤阴之肠燥便秘，有滋阴润肠通便之功。

【用量用法】6～12g，煎服。

【使用注意】外感风寒或痰饮湿浊的咳嗽，以及脾胃虚寒泄泻者禁用。

天 冬

本品为百合科植物天冬 *Asparagus cochinchinensis*（Lour.）Merr. 的干燥块根。主产于贵州、四川、广西等地。秋、冬二季采挖，洗净，除去茎基和须根，置沸水中煮或蒸至透心，趁热除去外皮，洗净，干燥。切片，生用。

【性味归经】甘、苦，寒。归肺、胃、肾经。

【功效】养阴润燥，清肺生津。

【应用】

1. 用于肺阴虚证。治肺燥干咳少痰、咽痛音哑等，常与麦冬、沙参、川贝母等同用；治劳嗽咯血，或干咳痰黏、痰中带血，常与麦冬、川贝母、生地黄、阿胶等同用。

2. 用于肾阴虚证。对肾阴不足、阴虚火旺的潮热盗汗、遗精、内热消渴等，能滋肾补阴，清降虚火，生津润燥。治肾虚火旺、潮热遗精等，常与熟地黄、知母、黄柏等同用；治内热消渴，常与山药、生地黄、女贞子等同用。

3. 用于热病伤津之食欲不振、口渴及肠燥便秘。治气阴两伤、食欲不振、口渴者，常与人参、生地黄等同用；治热伤津液的肠燥便秘，常与生地黄、玄参等同用。

【用量用法】6～12g，煎服。

【使用注意】本品甘寒滋腻之性较强，脾胃虚寒泄泻、痰湿内盛者禁用。

石 斛

本品为兰科植物金钗石斛 *Dendrobium nobile* Lindl.、鼓槌石斛 *Dendrobium chrysotoxum* Lindl. 或流苏石斛 *Dendrobium fimbriatum* Hook. 的栽培品及其同属植物的新鲜或干燥茎。

主产于四川、贵州、云南、广东、广西等地。全年均可采收，以秋季采收为佳。鲜用者除去根及泥沙；干用者采收后除去杂质，干燥。切段，生用。

【性味归经】甘，微寒。归胃、肾经。

【功效】益胃生津，滋阴清热。

【应用】

1. 用于热病伤津证。治低热烦渴，口燥咽干，舌红苔少，常与生地黄、麦冬等同用。

2. 用于胃阴虚证。治胃阴不足，口渴咽干，食少呕逆，胃脘嘈杂、隐痛或灼痛等，常与麦冬、竹茹、白芍等同用。

3. 用于肾阴虚证。治肾虚目暗、视力减退、内障失明等，常与菊花、枸杞子、熟地黄等同用；治肾阴亏虚、筋骨痿软者，常与熟地黄、怀牛膝、杜仲、山茱萸等同用。

【用量用法】6～12g，鲜品15～30g，煎服。

玉 竹

本品为百合科植物玉竹 *Polygonatum odoratum*（Mill.）Druce 的干燥根茎。主产于湖南、河北、江苏等地。秋季采挖，除去须根，洗净，晒至柔软后，反复揉搓，晾晒至无硬心，晒干；或蒸透后，揉至半透明，晒干。切片或切段用。

【性味归经】甘，微寒。归肺、胃经。

【功效】养阴润燥，生津止渴。

【应用】

1. 用于肺阴虚证。治阴虚肺燥所致干咳少痰、咯血、声音嘶哑等，常与沙参、麦冬、川贝母等同用。

2. 用于热病伤津、烦热口渴及消渴等。本品能益胃生津，并治内热消渴。治热病伤津的烦热口渴，常与生地黄、麦冬等同用；治消渴，常与生地黄、天花粉等同用。

【用量用法】6～12g，煎服。

黄 精

本品为百合科植物滇黄精 *Polygonatum kingianum* Coll.et Hemsl.、黄精 *Polygonatum sibiricum* Red. 或多花黄精 *Polygonatum cyrtonema* Hua 的根茎。滇黄精主产于云南、贵州、广西；黄精主产于河北、内蒙古、陕西；多花黄精主产于贵州、湖南、云南等地。春、秋二季采挖，洗净，置沸水中略烫或蒸至透心，干燥，切片用。

【性味归经】甘，平。归脾、肺、肾经。

【功效】补气养阴，润肺，健脾，益肾。

【应用】

1.用于阴虚肺燥、干咳少痰及肺肾阴虚的劳咳久咳。治气阴两伤之干咳少痰，多与沙参、川贝母等同用。亦可用于肺肾阴虚之劳嗽久咳，因作用缓和，可单用熬膏久服。亦可与熟地黄、百部等滋养肺肾、化痰止咳之品同用。

2.用于脾虚阴伤证。治脾脏气阴两虚之面色萎黄、困倦乏力、口干食少、大便干燥，单用或与补气健脾药同用。

3.用于肾精亏虚证。治肾精不足之头晕、腰膝酸软、须发早白等，可单用本品熬膏服。亦可与枸杞、何首乌等补益肾精之品同用。

【用量用法】9～15g，煎服。

枸杞子

本品为茄科植物宁夏枸杞 *Lycium barbarum* L. 的干燥成熟果实。主产于宁夏、甘肃等地。夏、秋二季果实呈红色时采收，热风烘干，除去果梗，或晾至皮皱后，晒干，除去果梗。生用。

【性味归经】甘，平。归肝、肾经。

【功效】滋补肝肾，益精明目。

【应用】

1.用于肝肾阴虚所致头晕目眩、视力减退、腰膝酸软、内热消渴等。本品能明目，尤适宜用于肝肾阴虚或精亏血虚之两目干涩，内障目昏。治肝肾阴虚，视力模糊，常与菊花、地黄等同用，如杞菊地黄丸；治内热消渴，常与生地黄、麦冬、天花粉等同用。

2.用于精亏血虚所致须发早白、面色萎黄、视力减退、腰膝酸软、梦遗滑精等。治肾虚遗精，常与熟地黄、沙苑子、菟丝子等同用。

【性能特点】本品平补肝肾，作用缓和，为滋补肝肾、养血补精、明目之良药，善治虚劳精亏、腰膝酸痛、眩晕耳鸣、内热消渴、血虚萎黄、目暗不明等。

【用量用法】6～12g，煎服。

女贞子

本品为木犀科植物女贞 *Ligustrum lucidum* Ait. 的成熟果实。主产于浙江、江苏、湖南等地。冬季果实成熟时采收，稍蒸或置沸水中略烫后，干燥。生用或酒制用。

【药性】甘、苦，凉。归肝、肾经。

【功效】滋补肝肾，明目乌发。

【应用】用于肝肾阴虚证。治肝肾阴虚所致的目暗不明、视力减退、须发早白、眩晕耳鸣、失眠多梦、腰膝酸软、遗精、消渴等。常与墨旱莲同用，如二至丸。治阴虚有热、目微红羞明、眼珠作痛者，常与生地黄、石决明、谷精草等滋阴清肝明目之品同用。

【用量用法】6～12g，煎服。

桑 椹

本品为桑科植物桑 *Morus alba* L. 的果穗。主产于江苏、浙江、湖南等地。4～6月果实变红时采收，晒干，或略蒸后晒干用。

【药性】甘、酸，寒。归心、肝、肾经。

【功效】滋阴补血，生津润燥。

【应用】

1. 用于肝肾阴虚证。治肝肾阴虚之头晕耳鸣、目暗昏花、关节不利、失眠、须发早白等。对肝肾阴虚兼血虚者，还能补血养肝。其作用平和，宜熬膏常服；或与熟地黄、何首乌等滋阴、补血之品同用。

2. 用于津伤口渴、消渴及肠燥便秘。可鲜品食用，或与麦冬、天花粉等同用。

【用量用法】9～15g，煎服。

鳖 甲

本品为鳖科动物鳖 *Trionyx sinensis* Wiegmann 的背甲。主产于湖北、湖南、安徽、浙江等地。全年均可捕捉，杀死后，置沸水中烫至背甲上的硬皮能剥落时取出，剥取背甲，除去残肉，晒干。以砂炒后醋淬用。

【性味归经】咸，微寒。归肝、肾经。

【功效】滋阴潜阳，退热除蒸，软坚散结。

【应用】

1. 用于肝肾阴虚证。本品能滋养肝肾之阴，适用于肝肾阴虚所致阴虚发热、阴虚风动、阴虚阳亢诸证。对阴虚发热证，本品兼能退虚热，有标本兼顾之效，故尤为临床多用，并常与青蒿、秦艽、知母等同用，如青蒿鳖甲汤；治热病伤阴，阴虚风动，手足蠕动，常与生地黄、龟甲、牡蛎等同用；治阴虚阳亢，头晕目眩，常与生地黄、牡蛎、菊花等同用。

2. 用于癥瘕积聚，久疟疟母。本品长于软坚散结，适用于肝脾肿大等癥瘕积聚，常与柴胡、牡丹皮、土鳖虫等同用，如鳖甲煎丸。

【性能特点】本品主入肝、肾经，其滋阴与退热之功俱佳，为治阴虚发热、阴虚风动、阴虚阳亢之要药。又善软坚散结，为治癥瘕积聚、久疟疟母所常用。

【用量用法】9～24g，煎服。宜打碎先煎。本品经砂炒醋淬后，有效成分更易煎出，并能除去腥气，易于粉碎。

龟 甲

本品为龟科动物乌龟 *Chinemys reevesii*（Gray）的背甲及腹甲。主产于浙江、湖北、湖南、安徽、江苏等地。全年均可捕捉，捕捉后杀死，或用沸水烫死，剥取背甲及腹甲，除去残肉，晒干。以砂炒后醋淬用。

【性味归经】咸、甘，微寒。归肝、肾、心经。

【功效】滋阴潜阳，益肾强骨，养血补心，固经止崩。

【应用】

1.用于阴虚阳亢、阴虚内热、阴虚风动诸证。治阴虚阳亢，头晕目眩，常与生地黄、石决明、菊花等同用；治阴虚内热，骨蒸盗汗，常与熟地黄、知母、黄柏等同用，如大补阴丸；治热病伤阴，虚风内动，手足蠕动，常与生地黄、牡蛎、鳖甲等同用。

2.用于筋骨痿软，小儿囟门不合。凡肾虚腰膝痿软，筋骨不健及小儿囟门不合、齿迟、行迟等，皆可用本品治之，常与熟地黄、锁阳、牛膝等同用。

3.用于心虚惊悸、失眠、健忘。常与龙骨、远志等同用。

4.用于阴虚血热，冲任不固之崩漏、月经过多等。常与椿根皮、黄柏、香附等同用，如固经丸。

【性能特点】本品甘咸而寒，入肝、肾、心经，为滋阴益肾、养血补心之佳品。治阴虚阳亢，用之能滋补肝肾而退虚热；治热病伤阴，虚风内动，用之能滋肾阴，潜降肝阳而息风；治肾虚骨痿，小儿囟门不合，用之能益肾滋阴养血而强壮筋骨；治心虚惊悸，失眠健忘，用之能养血补心而安神益智。且性寒清热，还能补肾阴而固经止血，故对阴虚血热，冲任不固之崩漏、月经过多尤为多用。

【用量用法】9～24g，煎服。宜打碎先煎。本品经砂炒醋淬后，有效成分更易煎出，并能除去腥气，易于粉碎。

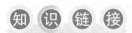

枸杞子有增强免疫、抗氧化、抗衰老、抗肿瘤、抗肝损伤、抗疲劳、降血脂、降血糖等多种药理作用。

附：其他补虚药（表 22-1）

表 22-1　其他补虚药

分类	药名	性味归经	功效与应用	用量用法
补气	白扁豆	甘，微温 归脾、胃经	健脾化湿，和中消暑 用于脾胃虚弱，食欲不振，白带过多，暑湿吐泻，胸闷腹胀。炒白扁豆健脾化湿，用于脾虚泄泻，白带过多	9～15g，煎服
	刺五加	辛、微苦，温 归脾、肾、心经	益气健脾，补肾安神 用于脾肾阳虚，体虚乏力，食欲不振，腰膝酸痛，失眠多梦	9～27g，煎服
	绞股蓝	甘、苦，寒 归脾、肺经	益气健脾，化痰止咳，清热解毒 用于脾胃气虚，体倦乏力，食欲不振，肺中燥热，咳嗽痰黏；肿瘤、溃疡等有热毒之证	10～20g，煎服 亦可泡茶服
	红景天	甘、苦，平 归肺、心经	益气活血，通脉平喘 用于气虚血瘀，胸痹心痛，中风偏瘫，倦怠气喘	3～6g，煎服
	沙棘	酸、涩，温 归脾、胃、肺经	止咳祛痰，消食化滞，活血散瘀 用于咳嗽痰多，消化不良，食积腹痛，瘀血经闭，跌扑瘀肿	3～10g，煎服
	蜂蜜	甘，平 归肺、脾、大肠经	补中，润燥，止痛，解毒 用于脘腹虚痛，肺燥干咳，肠燥便秘；外治疮疡不敛，水火烫伤	15～30g，煎服 或冲服 外用适量
补阳	仙茅	辛，热；有小毒 归肾、肝、脾经	补肾阳，强筋骨，祛寒湿 用于阳痿精冷，筋骨痿软，腰膝冷痹，阳虚冷泻	3～10g，煎服 不可久服或过量
	核桃仁	甘，温 归肾、肺、大肠经	补肾，温肺，润肠 用于腰膝酸软，阳痿遗精，虚寒咳喘，大便秘结	6～10g，煎服
	海马	甘，温 归肝、肾经	温肾壮阳，散结消肿 用于阳痿，遗尿，肾虚作喘，癥瘕积聚，跌扑损伤；外治痈肿疔疮	3～10g，煎服 外用适量，研末 敷患处
	海龙	甘、咸，温 归肝、肾经	温肾壮阳，散结消肿 用于肾阳不足，阳痿遗精，癥瘕积聚，瘰疬痰核，跌扑损伤；外治痈肿疔疮	3～9g，煎服 外用适量，研末 敷患处
	韭菜子	辛、甘，温 归肝、肾经	温补肝肾，壮阳固精 用于肝肾亏虚，腰膝酸痛，阳痿遗精，遗尿尿频，白浊带下	3～9g，煎服
	胡芦巴	苦，温 归肾经	温肾助阳，祛寒止痛 用于肾阳不足，下元虚冷，小腹冷痛，寒疝腹痛，寒湿脚气	5～10g，煎服
	哈蟆油	甘、咸，平 归肺、肾经	补肾益精，养阴润肺 用于阴虚体弱，神疲乏力，心悸失眠，盗汗不止，劳嗽咯血	5～15g，用水 浸泡，炖服，或 作丸剂服

续表

分类	药名	性味归经	功效与应用	用量用法
补血	楮实子	甘，寒 归肝、肾经	补肾清肝，明目，利尿 用于肝肾不足，腰膝酸软，虚劳骨蒸，头晕目昏，目生翳膜，水肿胀满	6～12g，煎服
补阴	明党参	甘、微苦，微寒 归肺、脾、肝经	润肺化痰，养阴和胃，平肝，解毒 用于肺热咳嗽，呕吐反胃，食少口干，目赤眩晕，疔毒疮疡	5～12g，煎服
	黑芝麻	甘，平 归肝、肾、大肠经	补肝肾，益精血，润肠燥 用于精血亏虚，头晕眼花，耳鸣耳聋，须发早白，病后脱发，肠燥便秘	9～15g，煎服
	墨旱莲	甘、酸，寒 归肾、肝经	滋补肝肾，凉血止血 用于肝肾阴虚，牙齿松动，须发早白，眩晕耳鸣，腰膝酸软，阴虚血热之吐血、衄血、尿血，血痢，崩漏下血，外伤出血	6～12g，煎服

考纲摘要

1. 补虚药的含义、功效、适应范围与使用注意事项。

2. 各类补虚药的性能特点、功效与适应范围。

3. 补气药：人参、西洋参、党参、黄芪、白术、山药、甘草的功效、应用、用法用量。

4. 补阳药：鹿茸、紫河车、淫羊藿、杜仲、续断、肉苁蓉、补骨脂、益智仁、菟丝子、蛤蚧、冬虫夏草的功效、应用、用法用量。

5. 补血药：当归、熟地黄、白芍、阿胶、何首乌、龙眼肉的功效、应用、用法用量。

6. 补阴药：北沙参、南沙参、百合、麦冬、枸杞子、黑芝麻、龟甲、鳖甲的功效、应用、用法用量。

复习思考

1. 补虚药的含义、功效、适应范围各是什么？

2. 补虚药分哪几类？各适用于何种病证？

3. 简述补虚药的使用注意。

4. 简述人参、黄芪、白术、杜仲、当归、阿胶、北沙参、枸杞子的性能特点。

5. 鹿茸的使用注意事项是什么？

6. 鉴别下列各组药物功用的异同点：

　　白术与苍术　人参与党参　人参与西洋参　党参与黄芪　补骨脂与益智仁

　　生地黄与熟地黄　白芍与赤芍　北沙参与南沙参　麦冬与天冬　龟甲与鳖甲

7. 治脾肾阳虚、下元不固的要药是哪味药？

8. 治肝肾阴虚的要药是哪味药？

9. 治须发早白、早衰的要药是哪味药？

第二十三章

固涩药

【学习目标】

掌握固涩药的含义、性能特点、功效、适应范围；各类固涩药的性能特点、功效与适应范围；功效相似药物应用的异同点；五味子、乌梅、山茱萸、桑螵蛸、海螵蛸、莲子的功效、应用、用量用法。

熟悉麻黄根、浮小麦、诃子、肉豆蔻、赤石脂、五倍子、罂粟壳、覆盆子的功效、应用、用量用法。

了解石榴皮、芡实、金樱子、椿皮、鸡冠花的功效、应用、用量用法。

凡以收敛固涩为主要功效，用以治疗各种滑脱不禁证的药物，称为固涩药，亦称为收涩药。

固涩药多酸涩，性能收敛，性温或平，主入肺、脾、肾、大肠经。分别具有固表止汗、敛肺止咳、涩肠止泻、固精缩尿止带、收敛止血等作用。主要适用于久病体虚、正气不固、脏腑功能衰退所致的自汗、盗汗、久咳虚喘、久泻、久痢、遗精、滑精、遗尿、尿频、崩带不止等滑脱不禁的病证。

本类药物根据其作用特点，大致上分为固表止汗药、敛肺涩肠药、固精缩尿止带药及其他固涩药四个部分。

固涩药，主要是用其收敛固涩之性敛其耗散，固其滑脱，以治滑脱病证。但滑脱病证的根本原因是正气虚弱，故应用固涩药治疗属于治病之标。为此临床应用本类药，须与相应补益药配伍同用，以标本兼顾。如治气虚自汗、阴虚盗汗者，则分别配伍补气药、补阴药；脾肾阳虚之久泻、久痢者，当配伍温补脾肾药；肾虚遗精、滑精、遗尿、尿频者，当配伍补肾药；冲任不固、崩漏下血者，当配伍补肝肾、固冲任药；肺肾虚损、久咳虚喘者，当配伍补肺益肾纳气药等。总之，应根据具体证候适当配伍，以补涩并举，标本兼治。

固涩药有敛邪之弊，故凡表邪未解，湿热所致之泻痢、带下、血热出血，以及郁热未清者，均当禁用，误用有"闭门留寇"之弊。

第一节　固表止汗药

固表止汗药多入心、肺、胃经，能和行肌表，调节卫分，顾护腠理，而有固表敛汗止汗之功。临床常用于肺脾气虚、卫阳不固、腠理不密、津液外泄的自汗证及肺肾阴虚、阳盛则生内热、热迫津外泄的盗汗证等。使用中当配伍补气固表药及补阴药，以治病求本。但要注意凡实邪所致汗出，应以祛邪为主，非本类药物所宜。

麻黄根

本品为麻黄科植物草麻黄 *Ephedra sinica* Stapf 或中麻黄 *Ephedra intermedia* Schrenk et C.A.Mey. 的干燥根和根茎。主产于内蒙古、辽宁、河北、山西、新疆、甘肃、青海等地。秋季采挖，除去残茎、须根和泥沙，干燥，切段。生用。

【性味归经】甘、涩，平。归心、肺经。

【功效】固表止汗。

【应用】自汗、盗汗。若治气虚自汗，常与黄芪、牡蛎同用，如牡蛎散；治阴虚盗汗，常与熟地黄、当归等同用，如当归六黄汤；治产后虚汗不止，常与当归、黄芪等配伍，如麻黄根散。

此外，本品外用配伍牡蛎共研细末，扑于身上，可治各种虚汗证。

【用量用法】煎服，3～9g。外用适量，研粉撒扑。

【使用注意】有表邪者，忌用。

浮小麦

本品为禾本科植物小麦 *Triticum aestivum* L. 未成熟的颖果。各地均产。收获时，扬起其轻浮干瘪者，或以水淘之，浮起者为佳，晒干。生用，或炒用。

【性味归经】甘，凉。归心经。

【功效】固表止汗，益气，除热。

【应用】

1. 用于自汗，盗汗。临床上不管阴虚、气虚的自汗或者盗汗，均可应用。可单用炒焦研末或米汤调服。若气虚自汗者，可与黄芪、煅牡蛎、麻黄根等同用，如牡蛎散；若阴虚盗汗者，可与五味子、麦冬、地骨皮等药同用。

2. 用于骨蒸劳热。常与玄参、麦冬、生地黄、地骨皮等药同用。

【用量用法】煎服，5～10g。研末服，3～5g。

【使用注意】表邪汗出者忌用。

第二节 敛肺涩肠药

敛肺涩肠药酸涩收敛，主入肺经或大肠经。分别具有敛肺止咳喘和涩肠止泻痢作用。具有敛肺止咳作用者适用于肺虚喘咳、久治不愈和肺肾两虚、摄纳无权的肺肾喘证；具有涩肠止泻痢作用者适用于大肠虚寒不能固摄和脾肾虚寒所致的久泻、久痢。

治久咳虚喘者，配伍补肺益气药或补肾纳气药；治久泻、久痢，若兼脾肾阳虚者，配伍温补脾药；若兼气虚下陷者，配伍补气升提药；若兼脾胃气虚者，配伍补益脾胃药。

本类药酸涩收敛，属敛肺止咳之品，对痰多壅肺所致的咳喘不宜用；属涩肠止泻之品，对泻痢初起、邪气方盛，或伤食腹泻者不宜用。

五味子

本品为木兰科植物五味子 *Schisandra chinensis*（Turcz.）Baill. 的干燥成熟果实。习称"北五味子"，主产于东北。秋季果实成熟时采摘，除去果梗和杂质。生用或经醋、蜜拌蒸晒干用。

【性味归经】酸、甘，温。归肺、心、肾经。

【功效】收敛固涩，益气生津，补肾宁心。

【应用】

1. 用于久咳虚喘。治肺虚久咳，可与罂粟壳同用，如五味子丸；治肺肾两虚喘咳，常与山茱萸、熟地黄、山药等同用，如都气丸；治寒饮咳喘证，常与麻黄、细辛、干姜等同用，如小青龙汤。

2. 用于自汗，盗汗。常与麻黄根、牡蛎等同用。

3. 用于遗精，滑精。治滑精者，可与桑螵蛸、附子、龙骨等同用，如桑螵蛸丸；治梦遗者，常与麦冬、山茱萸、熟地黄、山药等同用，如麦味地黄丸。

4. 用于久泻不止。治脾肾虚寒久泻不止，可与吴茱萸同炒香研末，米汤送服，如五味子散；或与补骨脂、肉豆蔻、吴茱萸同用，如四神丸。

5. 用于津伤口渴，消渴。治热伤气阴、汗多口渴者，常与人参、麦冬同用，如生脉散；治阴虚内热、口渴多饮之消渴证，多与山药、知母、天花粉、黄芪等同用，如玉液汤。

6. 用于心悸，失眠，多梦。治阴血亏损、心神失养，或心肾不交之虚烦心悸、失眠多梦，常与麦冬、丹参、生地黄、酸枣仁等同用，如天王补心丹。

【性能特点】本品味酸收敛，甘温而润，能上敛肺气，下滋肾阴，为治疗久咳虚喘之要药。甘温而涩，入肾，能补肾涩精止遗，为治肾虚精关不固遗精、滑精之常用药。

【用量用法】2～6g，煎服。研末服，1～3g。

【使用注意】凡表邪未解，内有实热，咳嗽初起，麻疹初期，均不宜用。

乌 梅

本品为蔷薇科植物梅 *Prunus mume*（Sieb.）Sieb. et Zucc. 的干燥近成熟果实。主产于浙江、福建、云南等地。夏季果实近成熟时采收，低温烘干后闷至皱皮，色变黑时即成。去核生用或炒炭用。

【性味归经】酸、涩，平。归肝、脾、肺、大肠经。

【功效】敛肺，涩肠，生津，安蛔。

【应用】

1.用于肺虚久咳。适用于肺虚久咳少痰或干咳无痰之证。可与罂粟壳、杏仁等同用。

2.用于久泻，久痢。常与罂粟壳、诃子等同用，如固肠丸。亦可用于湿热泻痢、便脓血者，常与黄连同用，如乌梅丸。

3.用于虚热消渴。可单用煎服，或与天花粉、麦冬、人参等同用。

4.用于蛔厥腹痛，呕吐。适用于蛔虫所致腹痛、呕吐、四肢厥冷的蛔厥病证，常配伍细辛、川椒、黄连、附子等同用。

此外，本品炒炭后，能固冲止漏，可用于崩漏不止、便血等；外敷能消疮毒，可治胬肉外突、头疮等。

【性能特点】本品味酸而涩，其性收敛，入肺经能敛肺气，止咳嗽；入大肠经，能涩肠止泻，治肺虚久咳、久泻、久痢等。本品性平，善能生津液，止烦渴，可治虚热消渴；因其极酸，可安蛔止痛、和胃止呕，为安蛔之良药，可治蛔厥呕吐腹痛。此外，本品炒炭后，涩重于酸，收敛力强，故能固冲止漏。

【用量用法】6～12g，煎服。外用适量，捣烂或炒炭研末外敷。止泻止血宜炒炭用。

【使用注意】外有表邪或内有实热积滞者均不宜服。

诃 子

本品为使君子科植物诃子 *Terminalia chebula* Retz. 或绒毛诃子 *Terminalia chebula* Retz. var. *tomentella* Kurt. 的干燥成熟果实。主产于云南及 广东、广西等地。秋、冬二季果实成熟时采收，除去杂质，晒干。生用或煨用。若用果肉，则去核。

【性味归经】苦、酸、涩，平。归肺、大肠经。

【功效】涩肠止泻，敛肺止咳，降火利咽。

【应用】

1.用于久泻久痢。可单用。若久泻久痢属虚寒者，常与干姜、罂粟壳、陈皮配伍；若泻痢日久、中气下陷之脱肛者，配伍人参、黄芪、升麻等药。

2.用于肺虚久咳，失音。常与人参、五味子等同用；若治痰热郁肺，久咳失音者，常与桔梗、甘草同用；治久咳失音、咽喉肿痛者，常与硼酸、青黛、冰片等蜜丸噙化，如清音丸。

【用量用法】3～10g，煎服。涩肠止泻宜煨用，敛肺清热利咽开音宜生用。

【使用注意】凡外有表邪、内有湿热积滞者忌用。

肉豆蔻

本品为肉豆蔻科植物肉豆蔻 *Myristica fragrans* Houtt. 的干燥种仁。主产于马来西亚、印度尼西亚；我国广东、广西、云南亦有栽培。冬、春两季果实成熟时采收。除去皮壳后，干燥，煨制去油用。

【性味归经】辛，温。归脾、胃、大肠经。

【功效】温中行气，涩肠止泻。

【应用】

1.用于脾胃虚寒、久泻不止。常与肉桂、干姜、党参、白术、诃子等药同用；若治脾肾阳虚、五更泄泻者，可配伍补骨脂、五味子、吴茱萸等，如四神丸。

2.用于脘腹胀痛，食少呕吐。常与木香、干姜、半夏等药同用。

【用量用法】3～10g，煎服。入丸、散服，每次0.5～1g。内服须煨熟去油用。

【使用注意】湿热泻痢者忌用。

赤石脂

本品为硅酸盐类矿物多水高岭石族多水高岭石，主含四水硅酸铝〔$Al_4(Si_4O_{10})$(OH)$_8$·$4H_2O$〕。主产于福建、山东、河南等地。全年均可采挖。拣去杂石。研末水飞或火煅水飞用。

【性味归经】甘、酸、涩，温。归大肠、胃经。

【功效】涩肠，止血，生肌敛疮。

【应用】

1.用于久泻，久痢。治泻痢日久、滑脱不禁、脱肛等，常与禹余粮相须为用；若虚寒下痢、便脓血不止者，常与干姜、粳米同用，如桃花汤。

2.用于崩漏，便血。治崩漏，常与海螵蛸、侧柏叶等同用；治便血、痔疮出血，常与禹余粮、龙骨、地榆等药同用；若配伍鹿角霜、芡实等药，可用于妇女肾虚带脉失约日久而赤白带下者。

3. 用于疮疡久溃。可与龙骨、乳香、没药、血竭等同用，研细末，掺末于疮口。此外，外用亦治湿疮流水、外伤出血等。

【用量用法】9～12g，先煎。外用适量。研细末撒患处或调敷。

【使用注意】湿热积滞泻痢者忌服。孕妇慎用。畏官桂。

五倍子

本品为漆树科植物盐肤木 *Rhus chinensis* Mill.、青麸杨 *Rhus potaninii* Maxim. 或红麸杨 *Rhus punjabensis* Stew. var. *sinica*（Diels）Rehd. ct Wils. 叶上的虫瘿，主要由五倍子蚜 *Melaphis chinensis*（Bell）Baker 寄生而形成。我国大部分地区均有，而以四川为主。秋季采摘，置沸水中略煮或蒸至表面呈灰色，杀死蚜虫，取出，干燥。生用。按外形不同，分为"肚倍"和"角倍"。

【性味归经】酸、涩，寒。归肺、大肠、肾经。

【功效】敛肺降火，涩肠止泻，敛汗，止血，收湿敛疮。

【应用】

1. 用于肺虚久咳、肺热咳嗽。治肺虚久咳，常与五味子、罂粟壳等药同用；治肺热痰嗽，可与瓜蒌、黄芩、贝母等药同用；治热灼肺络咳嗽咯血，常与藕节、白及等药同用。

2. 用于久泻久痢。常与诃子、五味子同用。

3. 用于自汗盗汗。可单用研末，与荞面等份作饼，煨熟食之；或研末水调敷肚脐处。

4. 用于崩漏，便血痔血。治崩漏，可单用，或与棕榈炭、血余炭等同用；治便血、痔血，可与槐花、地榆等同用，或煎汤熏洗患处。

5. 用于湿疮，肿毒。治湿疮流水、溃疡不敛、疮疖肿毒，可单味或配合枯矾研末外敷或煎汤熏洗。

【用量用法】3～6g，煎服。入丸、散服，每次 1～1.5g。外用适量。研末外敷或煎汤熏洗。

【使用注意】湿热泻痢者忌用。

罂粟壳

本品为罂粟科植物罂粟 *Papaver somniferum* L. 的干燥成熟果壳。原产于外国，我国部分地区的药物种植场有少量栽培药用。秋季将成熟果实或已割取浆汁后的成熟果实摘下，破开，除去种子和枝梗，干燥。蜜炙或醋炒用。

【性味归经】酸、涩，平；有毒。归肺、大肠、肾经。

【功效】敛肺，涩肠，止痛。

【应用】

1. 用于肺虚久咳。可单用蜜炙研末冲服，或配伍乌梅肉，如小百劳散。

2. 用于久泻，久痢。治脾虚久泻不止者，常与诃子、陈皮、砂仁等同用，如罂粟散；治脾虚中寒久痢不止者，常与肉豆蔻等同用。

3. 用于脘腹疼痛。可用治上述诸痛较剧者。单用有效或配入复方使用。

【用量用法】3～6g，煎服。止咳蜜炙用，止血止痛醋炒用。

【使用注意】本品过量或持续服用易成瘾。咳嗽或泻痢初起邪实者忌用。

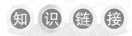

　　五味子具有兴奋神经系统中枢、呼吸系统作用、降低血压、保肝利胆、降低血清转氨酶、提高免疫、抗氧化、抗衰老等药理作用。同时，对金色葡萄球菌、肺炎杆菌、肠道沙门菌、绿脓杆菌等均有抑制作用。

第三节　固精缩尿止带药

固精缩尿止带药酸涩收敛，主入肾、膀胱经。具有固精、缩尿、止带等作用。某些药物兼有补肾之功。适用于肾虚不固，膀胱失约所致的遗精、滑精、遗尿、尿频及带下等证。临床使用中常与补肾药配伍同用，以标本兼治。

本类药酸涩收敛，对外邪内侵，湿热下注所致的遗精、尿频等不宜用。

山茱萸

本品为山茱萸科植物山茱萸 *Cornus officinalis* Sieb.et Zucc. 的干燥成熟果肉。主产于浙江、安徽、河南、陕西、山西等地。秋末冬初果皮变红时采收果实。用文火烘焙或置沸水中略烫，及时挤出果核。晒干或烘干用。

【性味归经】酸、涩，微温。归肝、肾经。

【功效】补益肝肾，收涩固脱。

【应用】

1. 用于腰膝酸软，头晕耳鸣，阳痿。治肝肾阴虚、头晕目眩、腰酸耳鸣者，常与熟地黄、山药等配伍，如六味地黄丸；治命门火衰、腰膝冷痛、小便不利者，常与肉桂、附子等同用，如肾气丸；治肾阳虚阳痿者，多与鹿茸、补骨脂、巴戟天、淫羊藿等配伍，以补肾助阳。

2.用于遗精滑精，遗尿尿频。治肾虚精关不固之遗精、滑精者，常与熟地黄、山药等同用，如六味地黄丸、肾气丸；治肾虚膀胱失约之遗尿、尿频者，常与覆盆子、金樱子、沙苑子、桑螵蛸等药同用。

3.用于崩漏，月经过多。常与熟地黄、白芍、当归等同用，如加味四物汤。

4.用于大汗不止，体虚欲脱。常与人参、附子、龙骨等同用。

此外，本品亦治消渴证，多与生地黄、天花粉等同用。

【性能特点】本品味酸质润，其性温而不燥，补而不峻，既能补肾益精，又能固精缩尿，收敛止汗，还可助阳，补益之中又具封藏之功，为平补阴阳、固精止遗、防止元气虚脱之要药。

【用量用法】6～12g，煎服。

【使用注意】素有湿热而致小便淋涩者，不宜应用。

覆盆子

本品为蔷薇科植物华东覆盆子 *Rubus chingii* Hu 的干燥果实。主产于浙江、福建等地。夏初果实由绿变绿黄时采收，除去梗、叶，置沸水中略烫或略蒸，取出，干燥。生用。

【性味归经】甘、酸，微温。归肝、肾、膀胱经。

【功效】益肾固精缩尿，养肝明目。

【应用】

1.用于遗精滑精、遗尿尿频、阳痿早泄。治肾虚遗精、滑精、阳痿、不孕者，常与枸杞子、菟丝子、五味子等同用，如五子衍宗丸；治肾虚遗尿、尿频者，常与桑螵蛸、益智仁、补骨脂等药同用。

2.用于肝肾不足，目暗昏花。可单用久服，或与枸杞子、桑椹子、菟丝子等药同用。

【用量用法】6～12g，煎服。

桑螵蛸

本品为螳螂科昆虫大刀螂 *Tenodera sinensis* Saussure、小刀螂 *Statilia maculata*（Thunberg）或巨斧螳螂 *Hierodula patellifera*（Serville）的干燥卵鞘。以上三种分别习称"团螵蛸""长螵蛸"及"黑螵蛸"。全国大部分地区均产。深秋至次春收集，除去杂质。置沸水浸杀其卵，或蒸透晒干用。

【性味归经】甘、咸，平。归肝、肾经。

【功效】固精缩尿，补肾助阳。

【应用】

1. 用于遗精滑精，遗尿尿频，白浊。治肾虚遗精、滑精，常与龙骨、五味子、制附子等同用；治小儿遗尿，可单用为末，米汤送服；治心神恍惚，小便频数，遗尿，白浊，可与远志、龙骨、石菖蒲等配伍。

2. 用于阳痿。常与鹿茸、肉苁蓉、菟丝子等药同用。

【性能特点】本品甘能补益，咸以入肾，性收敛。能补肾气，固精关，缩小便，为治疗肾虚不固之遗精滑精、遗尿尿频、白浊之良药。同时有助阳之功，可用于肾虚阳痿。

【用量用法】5～10g，煎服。

【使用注意】本品助阳固涩，故阴虚多火、膀胱有热而小便频数者忌用。

海螵蛸

本品为乌贼科动物无针乌贼 *Sepiella maindroni* de Rochebrune 或金乌贼 *Sepia esculenta* Hoyle 的干燥内壳。主产于辽宁、江苏、浙江沿海等省。收集其骨状内壳洗净，干燥。生用。

【性味归经】咸、涩，温。归脾、肾经。

【功效】收敛止血，涩精止带，制酸止痛，收湿敛疮。

【应用】

1. 用于吐血衄血、崩漏便血及外伤出血。治崩漏，常与茜草、棕榈炭、五倍子等同用；治吐血、便血者，常与白及等份为末服；治外伤出血，可单用研末外敷。

2. 用于遗精滑精，赤白带下。治肾失固藏之遗精、滑精，常与山茱萸、菟丝子、沙苑子等药同用；治肾虚带脉不固之赤白带下，则配伍白芷、血余炭同用。

3. 用于胃痛吞酸。常与延胡索、白及、贝母、瓦楞子等药同用。

4. 用于湿疮湿疹、溃疡不敛。治湿疮、湿疹，配黄柏、青黛、煅石膏等药研末外敷；治溃疡多脓、久不愈合者，可单用研末外敷，或配煅石膏、枯矾、冰片等药共研细末，撒敷患处。

【性能特点】本品味涩，有收敛止血、固精止带之功。又因其味咸，能制酸止痛，为治疗胃脘疼痛、胃酸过多之佳品。此外，外用能收湿敛疮。

【用量用法】5～10g，煎服。外用适量，研末敷患处。

莲　子

本品为睡莲科植物莲 *Nelumbo nucifera* Gaertn. 的成熟种子。主产于湖南、福建、江苏、浙江及南方各地池沼湖塘中。秋季果实成熟时采割莲房，取出果实，除去果皮，晒干。生用。

【性味归经】甘、涩，平。归脾、肾、心经。

【功效】补脾止泻，止带，益肾涩精，养心安神。

【应用】

1.用于脾虚泄泻。常与党参、茯苓、白术等同用，如参苓白术散。

2.用于带下。治脾虚带下者，常与茯苓、白术等药同用；治脾肾两虚、带下清稀、腰膝酸软者，可与山茱萸、山药、芡实等同用。

3.用于遗精，滑精。常与芡实、龙骨等同用，如金锁固精丸。

4.用于心悸，失眠。常与酸枣仁、茯神、远志等同用。

【性能特点】本品甘可补脾益肾，涩能止泻止带，既可补益脾肾，又能涩肠止泻止带，益肾涩精，补涩兼施，为治疗虚久泻、食欲不振、脾虚肾虚带下、遗精滑精之常用之品。还可入心肾，能养心血，益肾气，交通心肾而有安神之功。

【用量用法】6～15g，煎服。去心打碎用。

知 识 链 接

山茱萸具有明显的免疫调节、抗氧化、抗衰老、抗菌、抗肿瘤、降血糖、抗心律失常、保肝等多种药理作用。

附：其他固涩药（表23-1）

表23-1 其他固涩药

	药名	性味归经	功效及应用	用量用法
敛肺涩肠	石榴皮	酸、涩，温 归大肠经	涩肠止泻，止血，驱虫 用于久泻，久痢，便血，脱肛，崩漏，带下，虫积腹痛	3～9g，煎服
固精缩尿止带	芡实	甘、涩，平 归脾、肾经	益肾固精，补脾止泻，除湿止带 用于遗精滑精，遗尿尿频，脾虚久泻，白浊，带下	9～15g，煎服
	金樱子	酸、甘、涩，平 归肾、膀胱、大肠经	固精缩尿，固崩止带，涩肠止泻 用于遗精滑精，遗尿尿频，崩漏带下，久泻久痢	5～12g，煎服
	椿皮	苦、涩，寒 归大肠、胃、肝经	清热燥湿，收涩止带，止泻，止血 用于赤白带下，湿热泻痢，久泻久痢，便血，崩漏	6～9g，煎服
	鸡冠花	甘、涩，凉 归肝、大肠经	收涩止血，止带，止痢 用于吐血，崩漏，便血，痔血，赤白带下，久痢不止	6～12g，煎服

考纲摘要

1. 固涩药的含义、功效、适应范围与使用注意事项。

2. 各类固涩药的性能特点、功效与适应范围。

3. 固表止汗药：麻黄根、浮小麦的功效、应用、用法用量。

4. 敛肺涩肠药：五味子、乌梅、五倍子、罂粟壳的功效、应用、用法用量。

5. 固精缩尿止带药：山茱萸、覆盆子、桑螵蛸、海螵蛸、莲子的功效、应用、用法用量。

复习思考

1. 试述固涩药的功效、适应范围及使用注意。

2. 固涩药分为哪几类？各适用于何种病证？

3. 鉴别五味子与乌梅功用的异同点。

4. 叙述山茱萸、五倍子的功效及主治病证。

第二十四章

其他类中药

【学习目标】

掌握其他类中药的使用注意。

熟悉常山、瓜蒂、胆矾、雄黄、硫黄、白矾、蛇床子、木鳖子、蟾酥、土荆皮、藜芦、猫爪草、蜂房、大蒜、升药、砒石、轻粉、铅丹、炉甘石、硼砂的功效、应用、用量用法及使用注意。

本章收载的药物多以外用为主，且大多具有不同程度的毒性，有的颇为强烈，在使用时，尤其是内服时，应持慎重态度。外用涂敷面积不宜过大，尤其在头面部、五官、前后阴等部位。内服则多制成丸、散剂服，以取其缓缓吸收。同时应严格控制剂量，不宜过量或持续使用，以免蓄积中毒，并应严格依法炮制及制剂，以减轻毒性，确保用药安全。孕妇应慎用或禁用。

使用本章药物亦需要辩证选择使用，并配伍相应的药物，以增强疗效。

常　山

本品为虎耳草科植物常山 *Dichroa febrifuga* Lour. 的干燥根。主产于四川、贵州、湖南、湖北等地。秋季采收，除去须根，洗净，晒干生用，或酒炙，或醋炙后用。

【性味归经】苦、辛，寒；有毒。归肺、肝、心经。

【功效】涌吐痰涎，截疟。

【应用】

1.用于胸中痰饮、胸膈痞塞。常与甘草同用，水煎和蜜温服。然此法今已少用。

2.用于疟疾。古方常单用本品浸酒或煎服治疟，亦可配伍使用。若治疟疾寒热，或二三日一发者，可与厚朴、草豆蔻、肉豆蔻、槟榔等同用，如常山饮。

【用量用法】5～9g，煎服。入丸、散酌减。涌吐可生用，截疟宜酒制用。治疟宜在病发作前半天或2小时服用，并配伍陈皮、半夏等减轻其致吐的副作用。

【使用注意】本品有催吐作用，用量不宜过大；孕妇慎用。

瓜 蒂

本品为葫芦科植物甜瓜 *Cucumis melo* L. 的果蒂。全国各地均产。夏季果熟时切取果蒂。阴干，生用或炒黄用。

【性味归经】苦，寒；有毒。归胃经。

【功效】涌吐痰食，祛湿退黄。

【应用】

1. 用于风痰、宿食停滞及食物中毒诸证。单用本品，或与赤小豆为散，用香豉煎汁和服，如瓜蒂散。

2. 用于湿热黄疸。多单用本品研末吹鼻。

【用量用法】2.5～5g，煎服。入丸、散服，每次0.3～1g。外用适量；研末吹鼻，待鼻中流出黄水即可停药。

【使用注意】本品有毒，体虚、吐血、咯血、胃弱、孕妇及上部无实邪者忌用。

胆 矾

本品为天然的硫酸盐类矿物胆矾 Chalcanthite 的晶体，或为人工制成的含水硫酸铜（$CuSO_4 \cdot 5H_2O$）。主产于云南、山西、江西、广东、陕西、甘肃等地。全年均可采收。研末或煅后研末用。

【性味归经】酸、涩、辛，寒；有毒。归肝、胆经。

【功效】涌吐痰涎，解毒收湿，祛腐蚀疮。

【应用】

1. 用于喉痹，癫痫，误食毒物。治喉痹，喉间痰壅闭塞，可与白僵蚕共为末，吹喉，使之痰涎吐而喉痹开，如二圣散；治风痰癫痫，可单用本品研末，温醋调下，服后吐出涎便醒；若误食毒物，可单用本品取吐，以排出胃中毒物。

2. 用于风眼赤烂，口疮，牙疳。本品煅研外用，泡汤洗眼，治风眼赤烂；以之与蟾皮共研末，外敷患处，治口疮；以本品研末，加麝香少许和匀，外敷，治牙疳。

3. 用于胬肉，疮疡。本品煅研外敷，治胬肉疼痛；与雀屎同用，研末点疮，治肿毒不溃。

【用量用法】0.3～0.6g，温水化服。外用适量，研末撒或调敷，或以水溶化后外洗。

【使用注意】本品有毒，且能催吐，体虚及孕妇不宜用。

雄　黄

本品为硫化物类矿物雄黄族雄黄，主含二硫化二砷（As_2S_2）。主产于广东、湖南、湖北、贵州、四川等地。随时可采，采挖后除去杂质。研成细粉或水飞，生用。切忌火煅。

【性味归经】辛，温；有毒。归肝、大肠经。

【功效】解毒杀虫，燥湿祛痰，截疟。

【应用】

1.用于痈肿疔疮，湿疹疥癣，蛇虫咬伤。可单用，且较多外用，为末涂之；或配伍乳香、没药、麝香为丸，陈酒送服。

2.用于疟疾。单用或与杏仁、巴豆等同用，但今已少用。

【用量用法】0.05～0.1g，入丸、散用。外用适量，研末敷，香油调搽或烟熏。

【使用注意】内服宜慎，不可久服。外用不宜大面积涂擦及长期持续使用。孕妇禁用。切忌火煅。

硫　黄

本品为自然元素类矿物硫族自然硫。主产于山西、山东、陕西、河南等地。采挖后加热熔化，除去杂质，或用含硫矿物经加工制得。生硫黄只作外用，内服常与豆腐同煮后阴干用。

【性味归经】酸，温；有毒。归肾、大肠经。

【功效】外用解毒杀虫疗疮；内服补火助阳通便。

【应用】

1.外用治疥癣，秃疮，湿疹，阴疽恶疮。单取硫黄为末，麻油调涂用；或配伍风化石灰、铅丹、腻粉研末，猪油调涂治疥疮。若与轻粉、斑蝥、冰片为末，同香油、面粉为膏，涂敷患处，可治顽癣瘙痒。若治疮疽，则可与荞麦面、白面为末贴敷患处。

2.内服治阳痿，虚喘冷哮，虚寒便秘。单用或与鹿茸、补骨脂、蛇床子等同用。

【用量用法】外用适量，研末敷或加油调敷患处。内服1.5～3g，炮制后入丸、散服。

【使用注意】孕妇慎用。不宜与芒硝、玄明粉同用。

白　矾

本品为硫酸盐类矿物明矾石经加工提炼制成，主含含水硫酸铝钾 $[KAl(SO_4)_2 \cdot 12H_2O]$。主产于安徽、浙江、山西、湖北等地。全年均可采挖。将采得的明矾石用水溶解，滤过，滤液加热浓缩，放冷后所得结晶即为白矾。生用或煅用。煅后称枯矾。

【性味归经】酸、涩，寒。归肺、脾、肝、大肠经。

【功效】外用解毒杀虫，燥湿止痒；内服止血止泻，祛除风痰。

【应用】

1.外用：湿疹瘙痒，疮疡疥癣。单用白矾或配伍硫黄、乳香等治疗口疮、聤耳、鼻息肉、酒齄鼻。

2.内服：①便血、吐衄、崩漏。治衄血不止，以枯矾研末吹鼻；治崩漏，配五倍子、地榆同用；治金疮出血，用生矾、煅矾配松香研末，外敷伤处。②久泻久痢。与煨诃子肉为散，粥饮调下。③痰厥癫狂痫证。配郁金为末，薄荷糊丸服。④湿热黄疸。可与硝石配伍。

【用量用法】外用适量，研末撒布、调敷或化水洗患处。内服 0.6～1.5g，入丸、散服。

【使用注意】体虚胃弱及无湿热痰火者忌服。

蛇床子

本品为伞形科植物蛇床 *Cnidium monnieri*（L.）Cuss. 的干燥成熟果实。全国各地均产，以河北、山东、浙江、江苏、四川等地产量较大。均为野生，夏、秋二季果实成熟时采收，除去杂质，晒干。生用。

【性味归经】辛、苦，温；有小毒。归肾经。

【功效】燥湿祛风，杀虫止痒，温肾壮阳。

【应用】

1.用于阴部湿痒，湿疹，疥癣。常与苦参、黄柏、白矾等配伍，且较多外用。

2.用于寒湿带下，湿痹腰痛。常与山药、杜仲、牛膝等同用。

3.用于肾虚阳痿，宫冷不孕。常配伍当归、枸杞、淫羊藿、肉苁蓉等。

【用量用法】3～10g，煎服。外用适量，多煎汤熏洗或研末调敷。

【使用注意】阴虚火旺或下焦有湿热者不宜内服。

木鳖子

本品为葫芦科植物木鳖 *Momordica cochinchinensis*（Lour.）Spreng. 的干燥成熟种子。主产于湖北、广西、四川等地。多为野生，也有栽培。冬季采收成熟果实，剖开，晒至半干，取出种子，干燥。用时去壳取仁，捣碎，或制霜用。

【性味归经】苦、微甘，凉；有毒。归肝、脾、胃经。

【功效】散结消肿，攻毒疗疮。

【应用】用于疮疡肿毒，瘰疬，乳痈，痔疮肿痛，干癣，秃疮。可单用本品，则以醋磨汁外涂或研末醋调敷于患处。治痈肿诸毒，可与草乌、半夏等炒焦研细，水调外敷；治痔疮肿痛，则配伍荆芥、朴硝等份煎汤，熏洗；治疗瘰痰核，可以本品研碎入鸡蛋内蒸熟食之；若治跌打损伤、瘀肿疼痛，可配肉桂、丁香等研末，生姜汁煮米粥调糊外敷。

【用量用法】0.9～1.2g，多入丸、散用。外用适量，研末，用油或醋调涂患处。

【使用注意】孕妇及体虚者忌服。

蟾 酥

本品为蟾蜍科动物中华大蟾蜍 *Bufo bufo gargarizans* Cantor 或黑眶蟾蜍 *Bufo melaostictus* Schneider 的耳后腺及皮肤腺分泌的白色浆液，经加工干燥而成。主产于河北、山东、四川、湖南、江苏、浙江等地。多为野生品种。夏、秋二季捕捉蟾蜍，洗净体表，挤取耳后腺及皮肤腺的浆液，盛于瓷器内（忌与铁器接触），晒干贮存。用时以碎块置酒或鲜牛奶中溶化，然后风干或晒干。

【性味归经】辛，温；有毒。归心经。

【功效】解毒，止痛，开窍醒神。

【应用】

1. 用于痈疽疔疮，瘰疬，咽喉肿痛，牙痛。治痈疽及恶疮，常配伍麝香、朱砂等，用葱白汤送服取汗；治咽喉肿痛及痈疖，与牛黄、冰片等配用；治牙痛，单用本品研细少许点患处；本品亦用于五官科手术的黏膜麻醉，配川乌、生天南星、生半夏为末，烧酒调敷患处。

2. 用于痧胀腹痛，神昏吐泻。常与麝香、丁香、雄黄等药配伍，用时研末吹入鼻中取嚏收效。

【用量用法】0.015～0.03g，多入丸、散用。外用适量。

【使用注意】本品有毒，内服慎勿过量。外用不可入目。孕妇慎用。

土荆皮

本品为松科植物金钱松 *Pseudolarix amabilis*（Nelson）Rehd. 的干燥根皮或近根树皮。主产于江苏、浙江、安徽、江西等地。多为栽培。于立夏前后剥取，除去杂质，晒干。生用。

【性味归经】辛，温；有毒。归肺、脾经。

【功效】杀虫，疗癣，止痒。

【应用】

1. 用于体癣、手足癣、头癣等多种癣病。可单用浸酒涂擦或研末加醋调敷。

2. 用于湿疹，皮炎，皮肤瘙痒。可单用浸酒外擦，或配大黄、苦参、黄柏等同用。

【用量用法】外用适量，酒或醋浸涂擦，或研末调涂患处。

【使用注意】只供外用，不可内服。

藜 芦

本品为百合科植物藜芦 *Veratrum nigrum* L. 的干燥根及根茎。主产于东北、华北及陕西、甘肃、山东、河南、湖北、四川、贵州等地。5～6月未抽花葶前采挖，除去叶，切段，晒干或烘干。

【性味归经】辛、苦，寒；有毒。归肺、胃、肝经。

【功效】涌吐风痰，杀虫疗癣。

【应用】

1. 用于中风，癫痫，喉痹。可单用或与郁金同用。

2. 用于疥癣秃疮。研末，凉水调涂患处；或以腊月猪膏涂擦。

【用量用法】0.3～0.6g，内服：入丸、散。外用：适量，研末，油或水调涂。

【使用注意】体虚气弱者及孕妇禁服。反细辛、芍药、人参、沙参、丹参、玄参、苦参。服之吐不止，可饮葱汤解。

猫爪草

本品为毛茛科植物小毛茛 *Ranunculus ternatus* Thunb. 的干燥块根。分布于广西、台湾、江苏、河南等地。春季采挖，除去须根和泥沙，晒干。

【性味归经】甘、辛，温。归肝、肺经。

【功效】化痰散结，解毒消肿。

【应用】

1. 用于瘰疬痰核。

2. 用于疔疮肿毒，蛇虫咬伤。

【用量用法】15～30g，煎服，或入丸、散。单味药可用至120g。外用适量，研末调敷。

【使用注意】外用刺激皮肤黏膜，引赤发泡，外敷时间不宜过长，皮肤过敏者慎用。

蜂 房

本品为胡蜂科昆虫果马蜂 *Polistes olivaceous*（DeGeer）、日本长脚胡蜂 *Polistes japonicus* Saussure 或异腹胡蜂 *Parapolybia varia* Fabricius 的巢。全国均有，南方较多，均为野生。全年可采，但常以秋、冬二季采收。晒干或蒸，除去死蜂死蛹，晒干，剪块生用或炒用。又名露蜂房。

【性味归经】甘，平。归胃经。

【功效】攻毒杀虫，祛风止痛。

【应用】

1. 用于疮疡肿毒，乳痈，瘰疬，顽癣瘙痒。常与解毒消肿生肌药配伍应用。

2. 用于风湿痹痛，牙痛，风疹瘙痒。

【用量用法】3～5g，煎服，或入丸、散。外用适量，研末用油调敷或煎水漱口，或熏洗患处。

大 蒜

本品为百合科植物大蒜 *Allium sativum* L. 的鳞茎。全国各地均有栽培。夏季叶枯时采挖，除去须根和泥沙，通风晾晒至外皮干燥。生用。

【性味归经】辛，温。归脾、胃、肺经。

【功效】解毒消肿，杀虫，止痢。

【应用】

1. 用于痈肿疔毒，疥癣。治疮疖初发可用独头蒜切片贴肿处。民间亦常用大蒜切片外擦或捣烂外敷，治疗皮肤或头癣瘙痒。

2. 用于痢疾，泄泻，肺痨，顿咳。可单独或配伍入复方中用。如验方以大蒜煮粥送服白及粉治肺痨咯血。治泻痢，或单用或以 10% 大蒜浸液保留灌肠。大蒜还可防治流感、流脑、乙脑等流行性传染病。

此外，大蒜还能健脾温胃而用治脘腹冷痛、食欲减退或饮食不消。

【用量用法】9～15g，煎服，或生食，或制成糖浆服。外用适量，捣敷，切片擦或隔蒜灸。

【使用注意】外服可引起皮肤发红、灼热甚至起泡，故不可敷之过久。阴虚火旺及有目、舌、喉、口齿诸疾不宜服用。孕妇忌灌肠用。

升 药

本品由水银、火硝、白矾各等份混合升华制成。红色者称红升，黄色者称黄升。各地均产，以河北、湖北、湖南、江苏等地产量较大。研细末入药，陈久者良。又名红粉、三仙丹、红升丹、黄升丹。

【性味归经】辛，热；有大毒。归肺、脾经。

【功效】拔毒，去腐。

【应用】痈疽溃后，脓出不畅，或腐肉不去，新肉难生。常与收湿敛疮的煅石膏同用，可随病情不同，调整二药的用量比例，如升药与煅石膏的用量比为 1∶9 者称九一丹，拔毒力较轻而收湿生肌力较强，2∶8 者称八二丹，3∶7 者称七三丹，1∶1 者称五五丹，9∶1

者称九转丹，则拔毒提脓之力逐步增强。

此外，升药也可用治湿疮、黄水疮、顽癣及梅毒等。

【用量用法】外用适量。本品只供外用，不能内服。且不用纯品，而多配煅石膏外用。用时，研极细粉末，干掺或调敷，或以药捻沾药粉使用。

【使用注意】本品有大毒，外用亦不可过量或持续使用。外疡腐肉已去或脓水已尽者，不宜用。

砒 石

本品为矿物砷华 Arsenolite 的矿石，或毒砂（硫砷铁矿）、雄黄等含砷矿物的加工品。主产于江西、湖南、广东、贵州等地。药材分白砒与红砒，二者三氧化二砷（As_2O_3）的含量均在 96% 以上，但前者更纯，后者尚含少量硫化砷等红色矿物质。药用以红砒为主。砒石升华的精制品即砒霜。

【性味归经】辛，大热；有大毒。归肺、肝经。

【功效】外用攻毒杀虫，蚀疮去腐；内服劫痰平喘，截疟。

【应用】

1.用于腐肉不脱之恶疮，瘰疬，顽癣，牙疳，痔疮。虽可单用贴敷，因易中毒且引起剧烈疼痛，故多配其他药物以轻其剂，缓其毒。

2.用于寒痰哮喘。可配淡豆豉为丸服。

此外，古方还用治疟疾，现已少用。

【用量用法】外用适量，研末撒敷，宜作复方散剂或入膏药、药捻用。内服一次0.002～0.004g，入丸、散服。

【使用注意】本品剧毒，内服宜慎；外用亦应注意，以防局部吸收中毒。孕妇忌服。不可作酒剂服。忌火煅。

轻 粉

本品为水银、白矾（或胆矾）、食盐等用升华法制成的氯化亚汞（Hg_2Cl_2）结晶性粉末。主产于湖北、湖南、山西、陕西、贵州等地。避光保存，研细末用。又名汞粉、水银粉、腻粉。

【性味归经】辛，寒；有毒。归大肠、小肠经。

【功效】外用杀虫，攻毒，敛疮；内服祛痰消积，逐水通便。

【应用】

1.外用治疮疡溃烂，疥癣瘙痒，湿疹，酒齄鼻，梅毒下疳。如配大黄、硫黄加凉水调涂，治酒齄鼻、痤疮。

2. 用于内服治水肿胀满，二便不利。常配伍大黄、甘遂、大戟等同用，治水肿便秘实证，如舟车丸。

【用量用法】外用适量，研末调涂或干掺，制膏外贴。内服每次 0.1 ～ 0.2g，一日 1 ～ 2 次，多入丸剂或装胶囊服，服后漱口。

【使用注意】本品有毒（可致汞中毒），内服宜慎，且服后应漱口。体虚及孕妇忌服。

铅 丹

本品为纯铅加工制成的铅的氧化物（Pb_3O_4）。主产于河南、广东、福建、云南等地。生用或炒用。又名广丹、黄丹。

【性味归经】辛，微寒；有毒。归心、肝经。

【功效】拔毒生肌，杀虫止痒。

【应用】外用治疮疡溃烂，湿疹瘙痒，疥癣，狐臭，酒齇鼻。配煅石膏、轻粉、冰片研细末，外掺疮上治痈疽溃后不敛。铅丹又为制备外用膏药的原料，常与植物油及相关解毒、活血、生肌药熬制成外贴膏药应用。

此外，本品内服可治惊痫癫狂，疟疾。因其有毒，现已很少应用。

【用量用法】外用适量，研末撒布或熬膏贴敷。内服每次 0.3 ～ 0.6g，入丸、散服。

【使用注意】本品有毒，用之不当可引起铅中毒，宜慎用；不可持续使用，以防蓄积中毒。

炉甘石

本品为碳酸盐类矿物方解石族菱锌矿，主含碳酸锌（$ZnCO_3$）。主产于广西、湖南、四川、云南等地。全年可采挖，采挖后，除去泥土杂石，洗净，晒干。有火煅、醋淬及火煅后用三黄汤（黄连、黄柏、大黄）淬等制法。水飞用。

【性味归经】甘，平。归肝、脾经。

【功效】解毒明目退翳，收湿止痒敛疮。

【应用】

1. 用于目赤翳障。本品为眼科外用常用药。与玄明粉各等份为末点眼，治目赤暴肿；若与海螵蛸、冰片为细末点眼，可治风眼流泪，如止泪散。

2. 用于溃疡不敛，湿疮，湿疹，眼睑溃烂。常配煅石膏、龙骨、青黛、黄连等同用。

【用量用法】外用适量，研末撒布或调敷。水飞点眼、吹喉。一般不内服。

【使用注意】宜炮制后用。

硼 砂

本品为天然矿物硼砂的矿石，经提炼精制而成的结晶体。主产于青海、西藏等地。一般 8 ～ 11 月间采挖。除去杂质，捣碎，生用或煅用。又名月石、蓬砂。

【性味归经】甘，咸，凉。归肺、胃经。

【功效】外用清热解毒，内服清肺化痰。

【应用】

1.用于咽喉肿痛，口舌生疮，目赤翳障。本品为喉科及眼科常用药且较多外用。若配伍冰片、玄明粉、朱砂同用，可治咽喉、口齿肿痛，如冰硼散；若配冰片、炉甘石、玄明粉共为细末点眼，可治火眼及翳障胬肉，如白龙丹；若配冰片、珍珠、炉甘石、熊胆为细末点眼，治火眼及目翳，如八宝眼药。

2.痰热咳嗽。本品较宜于痰热咳嗽并有咽喉肿痛者，可与沙参、玄参、贝母、瓜蒌、黄芩等同用。

【用量用法】外用适量，研极细末干撒或调敷患处；或化水含漱。内服，1.5 ～ 3g，入丸、散用。

【使用注意】本品以外用为主，内服宜慎。

考纲摘要

常山、瓜蒂、胆矾、雄黄、硫黄、白矾、蛇床子、木鳖子、蟾酥、土荆皮、藜芦、猫爪草、蜂房、大蒜、升药、砒石、轻粉、铅丹、炉甘石、硼砂的功效、用法用量与使用注意。

复习思考

1.简述砒石、铅丹、轻粉的功效、适应范围。

2.简述蟾酥、升药、白矾的使用方法及注意事项。

3.比较硫黄与蛇床子在功效、应用上的异同点。

4.比较炉甘石与硼砂在功效、应用上的异同点。

中药名拼音索引

A

矮地茶·····179
艾叶·····144
安息香·····204

B

巴豆·····84
巴戟天·····221
白扁豆·····234
白矾·····250
白附子·····166
白果·····177
白花蛇舌草·····64
白及·····143
白蔹·····65
白茅根·····141
白前·····167
白芍·····224
白术·····211
白头翁·····63
白薇·····71
白鲜皮·····53

白芷·····33
百部·····174
百合·····228
柏子仁·····185
败酱草·····62
斑蝥·····161
板蓝根·····56
半边莲·····64
半夏·····164
北豆根·····74
北刘寄奴·····161
北沙参·····227
荜茇·····119
荜澄茄·····119
萹蓄·····108
鳖甲·····232
槟榔·····135
冰片·····202
薄荷·····36
补骨脂·····218

C

苍耳子·····34

苍术	99	大黄	77
草豆蔻	102	大蓟	139
草果	101	大青叶	56
草乌	96	大蒜	254
侧柏叶	140	大血藤	61
柴胡	39	大枣	213
蝉蜕	37	丹参	152
蟾酥	252	胆矾	249
常山	248	淡豆豉	41
车前草	107	淡竹叶	48
车前子	106	当归	222
沉香	124	党参	209
陈皮	122	灯心草	112
赤芍	69	地肤子	112
赤石脂	241	地骨皮	72
臭梧桐	96	地黄	66
楮实子	235	地龙	198
川贝母	168	地榆	139
川楝子	125	丁香	117
川木通	112	冬虫夏草	221
川牛膝	161	豆蔻	101
川乌	89	独活	88
川芎	148	杜仲	217
穿山甲	161		
穿山龙	96		
穿心莲	55		
垂盆草	111		
椿皮	246		
磁石	182		
刺五加	234		

E

		阿胶	223
		莪术	159
		儿茶	161

D

F

大腹皮	126	番泻叶	80
		防风	31
		防己	91

榧子 ……………………………137
粉萆薢 …………………………112
蜂房 ……………………………253
蜂蜜 ……………………………234
佛手 ……………………………126
茯苓 ……………………………104
浮萍 ……………………………41
浮小麦 …………………………238
附子 ……………………………114
覆盆子 …………………………244

G

干姜 ……………………………115
干漆 ……………………………161
甘草 ……………………………212
甘松 ……………………………128
甘遂 ……………………………82
高良姜 …………………………119
藁本 ……………………………34
葛根 ……………………………39
蛤蚧 ……………………………216
蛤壳 ……………………………179
钩藤 ……………………………195
狗脊 ……………………………95
枸杞子 …………………………231
谷精草 …………………………73
谷芽 ……………………………131
骨碎补 …………………………158
瓜蒂 ……………………………249
瓜蒌 ……………………………169
瓜蒌皮 …………………………170
瓜蒌子 …………………………170
广藿香 …………………………98

广金钱草 ………………………112
龟甲 ……………………………233
桂枝 ……………………………29

H

哈蟆油 …………………………234
海风藤 …………………………96
海浮石 …………………………179
海金沙 …………………………109
海龙 ……………………………234
海马 ……………………………234
海螵蛸 …………………………245
海藻 ……………………………172
诃子 ……………………………240
合欢花 …………………………187
合欢皮 …………………………187
何首乌 …………………………225
核桃仁 …………………………234
鹤虱 ……………………………136
黑芝麻 …………………………235
红大戟 …………………………85
红豆蔻 …………………………102
红花 ……………………………152
红景天 …………………………234
厚朴 ……………………………100
胡黄连 …………………………72
胡椒 ……………………………119
胡芦巴 …………………………234
槲寄生 …………………………97
虎杖 ……………………………111
琥珀 ……………………………184
花椒 ……………………………118
滑石 ……………………………107

化橘红 ············· 128
槐花 ············· 140
槐角 ············· 140
黄柏 ············· 51
黄精 ············· 230
黄连 ············· 50
黄芪 ············· 210
黄芩 ············· 50
黄药子 ············· 179
火麻仁 ············· 80

菊花 ············· 38
橘核 ············· 122
瞿麦 ············· 108
决明子 ············· 48

K

苦参 ············· 53
苦楝皮 ············· 136
苦杏仁 ············· 173
款冬花 ············· 175
昆布 ············· 179

J

鸡冠花 ············· 246
鸡内金 ············· 131
鸡血藤 ············· 155
蒺藜 ············· 192
姜黄 ············· 150
僵蚕 ············· 199
降香 ············· 145
绞股蓝 ············· 234
芥子 ············· 166
金果榄 ············· 74
金钱白花蛇 ············· 96
金钱草 ············· 110
金荞麦 ············· 74
金银花 ············· 54
金樱子 ············· 246
锦灯笼 ············· 74
京大戟 ············· 83
荆芥 ············· 31
荆芥穗 ············· 31
韭菜子 ············· 234
桔梗 ············· 171

L

莱菔子 ············· 132
老鹳草 ············· 96
雷公藤 ············· 93
雷丸 ············· 136
藜芦 ············· 253
荔枝核 ············· 128
连钱草 ············· 112
连翘 ············· 55
莲子 ············· 245
莲子心 ············· 49
灵芝 ············· 185
羚羊角 ············· 194
硫黄 ············· 250
龙胆 ············· 52
龙骨 ············· 183
龙眼肉 ············· 226
漏芦 ············· 74
芦根 ············· 45
芦荟 ············· 79
炉甘石 ············· 256

鹿角 ······························· 215

鹿茸 ······························· 214

鹿衔草 ····························· 97

路路通 ····························· 96

罗布麻叶 ························· 193

罗汉果 ··························· 179

络石藤 ····························· 93

M

麻黄 ······························· 28

麻黄根 ····························· 238

马勃 ······························· 63

马齿苋 ····························· 64

马兜铃 ····························· 176

马钱子 ····························· 158

麦冬 ······························· 228

麦芽 ······························· 130

蔓荆子 ····························· 38

芒硝 ······························· 78

猫爪草 ····························· 253

没药 ······························· 150

玫瑰花 ····························· 128

密蒙花 ····························· 73

绵萆薢 ····························· 112

绵马贯众 ··························· 58

明党参 ····························· 235

墨旱莲 ····························· 235

母丁香 ····························· 118

牡丹皮 ····························· 68

牡蛎 ······························· 190

木鳖子 ····························· 251

木瓜 ······························· 89

木蝴蝶 ····························· 74

木通 ······························· 107

木香 ······························· 123

木贼 ······························· 41

N

南瓜子 ····························· 136

南鹤虱 ····························· 136

南沙参 ····························· 227

牛蒡子 ····························· 36

牛黄 ······························· 195

牛膝 ······························· 154

女贞子 ····························· 231

O

藕节 ······························· 146

P

胖大海 ····························· 172

炮姜 ······························· 145

佩兰 ······························· 99

硼砂 ······························· 257

砒石 ······························· 255

枇杷叶 ····························· 176

平贝母 ····························· 178

蒲公英 ····························· 58

蒲黄 ······························· 143

Q

蕲蛇 ······························· 90

千金子 ····························· 85

千年健 ····························· 95

牵牛子 ····························· 83

铅丹 ······························· 256

前胡······171

芡实······246

茜草······142

羌活······32

秦艽······92

秦皮······73

青黛······57

青风藤······96

青蒿······71

青礞石······179

青木香······128

青皮······122

青葙子······73

轻粉······255

全蝎······197

拳参······74

R

人参······207

人参叶······208

忍冬藤······55

肉苁蓉······215

肉豆蔻······241

肉桂······116

乳香······150

S

三棱······160

三七······142

桑白皮······177

桑寄生······94

桑螵蛸······244

桑椹······232

桑叶······37

桑枝······92

沙棘······234

沙苑子······219

砂仁······100

山慈菇······74

山豆根······62

山药······211

山楂······129

山茱萸······243

商陆······84

蛇床子······251

射干······61

麝香······201

伸筋草······96

神曲······131

升麻······40

升药······254

生姜······30

石菖蒲······203

石膏······44

石斛······229

石决明······190

石榴皮······246

石韦······109

使君子······134

柿蒂······128

首乌藤······186

熟地黄······223

水牛角······70

水蛭······160

丝瓜络······96

松子仁······81

苏合香·······203

苏木·······158

酸枣仁·······184

锁阳·······220

T

太子参·······209

檀香·······128

桃仁·······153

天冬·······229

天花粉·······46

天麻·······196

天南星·······165

天竺黄·······178

葶苈子·······176

通草·······108

土鳖虫·······157

土茯苓·······60

土荆皮·······252

菟丝子·······219

W

瓦楞子·······179

王不留行·······156

威灵仙·······88

乌梅·······240

乌梢蛇·······90

乌药·······125

吴茱萸·······116

蜈蚣·······197

五倍子·······242

五加皮·······95

五灵脂·······151

五味子·······239

X

西河柳·······41

西红花·······156

西洋参·······208

豨莶草·······92

细辛·······33

夏枯草·······47

仙鹤草·······144

仙茅·······234

香附·······124

香加皮·······105

香薷·······30

香橼·······126

小茴香·······117

小蓟·······139

薤白·······127

辛夷·······35

雄黄·······250

熊胆·······65

徐长卿·······89

续断·······217

玄参·······67

玄明粉·······79

旋覆花·······167

血竭·······159

血余炭·······146

Y

鸦胆子·······64

延胡索·······148

芫花·······83

洋金花 …………………………… 179

野菊花 ……………………………… 59

伊贝母 …………………………… 178

益母草 …………………………… 153

益智 ……………………………… 215

薏苡仁 …………………………… 104

茵陈 ……………………………… 110

银柴胡 …………………………… 72

淫羊藿 …………………………… 216

罂粟壳 …………………………… 242

鱼腥草 …………………………… 60

玉米须 …………………………… 112

玉竹 ……………………………… 230

郁金 ……………………………… 149

郁李仁 …………………………… 81

远志 ……………………………… 186

月季花 …………………………… 161

Z

皂荚 ……………………………… 178

泽兰 ……………………………… 154

泽泻 ……………………………… 105

赭石 ……………………………… 191

浙贝母 …………………………… 169

珍珠母 …………………………… 192

知母 ……………………………… 45

栀子 ……………………………… 46

枳壳 ……………………………… 123

枳实 ……………………………… 123

重楼 ……………………………… 59

朱砂 ……………………………… 182

猪苓 ……………………………… 105

竹沥 ……………………………… 172

竹茹 ……………………………… 170

苎麻根 …………………………… 141

紫草 ……………………………… 69

紫河车 …………………………… 220

紫花地丁 ………………………… 59

紫苏梗 …………………………… 30

紫苏叶 …………………………… 29

紫苏子 …………………………… 174

紫菀 ……………………………… 175

紫珠叶 …………………………… 146

自然铜 …………………………… 161

棕榈炭 …………………………… 145